U0235131

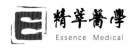

子宫颈与子宫细胞病理学诊断图谱

Diagnostic Atlas of Cervical and Endometrial Cytopathology

马博文　主编

化学工业出版社

·北京·

内 容 简 介

本书分为8章，重点描述了子宫颈细胞学诊断的判读标准、形态过程、证据、鉴别诊断和细胞学诊断语言的新规范等，在鉴别诊断、结构、学术观点、临床特色等方面做了增补与修改，尤其对图像及其说明词做了详细的阐述。另外，本书采用了数字涂片摄影，使得大量珍贵病例以高像素和高清晰度的截图展现在细胞学专业工作者面前。书内近600幅图，是从十几万病例中精选出的一些珍贵或罕见病例，图像清晰、描述精确。本书可供病理学医师、细胞学医师、细胞学筛选技术人员、妇科医师、相关研究生参考，也可作为细胞病理学专业教材的形态学图像补充教材。

图书在版编目（CIP）数据

子宫颈与子宫细胞病理学诊断图谱/马博文主编 . —北京：
化学工业出版社，2020.7
（医学精萃系列）
ISBN 978-7-122-36614-6

Ⅰ.①子…　Ⅱ.①马…　Ⅲ.①子宫颈疾病－细胞学－
病理学－图谱　Ⅳ.①R711.740.2-64

中国版本图书馆 CIP 数据核字（2020）第 067597 号

责任编辑：杨燕玲
责任校对：王　静　　　　　　　　　装帧设计：史利平

出版发行：化学工业出版社 (北京市东城区青年湖南街 13 号　邮政编码 100011)
印　　装：中煤（北京）印务有限公司
787mm×1092mm　1/16　印张 15½　字数 358 千字　2021 年 1 月北京第 1 版第 1 次印刷

购书咨询：010-64518888　　售后服务：010-64518899
网　　址：http://www.cip.com.cn
凡购买本书，如有缺损质量问题，本社销售中心负责调换。

定　　价：158.00 元

马博文，回族，1947 年 11 月出生。新疆乌鲁木齐人，曾任职于新疆医科大学第一附属医院肿瘤研究室，后任职于新疆医科大学附属肿瘤医院细胞病理学室。主攻细胞病理学专业，1984 年在卫生部细胞病理学进修基地（现上海复旦大学医学院肿瘤医院）进修。2006 年创办我国早期的细胞学专业网站（中国细胞学网）。曾任第二、三届中华医学会病理学分会细胞学组领导成员，中国抗癌协会细胞学专业委员会委员，任新疆病理学会细胞学组组长多届。2003 年成功主持举办中华医学会病理学分会第四届全国细胞病理学学术大会。在从事细胞学专业工作 40 余年中，先后在国内、外专业学术刊物上发表论文 36 篇，其中 3 篇发表在美、日著名期刊，33 篇发表于国家级核心期刊。主编《浆膜腔积液细胞病理学诊断》《子宫颈细

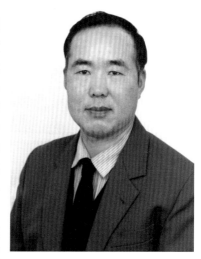

胞病理学诊断图谱》和《支气管与肺细胞病理学诊断》等专著，参编《诊断细胞病理学》《细针吸取细胞病理学》《肿瘤实验诊断学》《细胞病理学》等专著。40 余年来，潜心研究各种疾病状态下的细胞学形态，终有所获，首次提出从"微粒组织结构观察用于诊断""肿瘤细胞谱系细胞学""观察核染色质分布模式的细胞学"等角度，结合细胞个体的形态学特点观察细胞病理学形态的诊断新理念，开拓新思路，寻找诊断形态学方法的新切入点，拓展细胞学诊断技术的新内容、新思路、新方法，逐步形成独特的学术风格。

编写人员名单

主编　马博文

编者　马博文　金成玲　刘彦丽

前　言

　　现代子宫颈细胞学诊断的应用最早见于 20 世纪 30 年代。1943 年 Papanicolaou 发表了著名的论文《阴道涂片诊断子宫癌》(Papanicolaou & Traut：《Diagnosis of Uterine Cancer by Vaginal Smear》)，正是由于 Papanicolaou 的巨大贡献，子宫颈细胞学逐步形成了诊断体系，巴氏涂片几乎成为子宫颈细胞病理学的代名词，其在妇女防癌普查和妇科常规检查中发挥了巨大和不可替代的作用。现在，全世界每年需做 2 亿多个巴氏检测。准确的诊断和筛查，使子宫颈癌前病变或早期癌得到了及时的发现和治疗，晚期子宫颈癌数量大幅减少，从而使子宫颈癌病死率极大地下降，其作用和意义之重大已是不争的共识。

　　过去的 20 年，细胞学快速发展，不但其本身的发展可圈可点，而且一些很具实用价值的新技术和新方法结合细胞学诊断同样也快速发展，这些技术对细胞学诊断系统起到了完善、促进和增加诊断依据的作用。现代诊断要求规范、准确、微创和快速，免疫细胞化学已经可直接在涂片上标记，以细胞学为主体的这些技术也正发挥着越来越大的作用。

　　子宫颈细胞学与其他器官或取材的细胞病理学一样是形态学科学，注重"找出正常与异常的区别"（保林·格林加德，2000 年诺贝尔生理或医学奖得主）。疾病的细胞学诊断与组织学诊断拥有共同的病理学基础，但也有其独特的取材方法、思维方法和诊断思路。仅凭形态学（尤其针对单个细胞的描述）不能解决所有疾病的细胞学判断问题。众所周知，人类的肿瘤有上千种，更不用说要对各种非肿瘤病变进行细胞形态学描述了。因此，必须拓展思路，以寻找更多的形态学或其他可用的证据信息。本书力求在这方面有所突破，在笔者 40 余年的诊断细胞学实践中吸取细胞学前辈和师长的经验，开拓新的思路和思维，采用新观点和新方法，积极埋头于临床实践和研究。海纳百川，终于有所收获，令人颇感欣慰。

　　20 世纪末细胞学最显著的进步莫过于 Bethesda 系统的出现（1988 年提出，1994 年出版第 1 版）。该系统 2001 年修订，2004 年出版第 2 版；2014 年定稿，2015 年出版第 3 版，各个版本之间间隔 10 余年，其间专题会议多次讨论，遵循实践、理论、再实践、再理论的不懈努力，终于形成了完整的 Bethesda 体系。这个使用精确诊断语言的系统足以使病理界思考：21 世纪的细胞病理学诊断在整个病理学应该拥有什么样的地位？

　　WHO 2014 版《子宫颈肿瘤组织学分类》中用"鳞状上皮内病变（Squamous intraepithelial lesion，SIL）"分类法代替 2003 年第 3 版《乳腺及女性生殖器官肿瘤病理学和遗传学分类》中的"子宫颈上皮内瘤变（Cervical intraepithelial neoplasia，CIN）系统"。HPV 的表达方式有 3 种：隐性感染，无特征性形态学改变，但用分子技术可检测到 HPV；轻微表达，只有轻微形态改变，如形成挖空细胞；完全表达，具有 HPV 感染的全部特点，表现为尖锐湿疣或扁平湿疣。LSIL 是 HPV 感染导致的，在临床和形态学上表现为鳞状上皮内病变，它们复发和转化为恶性的风险很低。新定义再次强调了 HPV 感染的核心地位——没有 HPV 感染，就没有 LSIL。HPV 病毒在宿主分化型鳞状细胞内轻微表达或完全表达，通常无临床症状，需经细胞学筛查、基于传统 HE 染色确定，方可诊断，即受累宿主细胞具有排列紊乱、极向消失、核分裂从基底层上移到中表层和挖空细胞形成等镜下可见的组织学病变及角化不良、核异型等细胞学特点。单纯的 HPV 检测，无论免疫组化、PCR 法，还是分子测序法，没有形态学支持，均不得单独作为诊断或预测预后的依据。

20 世纪 70 年代著名细胞和组织病理学家 Leepold G. Koss 准确描述并阐明 LSIL 的形态学及其意义，将其命名为"挖空细胞"（或"空穴细胞"）；很快又提出 HSIL（高级别鳞状上皮内病变）。又有谁能想到今天这些名词已经取代了争论了近五六十年的"非典型增生"和"上皮内瘤变"两个系列（学派）的描述用词！毋庸讳言，细胞学精确描述的用词将使整个鳞状上皮性肿瘤前驱病变的描述语发生改变，而且对腺上皮性肿瘤的前驱病变或将产生积极意义。

近年来，由于子宫内膜癌的发病率在全世界范围内明显的增高，引起了妇科、妇科肿瘤科及病理细胞科医师们的关注。人们比较理性地想到了细胞学，尽管有很大一部分临床或病理科医师持谨慎态度，但还是有很多医师早已开始用实验数据来证明其必然性与合理性，而不再盲目选择其他非形态学项目解决形态学主轴问题。从理性和科学的角度观察子宫内膜癌及相关病变，便被提到研究日程上来。为此，我根据曾经的形态学经验，积极搜集和征集相关病例，撰写了第六章腺细胞病变中的第二节"子宫内膜细胞与内膜癌的细胞学"，在编写中尽可能采取图文并茂的形式，精选形态学上较好的病例，尽力写出精确的描述性解释，以满足读者的需要。这方面尚在摸索阶段，还要付出大量的心血和努力。我期待着有所发现和有所进步。

随着液基薄层细胞技术的普遍使用，有必要强调取材的规范化及其重要性。取材的重要性在很大范围内均有提示，但经过多年仍未达到足够重视的程度。我们高兴地看到，有些基层医院的细胞学标本涂片已经达到与大城市三级甲等医院所制的标本涂片毫无区别的程度，这是一件多么令人欣慰的事！尽管采用的制片方法不尽一致，但无论使用哪一种方法制片，在进行制片时都强调精心取材或改进取材方法。无论是手工制片还是机器制片，只要注重取材部位和操作技术，就能够最大限度保持细胞量丰富和细胞结构清晰，诊断阳性率就会提高。已经发表的关于液基薄层细胞制片装置提高阳性检出率的文献报道，在分析原因时，绝大多数均指出取材和阅片技能的重要性及细胞学医师的培训和规范诊断语言的必要性。只要提高取材的准确并拥有一张合格的细胞学涂片，通过认真阅片，逻辑思维，就能解决绝大多数病例的诊断问题。实践证明，单纯由于使用机器而提高了阳性率的概率是很低的。由于薄层制片与传统涂片在方法及原理上各有不同，液基法含有先初步固定（细胞保存液中含 30% ~ 50% 乙醇）后涂片的程序，致使细胞收缩变小，在显微镜下的细胞学形态与直接涂片存在差异，故细胞学诊断医师在观察液基薄层片前需要接受短期训练。

但是，即便得到一张合格甚至优良的涂片标本，最后的诊断仍然要依靠高水准的细胞病理学诊断医师。细胞学诊断是一项难度很大而又不能短期速成的学科，过去由于低估了细胞学诊断的难度，病理医师在细胞学上投入的时间、精力均较少。另外，国内医院对该专业重视程度低，虽然目前已有所改善，但仍很少有长期坚持细胞学专业的医师，经验丰富者更是凤毛麟角。目前当务之急应该是提高整体细胞学诊断医师的素质和诊断水平，以应对当前其面临的困境。

近年来发明的虚拟显微镜，将病理组织学切片或细胞学涂片用计算机自动显微镜扫描成全信息数字化模拟切／涂片（也称数字切／涂片），可以在计算机上观察从原图像倍数到400倍的无极放大或自选倍数的形态学所见原素图像，达到高像素、真彩色、不失真，任意选择视野截图或无相机自动拍照或录像，适合远程会诊又无需寄出切／涂片实物，可达到同步共览会诊和永久储存的目的，这是长期以来显微形态学学者梦寐以求的理想化工具。显微镜扫描平台的自动控制，对玻璃片标本快速、稳定地进行高倍率扫描，形成的数字切／涂片可任意放大或低倍率进行整体观察、分析处理、标注、对比、计算、截图照／录像等，使数字切／涂片应用与共享更方便。自动控制扫描平台，实现切／涂片不同倍率、不同区域的全自动扫描和拼接；支持标准切／涂片多种模式扫描，如高精度扫描（每个视野高倍镜扫描并自动聚焦）、多层融合扫描（每个视野自动多层融合）等，适应不同切片的应用需要。

细胞学涂片与组织学切片在保存实物档案上不同。组织学切片的优势在于可重复性，保存的形态学资料包括组织蜡块标本，在需要时随时可再次做切片。而细胞学的诊断证据有时仅在一张涂片上，甚至仅在某个视野中，由于存储条件限制，长期保存的细胞学涂片标本细胞上的颜色会褪色，虽然褪色的标本可以复染，但效果总是不如原片。另外，玻璃片易碎，由此造成标本不可复制性的破坏也是标本保存不完整的原因。全信息显微镜扫描模拟涂片技术的发明和研制成功是解决细胞学标本保存和远程读片的革命性进展。利用数字切／涂片扫描系统，把患者的切／涂片数字化，建立个性化、完整的数字切／涂片电子病例标本库，可长期保存，又节约载玻片的物理存储空间，并可刻录成光盘，为患者及其他医院借片会诊和读片提供方便。疑难病例教学数字切／涂片库，包括大体图像等丰富信息，可通过互联网进行数字切／涂片远程读片（本地或远程网络），使之不受时间与空间限制。

本书所涉及的病例，经历了40余年的积累。这些病例是从十几万病例中精选出的一些珍贵或罕见病例，对教学、科研和培训具有很大的价值。但个别病例标本有不同程度的损坏，包括破碎、褪色和遗失，令人痛惜。为了补救这些病例的涂片标本，我与相关技术同仁进行了抢救式扫描，几百例完好并在各个方面均可称为精品的标本涂片得以永久保存，令人欣慰！

随着国内各地医疗卫生机构广泛开展子宫颈细胞学检查及妇女健康防癌普查工作，特别是液基细胞学技术的推广使用，使细胞学诊断医师的缺乏、有关培训相对滞后的问题更显突出，所以就更需要一本注重实用、反映国内外新进展的专业性强、图文并茂的参考书籍。为此，我们特撰写了本书。

本书编撰过程中，受到专业同道的关怀和鼓励，历时数年终于得以完成。本书内容包含组织学和病理学在子宫颈癌及癌前驱病变方面的进展，细胞学取材方法的改进，对细胞形态学的新认识、新观点，诊断语言的新规范，子宫颈细胞学诊断的标准，鉴别诊断及子宫颈细胞学报告的模式等。特别值得一提的是，书内精选近600幅图，涉及子宫颈细胞学的各个方面，图像清晰，描述精确，进一步增强了本书的实用性。

在病例选择中，我们选择了很多少见甚至罕见的病例，这些珍贵的病例有利于相关专业医师在确立诊断报告时开拓思路和增加见识。特别需要提及的是，一些病例由国内外的专业工作者鼎力协助，慷慨奉献。正是他们的支持，使本书增色不少。特别感谢经验丰富的曹跃华（高级细胞病理诊断技师，加拿大多伦多大学多伦多总医院细胞病理科）、任玉波（北京大学病理和细胞诊断中心主任）等专家无私提供了多个有价值的个案病例。另外，提供有新发现或有病例图像及大力协助的还有中国香港伊丽莎白医院（交流项目的涂片标本）、广东省广州市妇幼保健院施全、福建省妇幼保健院许淑霞、广州金域检验中心陈从德、山东省华美医院陈冰、郑州大学省直第三医院金成玲（参与编写部分内容）、吉林省舒兰市中医医院宋晓华、陕西省西安市妇幼保健院杨莉等，在此致以崇高的敬意与衷心的感谢。

　　厦门大学附属医院妇产科刘彦丽教授撰写了本书的第 2 章，使本书增加了一项重要内容，这也是笔者经常强调的细胞学诊断准确的前提，这章内容是一个不可忽视的问题，为细胞学医师与临床医师协商提高细胞学诊断的精准，提供了一个交流和发现问题的方式。在此谨致谢意！

　　受作者编写水平所限，书中的不足或疏漏之处，祈请同道专家、学者赐教、指正。

2020 年 10 月　于乌鲁木齐

目　录

第一章 子宫颈细胞病理学相关的基础知识

第一节 子宫颈细胞学简要回顾

自 Papanicolaou 将子宫颈细胞学用于子宫颈癌的诊断并于 1943 年发表了用阴道涂片诊断子宫癌的著名论文（Papanicolaou & Traut：《Diagnosis of Uterine Cancer by Vaginal Smear》）以来，由于 Papanicolaou（1883—1962）的工作，诊断细胞学被接受为医学中通用而有效的学科。细胞学被认作是有价值的诊断已有 60 余年，在许多国家得到充分的应用，同时获得了非凡的成效，在大量实验研究文献的发表后得到了世界范围内的肯定。

细胞学作为一种形态学诊断方法，是基于疾病过程中细胞形态变化，利用解剖学、组织学和显微病理学理论，从细胞角度解释复杂的疾病发生原因、病程、形态变化、结局及预后等病理变化的科学。它作为一种疾病检查方法，先于临床处理并参与临床治疗方案的制订和指导，这是其优势的一个方面。同时它具有标本采集简单方便、微量微创、早期发现等近乎理想的特点，而受到临床医生们的推崇。

在光学显微镜下，直接观察疾病的组织和细胞病变，显著提高了诊断的准确率。这一方法为世界各国所普遍采用，并为疾病的病理学诊断和病理学本身的发展做出了举世公认的、划时代的重大贡献。细胞病理学成为现代医学解释疾病病因、过程和结局的基础，引起了医学的生物学基础的一次革命。

1920 年，Papanicolaou 开始研究人类阴道细胞学，女性生殖道上皮细胞受卵巢激素（主要是雌激素）的影响，有周期性改变，而阴道脱落细胞的形态可以直接反映卵巢功能，所以脱落细胞涂片检查首先被应用于妇科，以测定女性内分泌水平。他在熟悉了正常细胞学变化以后，还发现了一些具有恶性病变细胞的病例。后来他在回顾这个发现时写道："第一次对子宫颈涂片中癌细胞的观察是我的科学生涯中最令人震惊的一次经历"。

1928 年，他发表了一篇关于这一结果的文章，名为《New Cancer Diagnosis》（新的癌症诊断方法）。《New York World》报纸在报道中预言：虽然 Papanicoloau 保持谨慎态度而不愿预测这种新诊断方法在实际恶性肿瘤治疗中的作用，但其对更易于发现和治疗癌症的早期阶段的界定可能很有意义，甚至有望检测到癌前病变。希望的曙光已经初现！

1939 年，他重新研究阴道涂片对癌症检测的评估作用。Papanicolaou 与妇科病理医师 Herbert Traut 一起合作确认阴道涂片的诊断作用。

Paranicolaou 发明的巴氏染色法使得涂片中的细胞观察更加清晰，在以下 3 个方面得到公认：其清楚地展现细胞核（Definition of nuclear detail）、胞质透明度（Cytoplasmic transparency）和细胞分化（Cell differentiation），从而解决了细胞学观察方面的瓶颈。巴氏染色液是用高纯度的乙醇配制染胞质的染液，由于在严格的加水和脱水的冲洗染色过程中清除了多余的浮色，使细胞胞浆透明和颜色鲜明，显示细胞不同成熟阶段的染色变化。同时经过严格的苏木精染色液染色过程（包含酸化、碱化、乙醇漂洗等），及时固定，使得胞核细微结构更清晰。这样处理后的细胞涂片具备了观察肿瘤细胞或非肿瘤细胞细微结构的条件，能够满足诊断需要。1941 年 Paranicolaou 和 Traut 报道了阴道脱落细胞学检查对子宫颈癌的诊断正确率达 84.3%。

直至今天，全世界数亿妇女做了巴氏检测，大量的癌症患者被及时查出并且经治疗而获得很好的疗效。更为重要的是，查出来数以百万计的子宫颈癌前病变，这些病例由于在眼观发现之前被检测出，治疗的效果更令人满意，因而大大降低了子宫颈癌的病死率。一项检查技术能够降低癌症的病死率，细胞学是唯一的，可以这样说，迄今为止没有任何一种检查能够与之比拟。虽然人类探索新技术的步伐从未停止，发明和应用了一些新技术和新方法，如一滴血、一滴尿等近乎无创伤的方法来取得更准确、可靠的结果，并试图取代细胞学，但至少至今还未找到更可靠的方法来替代细胞学诊断。因此，必须完善细胞学学科建设的共识已日益迫切地摆在细胞学家的面前，首要问题在于对学科所存在的一系列问题必须明确地加以研究并解决。

第二节　现代子宫颈细胞学的发展形势要求

细胞学列车在经历了艰难的磨炼历程之后，终于进入了现代细胞学的轨道。任何一个学科从未像细胞学这样经过这么多的近乎难以想象的非难、挑剔、争议甚或不断被否定，但其又不断在实践中得到充实和证实，被击倒过，又顽强地站立起来，继续顽强地延续下去。

癌症这个名词对人类来讲并不陌生，有史以来的记录可以追溯至公元前 16 世纪。人类对它的认识从宏观到微观经历了 3000 多年。到了现代，人们对它又有何认识，它的基本情况如何呢？回答这个问题并不难，如今对它的研究已经是到了一个很重要的阶段。在这里不必花费过多的笔墨去描述人类认识癌症的过程，有一点可以肯定：癌症研究的每一个突破均与细胞有关，换句话说，细胞是研究癌症的靶标。

从肿瘤流行病学角度看，肿瘤的发病情况是令人震惊的。世界卫生组织（WHO）的统计资料表明，子宫颈癌在全球妇女癌症病死率中位居第二位，在一些发展中国家甚至居于首位，每年全球约 50 万新发子宫颈癌病例，80% 的死亡发生在发展中国家。据不完全统计，我国每年新增子宫颈癌患者 13.15 万人，每年约有 5 万人死于子宫颈癌。子宫颈癌新发病例正逐年增加，并呈年轻化趋势。

子宫颈癌的流行病学研究的历史沿革从发现子宫颈癌与性行为相关，到发现感染因子（HSV-2）及 HPV 与子宫颈癌有关，再到 HPV 被确认为子宫颈癌的主要病因。99.7% 的子宫颈癌都可检测到高危 HPV DNA，持续 HPV+/HPV- 的相对危险比（OR）高达 250 倍，而 HPV 阴性者几乎不会发生子宫颈癌（99%）。

此前国内外细胞病理学报告方式各不相同，多采用"可见癌细胞""未见癌细胞"等报告形式。子宫颈涂片的报告在过去 30 多年中一直沿用巴氏五级分类法分类，而且在理解和解释上更不一致。随着细胞学的发展，报告形式已不能满足临床需要。在 Papanicolaou 之前，细胞学诊断一直没有固定的诊断和分类用语，1955 年 Papanicolaou 提出子宫颈细胞学的五级分类法。Ⅰ级，正常，表层细胞多，底层细胞少，无异型细胞；Ⅱ级，良性增生，无异常细胞，有炎症表现；Ⅲ级，提示细胞有异常，但证据不足，轻至重级别核异型增生细胞；Ⅳ级，高度提示恶性；Ⅴ级，肯定恶性肿瘤。解释这些数字后面的语言在不同人员之间，如实验室细胞学医师与临床医师，临床医师与患者的保健人员，临床医师、保健人员与患者等，均有可能表达不足、含糊表达甚或错误表达。

1987 年，《华尔街日报》发表了一份关于错误细胞学涂片的报告，从那以后，人们越来越多地关注与巴氏涂片有关的质量和责任问题。1997 年，美国病理学会曾以此为主题召开一次学术座谈会。关于误诊和假阴性问题，如果一名子宫颈癌患者的细胞学涂片上确实没有见到异常细胞，那这算不算假阴性结果？同样，是诊断时是否应该包括那些已认定了的 ASCUS 细胞，或是表现为 HPV 感染的细胞，甚至低级别 CIN 本身的细胞。美国众议院 1988 年通过一项法案（CLIA'88），此法案认为美国妇女受到子宫颈涂片检测不当的威胁和病理学家的自律机制不完善，需要联邦机构的监督。这项法案的用意在于让法律界人士监督和调查病理学者的工作及子宫颈涂片检测结果的正确性。任何一名病理学家均有可能成为一起医疗纠纷案件的被告，如果他（她）不幸误检了一例或多例子宫颈涂片，而被检者后来又因子宫颈癌未得到及时治疗而死亡。医学中的任何一个学科均没有百分之百，有的只是探索和努力。

使误检的发生率减少到最小是最有可能避免这些医疗纠纷的切实可行的方法，尽管不是完全的。很多研究（包括美国病理学会进行的调查）均表明误检的发生相当普遍。即使在条件很好的实验室中，用子宫颈涂片对子宫肿瘤患者进行首次筛查的假阴性率仍在 5% 左右。这种漏检可以通过质量控制措施加以纠正。最好的补救措施就是对被检查者都进行重复检测，而且第二次检测最好由另一位经验更丰富的病理学家进行。重复检测不是第一次检测的简单重复，而是从检测人员、检测手段到检测资格都应有一整套严格的规定。如对所有被检者都进行重复检测，检查费用将大幅度提高。卫生行政部门或医疗保险基金管理部门势必对此加大资金投入。

1988 年，在美国马里兰州贝塞斯达城，由美国国立癌症研究所（NCI）召集 50 位细胞病理学家和病理学家，召开了一次在细胞学专业上具有重大意义的会议。召开此次会议的背景是子宫颈细胞学沿用巴氏五级分类已愈 40 余年，在这期间有大量的细胞学专业学者提出各种分类法，提出许多很有见解的修改意见，在当时形势下应对巴氏五级分类法进行评估并制订出新的分类诊断语言。这次会议旨在制订一个巴氏涂片的报告系统，通过细胞学判读的结果以明确和恰当的方式与临床医师进行沟通。多数论著都认同一个观点，组织切片所见基本上是正确的，所以是"金标准"，但很多研究结果都令人信服地显示组织学活检和细胞学涂片两者的所见是相互补充的。不管这两种检查的哪种发现的异常，在未求证于对方之前，都不应被视为人工假象而放弃。报告的统计数字说明，对高危 CIN 患者，须同时做细胞学涂片和组织学切片检查。

这次会议后的多次会议修改了 TBS 系统，结果形成了最初的 TBS-1991。在 Robert JK 和 Solomon D 主编的第 1 版本 TBS（1991 制订，1994 年出版）的基础上，并在经过长达 10 余年的全世界范围内大规模使用得到同行广泛认可的基础上，于 2001 年由著名细胞病理学家 Solomon D 和 Nayar R 撰写完成的、后来经过多次修改定稿出版的新的子宫颈细胞学诊断分类系统 TBS-2001（2004 年由 Springer-Verlag 出版）。这一新的命名系统基于以下基本原则：必须能将检验室的有关信息传递到患者的保健人员；在不同病理学家及检验室间必须是统一的和可重复的，并且富有灵活性，足以适应不同地区和各种检验室条件；必须能反映对子宫颈肿瘤的最新认识。

TBS 制订的目的是在细胞学报告中为临床医师提供有关标本质量的信息，并包括病变的描述、诊断及对处理的建议。同时建议弃用巴氏五级分类法。

TBS-2001 在几个基本的方面的解释与 TBS-1991 有所区别，特别关注于意义不明结果的报告。第一，"非典型鳞状细胞"现被分为"不明确意义的（ASC-US）"或"不能除外 HSIL（ASC-H）"。保留"不明意义的"是为了强调某些 ASC-US 与潜在的 CIN II 或 CIN III 有关。第二，ASC 不是一个排除性的诊断；所有 ASC 被认为是 SIL。

新名词"ASC-H"被认为包括所有 ASC 的 5%～10% 的病例，反映了 HSIL 及其相似的病变。虽然在病理学家中这个解释的可重复性不能令人满意，但研究表明，ASC-H 有预示 CIN II 和 CIN III 的阳性价值，它位于 ASC-US 和 HSIL 之间。通过强调这些病例，ASC-H 将有助于更加迅速地检出和治疗某些 CIN II 和 CIN III 的病例。然而，对组织学结果阴性，在进行诊断性电子环切术（LEEP）以前，必须审核所有病理学和阴道镜检查结果。据此，"倾向于反应性的 ASCUS"命名被排除在外。

最新版的贝赛斯达系统（TBS-2014）讨论了出现关于 LSIL 和 HSIL 两者均有同在的可能性问题。针对子宫颈低级别鳞状上皮内病变（LSIL）伴少许提示可能存在高级别鳞状上皮内病变（HSIL）的细胞的这一种情况，没有建立新的分类。在工作中偶尔会遇见介于 LSIL 与 HSIL 之间的细胞学形态，这种情况常被分类为 LSIL 或 HSIL，在明显的 HSIL 病例中，如果出现伴随的 LSIL，不要诊断为 LSIL 合并 HSIL。

TBS-2001 出版后，有学者建议可以将这种中间性形态指定命名为一种专门的类别，以此与 LSIL 和 HSIL 鉴别开来。例如术语"低级别，不除外高级别"或"LSIL-H"等。在准备 TBS-2014 更新时，专家们针对这个话题进行了公开的意见征集并达成了一致的意见，即正式的 TBS 命名系统应该仅维持原来的 LSIL 和 HSIL 这两种分类。如果增加术语，例如"LSIL-H"将会导致出现三阶分类，在本质上否定了 TBS 的二阶分类命名系统的优点。此外，目前使用的指导意见均使用 LSIL 和 HSIL，没有中间分类，而且现今在组织病理学上已经推荐病理医师使用了 LSIL 或 HSIL 的报告方式。"低级别，不除外高级别"等术语的应用可重复性差，并且过度使用这种术语会导致临床医师摸不着头脑，甚至致其采取不恰当的处理方式。

如果偶遇无法分类的 SIL，不论是高级别还是低级别，可在报告中针对这种情况做出适当的解释，或者在报告 LSIL 的同时，使用 ASC-H 来强调明确的 LSIL 出现在某些怀疑为 HSIL 的病例细胞之中，这样就可以提示临床随后的处理方案是行阴道镜检查及活检；如果不加以强调，患者（如年轻妇女）可能仅进行阴道镜检查。需要注意的是，这种中间类型的案例应仅占极少数，因为经过全面、仔细地观察和分析后，会发现这种情况的大多数病例不是 LSIL，就是 HSIL。

良性外观子宫内膜细胞这一术语，目前推荐用于 45 岁以上的妇女，较前做了修改。虽然在正常女性月经期和增生期中可以发现剥脱的子宫内膜细胞，但是对于绝经后的妇女来说，若出现子宫内膜细胞，则需要考虑异常并需要留意子宫内膜肿瘤形成的可能性。因此，TBS-1988 推荐对绝经后的妇女报告"细胞学上外观正常的子宫内膜细胞"，以警示临床注意子宫内膜是否存在异常。

由于患者的经期状态经常存在无从知晓、不准确或缺省的情况，TBS-2001 于是便建议这一报告术语应适用于年龄为 40 岁或 40 岁以上的妇女，这样可以将所有绝经的妇女囊括进来，最后交由临床医师结合临床资料综合分析。但在临床工作中，对 TBS-2001 的报告进行评价时，发现虽然子宫内膜细胞的检出率增加了，但在与 TBS-2001 使用之前的情况相比，筛查出来的子宫内膜增生（癌）的数量却减少了。在 2012 年的指导意见里，美国阴道镜和子宫颈细胞学会（ASCCP）建议仅针对绝经后的妇女使用子宫内膜的组织病理学检查。在 TBS-2014 更新过程中，专家们经过文献回顾及公开讨论后达成了共识，即为了提高这一术语的预测价值，细胞学上"良性外观"的子宫内膜细胞必须是针对 45 岁或 45 岁以上的妇女使用，也就是说，仅针对绝经后的妇女进行子宫内膜的评价。

TBS-2014 在其他方面也分别做了修改，如在生物病原体项下，增加了符合巨细胞病毒所致细胞改变。增加第十二章子宫颈癌的风险评估，这一新的章节是 TBS-2014 版本中的一项重要更新，因为这是弄清楚各种筛查和试验结果的关键，与患者子宫颈癌危险度相关。"相等的危险度采取与之相等的处理"，伴随着筛查的益处和坏处，形成了 2012 年针对异常子宫颈癌筛查结果和癌前病变的处理原则。

第三节　子宫颈细胞病理学的进展

多年来的工作证明了巴氏涂片不只是在预防子宫浸润癌方面，而且在检出非典型增生及其他非肿瘤疾病方面也是一个极有效的方法。除上述病理学的理论进展外，细胞学本身也发生了观念上的改变，特别是 20 世纪 80 年代以来细胞学诊断有了很大的发展。

一、挖空细胞非典型性

挖空细胞非典型性（Koilocytotic atypia）是一种细胞学改变的汇集，包括细胞核大小形状的变化，核皱缩深染，双核或多核及宽幅核周空晕。核周空晕形状不同，在挖空细胞内常有一个明显的核周透明带，周围有较致密的胞质凝聚。美国学者 Koss 进行了详细的细胞学研究，首先采用"非典型挖空细胞"（图 1-1 ～图 1-4）以描述子宫颈表层细胞的改变，并提示与非典型增生、原位癌及癌有关。组织学上，由于经历多次的脱水过程而致使挖空部位缺损性胞质内的物质消失而表现为仅仅是轮廓性的渔网状改变，这也可能是组织病理学家容易忽略表层细胞的原因之一。低级别鳞状上皮内病变（Low grade squamous intraepithelial lesion，LSIL）则包含了非典型增生的成熟型鳞状细胞、角化不良细胞和挖空细胞，构成了诊断 LSIL 的三要素。

临床上的扁平湿疣属于亚临床乳头状瘤病毒感染（Flat condyloma-subclinical papilloma infection），细胞学的形态学发现在扁平湿疣这个阶段细胞学是可以确认和诊断，因为，上述 HPV 感染所致的细胞学改变是特异性很强的诊断要素，其形态学表现显示了三个诊断依据：非典型鳞状细胞增生发生在中、表层细胞的核增大，核染色质增粗和凝聚，核膜不规整及胞质的双嗜性等；非典型挖空细胞发生在相当于中层细胞的化生性细胞和表层细胞的胞质挖空化与核异常；非典型角化或不良角化则更多出现在表层不全角化细胞，其核的异型性尤为突出。笔者认为只要在涂片中发现上述两种或三种改变就可以确认低级别鳞状上皮内病变的诊断，但其前提是必须要有足够的细胞和诊断标准证据予以支持。

内容详见本章第五节。

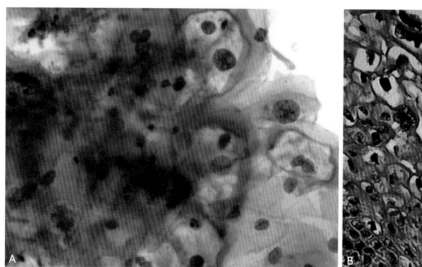
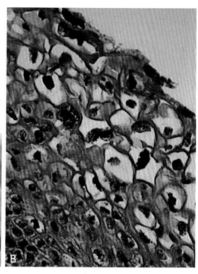

图 1-1　低级别上皮内病变（LSIL）

HPV 感染所致的细胞改变为成熟型鳞状细胞胞质内"挖空"化与核增大有限异型性改变，在组织学上这些细胞来自整个鳞状细胞层次的表层，这是最明显的变化。A.Pap×400；B.HE×400

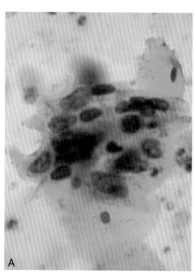
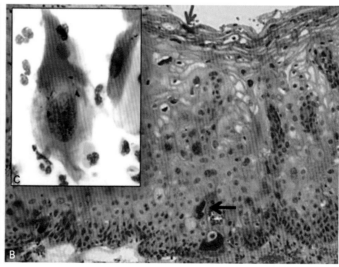

图 1-2　LSIL 的非典型性形态学变化

从组织切片中可以看出，LSIL 的诊断依据应该包含中表层鳞状细胞的非典型改变（A、B）和非典型的角化细胞（C）：细胞核的大小不一、核染色的深浅不一与各层细胞均有异型性变化。A．C.Pap×400；B.HE×200

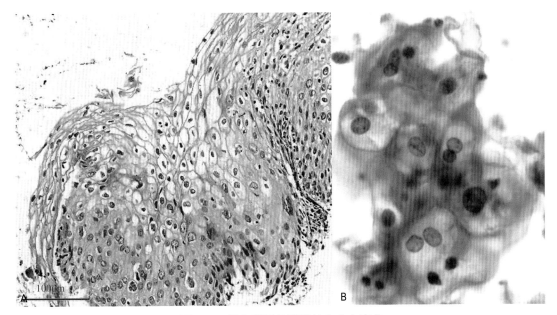

图 1-3　子宫颈低级别鳞状上皮内病变

　　有的标本中病变细胞表现得很"温良"，但也是 HPV 感染的细胞，从组织切片看是明显的 LSIL，细胞学上不仅具有"挖空细胞"的外貌，也具有核大小、深浅不一，核增大和深染。A.HE×200；B.Pap×400

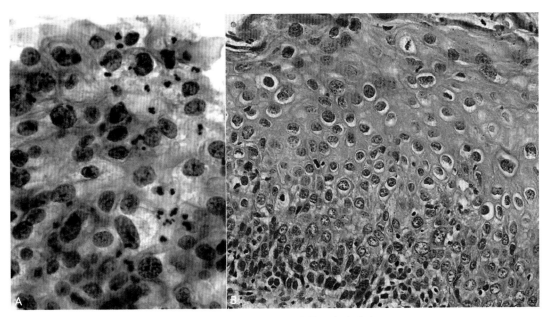

图 1-4　子宫颈低级别鳞状上皮内病变

　　低级别病变的细胞学形态表现在中表层细胞上，并不代表低层的细胞没有问题，而是当这些底层受到 HPV 感染的细胞，趋向成熟化，到成熟细胞时才能被取材，细胞在此阶段能够表现出明显的异型性特点。A.Pap×400；B.HE×400

二、高级别鳞状上皮内病变

高级别鳞状上皮内病变（High grade squamous intraepithelial lesion，HSIL）细胞的胞质是"未成熟型"（图 1-5），淡染或致密的化生型胞质，细胞为类圆形，核增大明显与高核质比，总体上 HSIL 细胞体积要比 LSIL 要小（图 1-5 ～图 1-7）。而正是这个定义解释了原位癌的定义（"只有全层上皮均为未分化细胞所取代且无浸润的疾病"，1961 年，子宫颈病变国际组织学命名委员会制定并推荐）中的"未分化细胞"一词的含义，形成了细胞学与组织学接轨执行同一形态学标准的可对照性。HSIL 这个术语也是由 Koss 提出的，包含不同程度高级别病变的内容。不同级别病变有形态学差异。但在实际诊断中缺乏完整证据，细胞学不能完全等同组织学上 CIN 分类法，采用低级别和高级别是明智的做法。

在细胞学上把非典型增生视为一个肿瘤性病变过程，并接受非典型性和原位癌为同一病变过程的概念。近年来在组织学上也逐渐应用这个语言。HSIL 在 TBS 中所描述的细胞学诊断标准如下。

- 病变细胞体积小于 LSIL 细胞且较幼稚。
- 细胞散在，成片、合体或聚集分布。
- 核深染的细胞簇（即"细胞碎片"）应认真评价。
- 核异形绝大部分存在于未成熟的细胞中，如花边状，淡染或致密化生型胞质的细胞中，偶见胞质是"成熟"和重度角化的。
- 核增大的范围同低级别病变，但胞质变的更少，从而导致显著的核质比增加，但在核质比高的细胞中核增大实际上小于低级别病变的表层成熟细胞的异常细胞。
- 染色质增粗明显，可呈细致或粗糙颗粒状均匀分布。

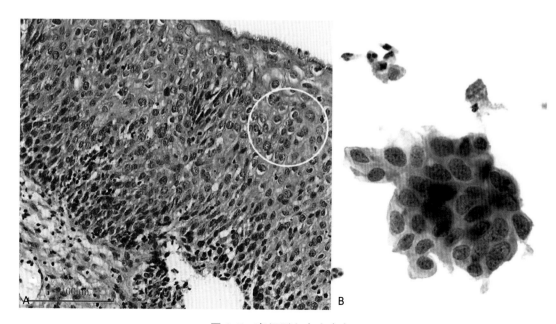

图 1-5 高级别上皮内病变

高级别则发生在鳞状细胞的未成熟型细胞（A），切片显示了取代不足全层的幼稚细胞的非典型变化，核间距较大（圈内），具有较丰富的胞质（B），与细胞学一致，但核足够是高级别的核型。A.Pap×200；B.Pap×400

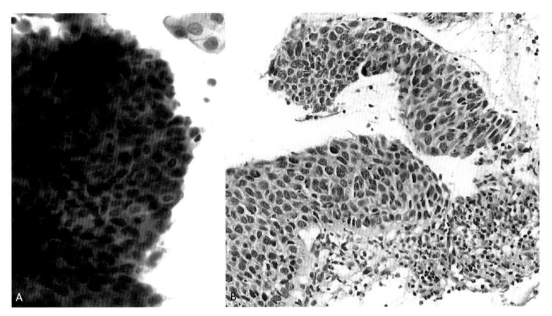

图 1-6　子宫颈高级别鳞状上皮内病变

　　巨大的细胞碎片局部其内细胞均是 HSIL 细胞，呈合体样大的碎片（A），细胞嗜碱性，高核质比。在此切面所见是原位癌（B），目前涂片与切片两者的诊断语言均是高级别鳞状上皮内病变。A.Pap×400；B.HE×400

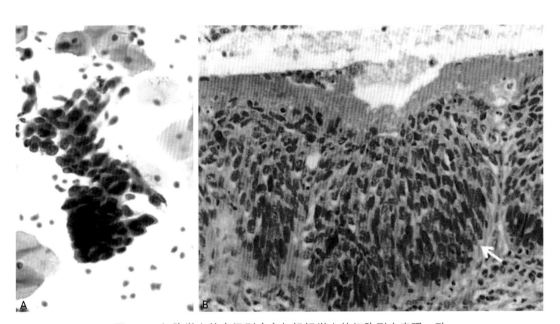

图 1-7　细胞学上的高级别病变与组织学上的细胞形态表现一致

　　一致性幼稚型高核质比细胞在排列方式上呈有方向性形式（A），尤其以基底部树立的细胞形态为典型（B. 箭头）。在这一点上完全达到了与低级别病变区别的目的。A.Pap×400；B.HE×400（B 图引自田扬顺 . 妇科肿瘤病理学 . 北京：人民卫生出版社，2001）

- 核仁不常见，偶见核仁的情况常出现于 HSIL 累及腺体时。
- 核边界是不规则的，核轮廓很不规则并常有明显的内凹或核沟。

【液基涂片】

- 异常细胞单个散在比成片和合体样排列多见。
- 异常细胞较少。
- 少见染色极深如墨炭状的深染核，这一点不同于 LSIL 或 SCC 的细胞。
- 高核浆比。
- 核膜不规则。

可以看出与过去的分类不同，更多的关注是在幼稚型细胞的变化、核的结构变化、高核质比变化及细胞在排列、组成和细胞之间关系的变化。这就与组织学的观察形成了相同的标准，也为更多发现更严重的癌前期病变奠定了基础，其意义是重要的。

三、对细胞谱系及病变来源细胞谱系的认识

人体中广泛存在"干细胞"（Stem cell），干细胞是人体的"原始细胞"，可以发育成从血液、骨骼、上皮、肌肉及结缔组织等各种细胞。干细胞的发育或分化不是跳跃式的，而是渐进性的，分若干个分化阶段而转化为成熟细胞。每个阶段都有相应的形态表现，这就形成了细胞谱系（Cell lineage）。恶性肿瘤的发生就是原始细胞在致瘤因子作用下的突变而成，而发生于原始细胞的恶性肿瘤细胞具有转化的遗传信息，可以转化为各个阶段上相应的瘤细胞形态，因此具有与细胞谱系相应的肿瘤细胞谱系（Tumor cell lineage）。以细胞形态学区分肿瘤类型的分型，即是从这种谱系分类衍化而来。

从形态学描述可以看出各种肿瘤的形态分型与正常细胞的可能分化阶段的形态极其相似，这是形态遗传的结果，正常的谱系图是从前者的已知形态学特点推测出的，但这个分化过程应当是存在的，只是正常情况下，"原始细胞"及其衍生形态相当少见而为人们所忽视。因此，观察动态分化形态是尤为重要的，但这方面的研究观察尚属少见。

纵观恶性肿瘤细胞的形态学，不外乎两种情况：一种为瘤细胞的单一类型构成该肿瘤鉴别良、恶性质和分类的特征；另一种为瘤细胞的多形性构成其形态学特征，此时应该注意到这些形态多样的瘤细胞之间的关系。恶性肿瘤瘤细胞的多样形态造成该肿瘤往往是混合性类型，这些多形性细胞均起源于原始细胞的致癌突变，进而分化（或转化）为各类型形态的瘤细胞，因为不是处于同一起跑线上的始分化，故出现各种类型的细胞的混合存在，也是在于情理之中。但是成熟型情况很少发生在癌前期病变中，这就提供了鉴别癌与其癌前病变之间区别的可能性。癌是多形性改变而其癌前病变大多情况下却是一致性的幼稚型细胞。子宫颈鳞状上皮被幼稚细胞或未分化细胞所取代，形成了高级别的癌前病变。

四、子宫颈细胞学诊断中的贝塞斯达系统（TBS）

（一）贝塞斯达系统特点

这个分类最有特点的有以下几点：

①对标本质量的评估，这是前所未有的，高质量标本是准确诊断的基础，标本合格与否源自各个方面，各有各的责任，适于操作。

②对癌前病变提出低级别及高级别病变的概念，明确界限并与组织病理学的分类相对

应，有利于对照证实细胞学方法的敏感程度，也有利于临床治疗方案的制订。

③ 将由于细胞学取材问题等未确定诊断因素降到最低，规定了作为模糊和未确定诊断的数量范围，也强调了细胞学在确定中度和重度非典型增生方面可重复性差的问题，划定了高级别病变的范围。

④ 对各种病变以简明扼要的语言制订出诊断要素，即诊断的标准，这就统一了形态学标准，有利于细胞学诊断医师对形态学的统一理解和把握诊断语言。

⑤ 对诊断结果的处理提出要与临床处理原则对应。

TBS 从诞生之日起立即引起专业人员的关注。这在中国，1994 年经美国国立癌症研究中心细胞室 Diane Soloman 和 Copeland 向中国同行介绍，逐步在中国各大医院采用和开展。随着液基薄层细胞技术的开展而形成一个高潮，同时 TBS 的推广应用也为液基薄层技术的被引进起了很大的推动作用。

自 1995 年在上海召开的中国抗癌协会临床细胞学术会议上提倡使用以来，中国的各大、中型医院已逐渐普及开展。经过近年来的使用，已证实其实用性、可操作性、诊断的到位及其科学性和严谨性，根据 TBS-1991 的建议旧的巴氏五级分类法已被放弃，如继续使用这些旧分类法将不利于专业的发展。还需要特别强调，严格按系统标准诊断各种病变，不能随意解释其含义是至关紧要的。当然 TBS 并不是没有缺陷的，有些甚至是遗憾的和有一定争议的。比如，对 ASC-US 的诊断，虽然在被认为是 ASC-US 病例中有 CIN Ⅱ 或 CIN Ⅲ 存在，但毕竟还有为数不少的阴性病例存在，这些病例的不可避免造成了临床医师在处理上的困难，同时增加了患者的精神痛苦和经济损失。对低级别鳞状上皮内病变（LSIL）来说，将 HPV 相关性细胞异常中的一时性感染与持久性感染混合在一个级别内，两者具有不同意义的结局：前者一般 1 ～ 2 年消逝，而后者使发展为癌前病变或侵袭性癌的危险性增加。在这个问题上有争议。2001 年召开的国际性会议修改了一些 TBS 在长达 10 年使用期间反映出的问题，使其达到了较为合理的程度。

TBS 系统最精彩的内容，就是其诊断语言和信息准确地表达了患者的疾病情况。从 TBS-1991 到 TBS-2001，严格地规定了子宫颈细胞学的诊断内容和语言，这种诊断语言是在充分考虑了从细胞病理学家、妇科医师、保健医师、律师、社保界甚至患者的意见后制订的，因此也是代表了各个方面的科学的、人道的和可行的共识。例如 HSIL 既考虑了细胞学诊断的实际情况——即细胞学不能明确是 CIN Ⅱ 或 CIN Ⅲ，实践证明细胞学在这方面的可重复性较差，又给患者以选择进一步检查的必要性。在对 ASC-US 诊断时则必须考虑更严重的病变——ASC-H，以对因细胞学缺乏更多证据而难以确认是否为 ASC-US 中更严重的病变做出留有余地的及有必要的进一步检查的提示。这些精确和实事求是的诊断语言能够表达疾病的现状与程度。

非典型鳞状上皮，1991 版 TBS 分级系统包括了"意义不明的非典型鳞状细胞"（ASC-US）表示那些比反应性改变更为严重的异常细胞，但在质或量上又不够诊断"鳞状上皮内病变"（SIL）。病理学家热衷于区分 ASC-US 是反应性改变，还是 SIL。而实际上，有很大比例的子宫颈涂片病理医师报告为"ASC-US"而没有进行进一步的区分。

当 TBS-1988 草案出台之初，基于所有级别 SIL 均需要阴道镜检和治疗的观点，美国临床主要针对检出所有级别的 SIL，包括低级别 SIL（LSIL）。然而，基于对多数 LSIL，特别是年轻妇女 LSIL 常表现为自限性的人乳头状瘤病毒（HPV）感染的认识，在美国，对

LSIL 的处理已有所转变。据此，目前所强调的是组织学证实了的高级别疾病（尤其是子宫颈上皮内肿瘤，CIN Ⅲ）。因此，强调检出高级别 SIL（HSIL）的重要性作为非典型鳞状细胞（ASC）范畴的合格者是合乎逻辑的，HSIL 已作为筛查的中心目标。

在 TBS-2001 讨论会成员中，少数人对去除 ASC-US 的命名有反对意见。然而，与会人员认为保留意义不明确的命名是最基本的，这是因为在诊断中发现意义不明确的细胞学改变的妇女大多数是潜在的 CIN Ⅱ 或 CIN Ⅲ。估计 10% ～ 20% 的 ASC 是在 CIN Ⅱ 或 CIN Ⅲ以下的病变，并且 1/1000 的患者可以发展为浸润癌。

TBS-2001 内容见后。

将 SIL 分成为两个类别，真实地反映了病毒学、分子生物学和临床的依据，LSIL 通常为短暂的 HPV 感染，而 HSIL 更多地存在病毒持续感染和高度危险进程。另外，分类研究证实了以下观点，LSIL 与 HSIL 是一个有明显区别的可重复性很强的诊断点；细胞学的 HSIL 再分为中度、重度异型增生、原位癌或 CIN Ⅱ 和 CIN Ⅲ 的可重复性较差；HPV 所致的细胞病理改变不能可靠地与轻度异型增生或 CIN Ⅰ 区别（Schiffman，2001）。

（二）TBS-2001

（1）标本类别（pecimen type）

应指明：传统抹片（巴氏涂片）；液基细胞学；其他。

（2）标本质量评估　标本评估满意（描述子宫颈内膜有或缺如），可判读。同时列出影响标本品质之各种因素，如子宫颈内膜细胞、过渡区细胞之存在与否及其他可能干扰视野之因素血或炎性细胞等。判断标准遵照第 1 版 TBS；标本评估不满意，无法判读——注明原因，（如标本拒收），未做制片处理——注明原因（如载玻片破碎或涂片和申请单的名字、号码不符等）。

（3）概括性的诊断或结论　这部分可有可无，由医师自行决定。

①上皮内病变或恶性改变阴性。

②上皮细胞不正常。请看解释或结果（interpretation/result），如有必要，可在此注明鳞状细胞或腺上皮细胞。

③其他。见判读意见和结果，例如，在 40 岁或 40 岁以上妇女发现子宫内膜细胞等。

（4）判读意见／结果

①正常，无上皮内病变或恶性肿瘤。

②微生物。

• 阴道滴虫。

• 类似白念珠菌属（Candida）的真菌群。

• 细菌生态变化，可能患有细菌性阴道病。

• 类似放线菌属的细菌群。

• 类似疱疹病毒所致的细胞病变。

③其他非肿瘤性的状况，叙述与否，由医师自行决定。

• 反应性细胞变化，可能和下列状况有关。

　－ 炎症包括典型修复。

　－ 放射治疗。

　－ 子宫内避孕器。

- 子宫切除后，发现腺细胞。
- 阴道萎缩。

④ 其他。

在 40 岁或 40 岁以上妇女发现子宫内膜细胞，并无上皮内病变。

（5）上皮细胞异常

① 鳞状细胞。

- 非典型鳞状细胞。
  - 意义不明的非典型鳞状细胞（ASC-VS）。
  - 不能排除高级别上皮内病变的非典型鳞状细胞。
- 低级别上皮内病变，包括 HPV 的细胞变化、轻度异型增生和 CIN Ⅰ。
- 高级别上皮内病变，涵盖中及高度异型增生、原位癌、CIN Ⅱ和 CIN Ⅲ。
  - 疑侵袭癌的高级别鳞状上皮内病变。
- 鳞状细胞癌。

② 腺细胞。

- 非典型腺细胞。
  - 非典型子宫颈内膜细胞，未明示。
  - 非典型子宫内膜细胞，未明示。
  - 非典型腺细胞，未明示。
- 疑肿瘤的非典型腺细胞。
  - 疑肿瘤的非典型子宫颈内膜细胞。
  - 疑肿瘤的非典型腺细胞。
- 子宫颈内膜原位腺癌。
- 腺癌。
  - 子宫颈内膜腺癌。
  - 子宫内膜腺癌。
  - 子宫外腺癌，亦即由外部直接侵袭或转移的腺癌。
  - 未明示的腺癌。

（6）其他恶性肿瘤

（7）解释和建议 建议必须简要，且符合最新临床医学会刊登的追踪方法和原则。

（三）TBS-2014

建议应确切并与专业人员组织出版的临床随访指导原则（可包括参阅相关的出版物）相一致。

（1）标本类别 指明传统涂片（巴氏涂片）；液基制片；其他类别。

（2）标本质量评估

① 阅片满意（说明有无子宫颈管／移行区成分及任何其他质量的指标，如部分血涂片、炎症等）。

② 阅片不满意（注明原因）。

- 标本拒收／未进入制片过程（说明理由）。
- 标本经制片并进行了阅片，但对判读上皮异常不满意（说明原因）。

（3）总体分类（任选，是否报告自行决定）

① 无上皮内病变或恶性病变。

② 其他。见判读意见／结果（例如，≥ 45 岁妇女中有子宫内膜细胞）。

③ 上皮细胞异常。见判读意见／结果（最好注明"鳞状上皮"或"腺上皮"）。

（4）判读意见／结果

① 无上皮内病变或恶性病变。

[若无肿瘤性细胞，须在报告栏的判读意见／结果之上和（或）其内的总体分类中表述，不管有无生物性病原体或其他非肿瘤性变化]

② 非肿瘤性发现（是否报告任选；下列例子并不全面）。

· 非肿瘤性的细胞学形态变化。

　－鳞状上皮化生。

　－角化。

　－输卵管上皮化生。

　－萎缩。

　－妊娠相关改变。

· 反应性细胞变化，见于

　－炎症（包括典型的修复）。

· 淋巴细胞性（滤泡性）宫颈炎。

　－放射治疗。

　－宫内节育器（IUD）。

· 子宫切除后是否有腺细胞。

③ 生物性病原体。

· 滴虫。

· 形态符合白念珠菌。

· 菌群失调提示细菌性阴道病。

· 形态上符合放线菌的细菌。

· 符合单纯疱疹病毒的细胞学改变。

· 符合巨细胞病毒的细胞学改变。

④ 其他。

· 子宫内膜细胞（见于 ≥ 45 岁的妇女）。

（如"无鳞状上皮内病变"）

（5）上皮细胞异常

① 鳞状细胞。

· 非典型鳞状细胞。

　－意义不明确（ASC-US）。

　－不除外高级别鳞状上皮内病变（ASC-H）。

· 低级别鳞状上皮内病变（LSIL），包括 HPV／轻度异型增生／CIN Ⅰ。

· 高级别鳞状上皮内病变（HSIL），包括中度及重度异型增生、原位癌、CIN Ⅱ 及 CIN Ⅲ。

－具有可能浸润的特点（若疑为浸润）。
- 鳞状细胞癌。

② 腺细胞。
- 非典型。
　　　－子宫颈管细胞（非特异，若有特殊须说明）。
　　　－子宫内膜细胞（非特异，若有特殊须说明）。
　　　－腺细胞（非特异，若有特殊须说明）。
- 非典型。
　　　－子宫颈管细胞，倾向于肿瘤性。
　　　－腺细胞，倾向于肿瘤性。
- 子宫颈管原位癌。
- 腺癌。
　　　－子宫颈管型。
　　　－子宫内膜型。
　　　－子宫外。
　　　－非特殊类型。

（6）其他恶性肿瘤　须具体说明。
（7）辅助性检测　简要说明检测方法并报告其结果，便于临床了解。
（8）自动阅片　若经自动仪器检查阅片，说明仪器类别并报告其结果。
（9）教育注释及建议　任选。

五、子宫颈腺细胞病变的研究进展

　　腺癌亦有其癌前病变，即子宫颈原位腺癌和腺上皮非典型增生，其中目前了解最多的是原位腺癌（AIS）。Gloor 和 Hurliman（1986）建议采用腺上皮内病变（CIGN）、"早期腺癌"或"微小腺癌"。有些学者的研究结果认为，与鳞状上皮内病变不同，这些腺上皮的癌前病变目前还没有相关细胞的谱系过程证据，因此在子宫颈细胞学的 TBS 诊断语言中未被列入其形态学谱系过程，即没有反映癌前病变从轻微病变到严重病变的分级。

　　原位腺癌远比鳞状细胞的高级别病变少见，可见于浸润性腺癌的相邻部位。在初次诊断中往往被低估。有报道称，细胞学检查原位腺癌的敏感性较组织学高，这与取材有密切关系。原位腺癌的细胞学 TBS 系统诊断标准是根据澳大利亚 Ayer 等研究的最大的一组病例而制订的。

　　原位腺癌组织学的类型：颈管性、颈管与肠型混合型、内膜样型。

　　细胞学上也分三型：颈管型的片状细胞呈假复层状排列并呈拥挤样，细胞核呈卵圆形，具有中等的颗粒状染色质，有小核仁或核仁增大；子宫内膜样型的细胞可呈片状或放射状菊形团状，细胞明显假复层化拥挤排列，细胞小，胞质少，可见类似于三维细胞团；肠型的成片细胞内含有胞质内空泡，与肠黏膜的杯状细胞相仿。有学者在浸润性腺癌病例中观察到肿瘤含有类似于小肠肿瘤的杯状细胞和潘氏细胞。

　　肠化生是子宫颈管腺上皮细胞由分泌黏液的细胞变成类似于肠黏膜中圆形的杯状细胞，偶氮反应显示嗜银。病变常伴有腺性非典型增生，原位腺癌或 CIN，与小肠黏膜相似，此过程与新生性化生的概念有关，既肿瘤细胞变成一种正常时在该部位所没有的细胞类型。

腺性非典型增生的研究文献不多。Koss 将具有核大、染色质增多的柱状细胞称为子宫颈管（腺）细胞角化不良（Dyskaryosis），包括了 CIN 邻近的局灶性改变，腺状非典型增生、口服避孕药导致的过渡性异常等细胞改变。

关于腺细胞病变，TSB-1991 对子宫颈原位腺癌的诊断仅限于 AGUS 或其倾向性；而 TBS-2001 则对此做了明确的规定，得到根本的修订，反映了细胞学发现在评估腺上皮肿瘤中的认识。

• 名词"意义不明的非典型腺细胞（AGUS）"已去除，以免造成与 ASC-US 的混淆，腺细胞异常分为"非典型颈管内膜细胞、子宫内膜细胞或腺细胞"，仅强调其危险性。

• 在大多数病例，形态学特征在非典型子宫内膜和颈管内膜细胞之间有差异。

• 非典型腺细胞的发现有重要的临床意义，这是因为这些病例与潜在的高级别疾病的关系比 ASC-US 高。"颈管内膜原位腺癌"目前已是一个独立的类型。提出 AGC 这一术语用于子宫颈内膜腺体伴有细胞密集和非典型性，表现出某些但不是所有的 AIS 特征。被分为低级别或高级别两类。强调其是连续性过程：核的非典型性、密集、黏膜丧失、复层化且成簇，有时合并输卵管上皮样化生。诊断本身和进一步分类都很难有可靠的可重复性。可伴有鳞状病变，也可独立发生。高级别异型增生很可能是 AIS 的一种形式，大多应诊断为 AIS。非典型细胞成片状、带状、玫瑰花形排列，核聚集并重叠，成片排列时，因核浆比的增加，胞质融合细胞界线不清而导致蜂房样结构消失。

对腺细胞病变的说明中，TBS 特别指出，虽然"颈管内膜原位腺癌"是一个独立的类型，但在 AIS 与分化好的浸润性颈管腺癌之间有相当的形态重叠；一定比例的被认为是 AIS 的病例在组织学上证明为浸润癌。对于一些显示异常的特征，但没有充分达到 AIS 的解释的病例，一个中间类型"非典型颈管细胞，倾向于肿瘤"表达了已达到值得关注的程度。没有资料显示需建立一个"子宫颈腺上皮发育异常"或"低级别腺上皮内病变的"类型。还没有办法找到一个真正的与子宫颈腺上皮病变与 AIS 形态谱系鉴别的先例。

原位腺癌的细胞学诊断标准是根据澳大利亚 Ayer 等的研究制订的。几乎所有的原位腺癌病例都是由历时 12 年余、观察 180 万例子宫颈涂片中筛选出来的。平均年龄 33 ~ 48 岁，无症状或有接触性出血。其细胞学主要表现为：核增大，直径大于 $8\mu m$，核膜规则或略有畸形，核拥挤聚集时核被拉长，呈雪茄烟状；深染，有明显的小核仁；核型不规则，核分裂；可见有少许气球样裸核细胞。

原位腺癌分型没有临床意义，因有混合型经常存在，细分有困难。肠分化很少见于非肿瘤性子宫颈腺细胞，但这种表现可能是存在 AIS 的一个信号或线索。TBS-2014 中去除了子宫颈腺癌中的肠型，保留了颈管型和子宫内膜型两种，对于子宫颈管的分类本来就不主张，修订后也未提及。

从以上的论述可以看出，细胞学与组织学虽然无法完全对应，但在其病变本质上是一致的，分类基于这点是极具意义的。首先它解决了细胞学与组织学语言不一致所造成的混乱，其次是将细胞学发挥到了充分合理的层次，同时也指出了细胞学诊断的一些局限，便于临床医师与患者的沟通和交流。

细胞学报告中的建议和指导性注释是病理医师常用的报告语言，TBS 对此做了具体解释：写出有可能有价值的和有细胞学结果意义的注释是病理医师的责任，并且可给予送检医师指导。实验室应避免直接把结果告知给患者，因为这可会影响到患者与医师的关系。然而，如果医师提出特殊的请求，实验室人员可直接与患者接触。指导性注释和建议的使用是可选的。如果要用，其格式和风格根据临床医师和实验室偏好可有所不同。不过，所有的注释必须仔细地手写，简明，但不是命令性的，应与专业机构出版的指导临床随访的方针相一致，并且应以建议的形式表达。通常应加入一个描述性名词（如"由于临床提示"），因为病理医师可能不了解其他相关的临床资料。研究表明包含为了进一步评估的建议增加了合理随访的可能性。对异常子宫颈细胞学结果，为临床公认的随访指导提供出版于医学杂志的参考文献（如，American College of Obstetricians and Gynecologists，American Society for Colposcopy and Cervical Pathology）可能也有的帮助。因此，细胞学报告的语言应当与临床医学的处理原则相对应。

第四节　液基细胞学制片技术的应用与进展

细胞学说形成以后，由于出现了供显微镜组织切片的新技术，使组织学得到长足发展，而细胞学则因技术难度大而百余年来发展缓慢。这中间的原因有历史的，有观念的，也有技术难度的，但无论如何细胞学越来越多地得到认可。但是由于受手工涂片（或称抹片）的制约，使制片质量不高且不能统一规范制片，从而影响镜检质量的保证。

一、液基细胞制片技术出现的背景

子宫颈涂片与细胞学诊断在经历了半个多世纪的坎坷经历后，终于出现了应用型的细胞制片机——液基细胞制片装置。液基薄层细胞制片技术是自细胞学被用于诊断各种疾病以来，在制片技术上革命性的进展，它使细胞学进入一个规范化制片和规范化阅片的新时代。尽管其技术还具有一些不甚完美的地方，但它已显示出在制片质量上的优势及对阅片产生的积极影响。在取材完美的情况下，制作一张合格的涂片标本，一定程度上有利于判读，甚或可以减少诊断的难度。

二、液基片的优点与缺点

在肯定液基薄层细胞技术是一个较大的进步的同时，要认识到由于它强调取材的规范化及其重要性，在很大范围内均提示取材的重要，但这一点在过去多年都未受到足够重视的程度。无论使用哪一种方法制片，在进行制片时都强调取材和改进了取材方法。不管是手工还是机器，只要最大限度保持细胞量多和显示细胞结构，阳性率才会提高。近年来发表的液基细胞制片装置提高阳性检出率的文献报道，在分析原因时，绝大多数均指出取材和阅片技能的重要性及细胞学医师的培训和规范诊断语言的必要性，至于单纯由于使用机器而提高了阳性率的概率则是很低的。在出血标本的处理上也不能令人满意，过度破坏红细胞所造成的"絮状物"背景和对上皮细胞的破坏等也会影响观察。另外，对液基标本保留肿瘤细胞之间的关系的细胞碎片和结构与质量好的直接涂片相比较，相对也差一些。

由于液基制片与传统涂片在方法及原理上各有不同，液基制片法含有先固定后涂片的程序，致使细胞收缩变小，在显微镜下的细胞学形态也有差异，故细胞学医师在阅览薄层片前需要接受短期训练。

三、巴氏涂片染色方法的普及

除了细胞学诊断规范方面的进展推广外，染色方法的统一也是需要做大量的工作。在子宫颈涂片方面，国内外推荐巴氏染色（Papanicolaou stain），但国内在长期的诊断工作中，由于参与者的不同而产生不同的染色方法并存的现象。病理医师大多习惯于 HE 染色，而检验师则擅长采用血液染色，巴氏染色并不很普及。建议采用统一的巴氏染色，有利于交流和统一标准，已经有厂商开发成品化生产巴氏染液，以适应医疗单位的需求。

美国等国家已立法规定巴氏染色法用于妇科或非妇科涂片中。

巴氏染色具有迄今为止任何其他染色方法无法相比的优点：细胞核细微结构清晰，能辨认染色质的分布形式；细胞质透明，质感细腻；显示细胞分化和角化程度。因此，巴氏染色是细胞学中最经典、最重要的基本染色方法。从与国际学术界交流和接轨的角度看，巴氏染色对细胞学标本的观察和共同评价等方面均具有重要意义。同时国内的细胞学界要统一细胞学的经典染色，并且适应巴氏染色涂片的诊断过程。

上述介绍的制片技术均存在一个耗材价位偏高的因素，这也是制约其广泛普及的瓶颈之一。但是无论如何，制作一张好的巴氏染色涂片对诊断的重要性怎么估计也不为高。什么都可以节约，但诊断质量是不可节约的。

在国外的实验室，有液基制片，也有不同的标本用不同的方法，大多数的针吸制片还是用直接涂片方法，这是常规工作的一部分。每天的工作量是 100 ～ 200 例标本。有时也接受一些诊所的巴氏涂片。美国许多社区医院（类似于中国的中小医院）至今仍然没有机器做涂片，主要是因为细胞学的工作量过小，医院不愿意花大的价钱买设备去做这项工作。一种被称为自动细胞制片的机器可以自动制片、自动染色、处理大批标本，这种机器用于中心试验室，每天接受上千张妇科涂片，可以节约劳动力。

由于对液基技术的装置缺乏基本的了解，加之某些供应商的片面宣传，使很多中小医院盲目引进机器。一些院长和临床或病理医师认为引进制片装置就等于引进了先进的高技术，引进了以后就发现远不是那么回事，才认识到除了引进机器外，还要培训病理诊断医师和临床妇科医师，还要投入大量的资金和人力，还要面临病例量的短缺和要投入人力去组织工作量。因此在这些方面，医疗行政主管部门要给予正确的引导。

第五节　相关问题的讨论

一、有关传统直接涂片是否过时问题

传统直接涂片常因受取材因素的限制和临床医师取材方法缺乏培训的影响，部分图片的质量会受到影响，加之一些商家在宣传液基薄层细胞技术时缺乏科学的态度而贬低直接涂片或扩大直接涂片的质量问题，因而引起直接涂片是否过时的辩论。

传统的直接涂片并非一无是处，而是大有可为的，甚至也并非必须由机器代替。直接涂片具有明显的优点：简单、成本低、易学，任何实验室都能做。在诊断上其涂片的

背景也有助于诊断，如血性背景、坏死的背景伴有高级别病变强烈提示为浸润性癌病变。由于腺细胞的排列结构特点保存得很完整，有利于腺细胞肿瘤的早期病变的发现。此外，直接涂片中细胞成分常多于液基薄层片。实际上，直接涂片保持形态较好，问题细胞较集中而不是像液基片那样散在和混存的抽样检查，故易于诊断，也容易提示进一步寻找异常细胞。

我国是一个有近14亿人口的发展中国家，国民的生活水平在发达的东部沿海地区和人口众多的西部欠发达地区之间很不一致，就是东部发达地区也有很大的差别。因此在考虑大众的健康问题时，必须要采用卫生适宜技术，把一些经济实用技术进行普及是适合国情的。

如果直接涂片取材正确，涂片操作符合要求，且细胞量多，加之染色合格，一般认为，在阅片方面其优于机制涂片。机制涂片由于强调从取材到阅片的严格规范化要求，使得其阳性检出率较高。且机制片在观察上也具有缺点：散在并在保持细胞构成结构方面差于直接制片；沉降法涂片的细胞不在同一平面，观察时须不停转动微调；膜式法，细胞分布不均，边缘部细胞较多，而中间部有时甚至缺如；染色上两种均有着色不佳的缺点；不易拍摄出清晰而具大集中细胞群体的图像；耗材贵等。建议不要盲目地改为机制片。当然液基制片可以将所取得的细胞分别做几张涂片，可以用于一些新技术和新方法的制片，这是直接涂片所不能媲美的。

二、无论何种制片技术均不能替代医师诊断水平

无论用什么方法，即便是得到一张合格的甚至优良的涂片标本，最后的诊断仍然依靠高水准的病理细胞学诊断医生。细胞学诊断是一项难度很大且又不能短期速成的学科，过去由于低估了细胞学诊断的难度，病理医师在细胞学上投入的时间、精力、学习及思想准备诸方面极少。另外在医院的专业重视度低下，很少有长期坚持细胞学专业的医师，大多则选择其他专业而不再继续坚持细胞学专业工作，经验丰富者更是凤毛麟角。虽然目前需求是大量的，可通过突击培训或加大工作量来改善面临局面，但由于人才需求仍然大于人才供应而不济于事。当务之急应该是提高整体细胞学诊断医师的素质和诊断水平，以解决当前面临的困境。

当前我国的细胞学诊断整体水平仍处于较落后状态，这与专业不被重视和缺乏专业培训不无关系，当然还有其他因素存在。欲要改变这种落后局面，必须加大学历外的专业培训和继续教育。由于细胞学诊断的培训难度大，花费财力、物力较多，因此目前缺乏系统性和规范性的培训。短期培训质量、水平有限，不可能解决长期的、大量的诊断问题，更不用说能够解决疑难问题。

由于细胞学诊断是一项病理诊断技术，也是一项具有一定缺陷的科学，具体表现在取材的不确定性、判断证据的片面性及诊断者的经验值。尽管如此，它仍然是一种病理诊断项目，而病理诊断在法律上具有很重要的地位，不允许出现错误判断。因此，必须规范诊断标准和诊断语言，统一报告内容，才能应对所面临的问题。而进行正规的培训是解决诊断水平的重要途径，也可对民办的培训中心加以专业技术的指导和行政介入，使这些专业技术的培训走向规范化和高水准。

三、建立规范化管理和质量控制体系

质量控制是不可缺少的重要环节。大量的文献和历史长久的证明，细胞学的病理形态的科学性、诊断的敏感度、可重复性及临床应用的可操作性均是不可置疑的，关键在于缺乏对诊断质量的控制系统。

质量控制包括两方面内容，即质量保证（Quality assurance，QA）和质量控制（Quality control，QC）。质量保证包括人员、设备、规章制度等诸方面的硬指标。质量控制则包括标本质量及诊断质量两方面的技术和制度保证。应尽快建立针对细胞学实验室和人员的质控标准，以促进细胞学水平的提高。

由于缺乏应有的管理和质量控制，一些医疗单位甚至一些非医疗实体都引进机器，将技术人员稍加培训甚或不加培训，就开始了临床细胞学诊断。致使大量不规范的报告出现，甚至出现错误的诊断无人复检的现象，这是对患者的不负责任，也是很危险的。重视规范建设、实行准入制度是卫生行政部门应当考虑的问题。

2003年9月在乌鲁木齐召开的中华医学会第五届细胞病理学学术大会上代表们提出了改变我国细胞学诊断无章可循的现状，作为近14亿人口大国，急需组织国内细胞学权威人士，编写两部重要的"规范性"著作。《细胞病理学质控规约》内容从标本收集到制作、染色、镜检、报告语言、档案保存及检索等；对细胞学工作人员的资格审定、考试再教育等；对细胞学诊断的报告形式及要求；关于细胞学准确性统计的标准化等；对细胞学实验室工作的全过程进行规范化管理，做出明确的要求及规定。《细胞学诊断规范语言与标准》对各部位每种细胞学诊断提出简要的诊断标准，并附图片说明。

建立以学科专家为主、行政介入为辅的细胞学诊断质量控制的有效手段，建议有关方面考虑此事。值得关注的是，在2009年在广州举行的第八届全国细胞病理学学术会议上学组负责人向全体与会者介绍了中国病理生理学会细胞学组组织拟定的《细胞病理学技术制作规范及质量控制（草案）》，这是一个很好的做法，但由于未能征集更广泛的意见，尚待进一步修稿。希望广大专业工作者关注此事，并且给予积极协助。

第六节　解剖学与组织学

一、子宫颈的解剖学

子宫（Uterus）是孕育胎儿的器官，呈倒置梨形，前后略扁，可分为底、体、颈三部。上端向上隆凸的部分叫子宫底，在输卵管入口平面上方；下部变细呈圆筒状叫子宫颈，底和颈之间的部分叫子宫体。底、体部的内腔呈前后压扁的、尖端向下的三角形叫子宫腔；子宫颈的内腔叫子宫颈管，呈梭形，上口叫子宫内口，通子宫腔；下口叫子宫外口，通阴道（图1-8）。

子宫颈主要由致密的结缔组织构成。子宫颈管的黏膜上皮细胞呈高柱状，黏膜层中有许多腺体，能分泌碱性黏液。子宫颈阴道部的上皮为复层鳞状上皮。鳞状上皮与子宫颈管的柱状上皮在子宫颈外口处相交接。

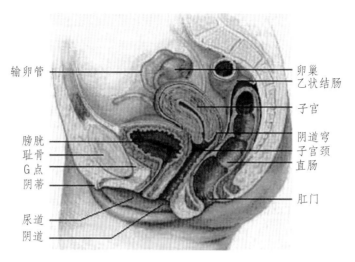

图 1-8 女性骨盆正中矢面
(http://bioclass.cn)

二、子宫颈的组织学

子宫颈为子宫下端较窄的圆柱体，长约 3cm，突入阴道的部分称为子宫颈道部，在阴道穹以上的部分称阴道上部。子宫颈管腔细窄呈梭形，子宫颈壁由外向内分为外膜、肌层和黏膜。外膜是结缔组织构成的纤维膜，肌层由平滑肌及含有丰富弹性纤维的结缔组织组成，平滑肌数量从子宫颈上端至下端逐渐减少。子宫颈黏膜由单层柱状上皮及固有层组成。子宫颈管前、后壁黏膜分别形成一条纵襞，从纵襞向外又伸出许多斜行皱襞，皱襞之间的裂隙形成腺样隐窝。黏膜上皮由分泌细胞、纤毛细胞及储备细胞（Reserve cell）构成。子宫颈黏膜无周期性脱落，但上皮细胞的活动受卵巢激素的调节。分泌细胞数量较多，胞质中充满黏原颗粒，雌激素促使细胞分泌增多，分泌物为稀薄黏液，有利于精子通过。孕激素使细胞分泌减少，分泌物黏稠呈凝胶状，形成阻止精子及微生物进入子宫的屏障。纤毛细胞数量较少，纤毛向阴道方向摆动，以助分泌物排出。储备细胞小，位于柱状细胞与基膜之间，散在分布，细胞分化较低，在上皮受损伤时有增殖修复功能。子宫颈慢性炎症时，储备细胞增殖化生为复层扁平上皮，在增生过程中也可发生癌变。在子宫颈外口处，单层柱状上皮移行为复层扁平上皮，两种上皮分界清晰，交界处是子宫颈癌好发部位。

（一）子宫颈上皮细胞

子宫颈管黏膜表面及腺管由单层柱状上皮覆盖，Fluhman 指出，"腺体"实际上是腺上皮的深陷凹入的皱褶，形成盲端的管状结构。在这个意义上，病理学科可以将子宫颈管的上皮细胞与其腺上皮细胞统称"腺细胞"（图 1-9 ～图 1-11）。

子宫颈管的柱状上皮细胞主要为分泌黏液的细胞，胞质内含有中性及酸性黏液，爱新蓝（AB）及 PAS 染色可显示。胞核位于基底部。糖蛋白的分泌可位于顶部（Aprocrine）或局部（Meroerine）。以酸性黏液为主，其组成成分在月经周期中的不同阶段可有变动，在围排卵期以唾液性黏液为主，逐渐减少，至分泌期则以硫酸黏液增多。子宫颈管细胞的核内雌激素受体可由免疫细胞化学方法检出，其浓度可由染色的深浅来测定，在月经周期

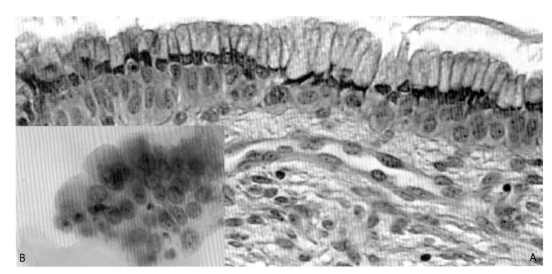

图 1-9　储备细胞

　　子宫颈管内膜黏液细胞下的储备细胞，一般有二三层，黏液将核部分遮盖，形成新月形核；左下角是细胞学所见的储备细胞，核、核仁与胞质和切片图相似，观察黏液就看不到核，具有景深。A.HE×100；B.Pap×400

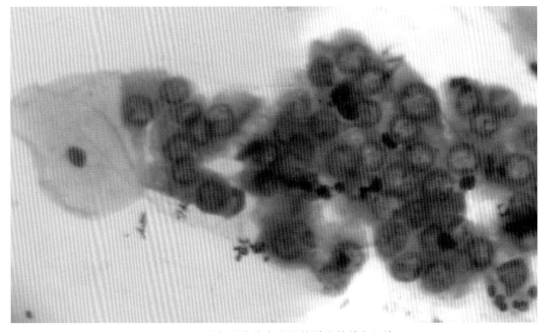

图 1-10　子宫颈涂片中所见的增生的储备细胞

　　圆形核和空泡状核，可有小的核仁或核仁不清，合体样成片分布，细胞似有鳞状细胞的幼稚型或腺细胞的特点。Pap×400

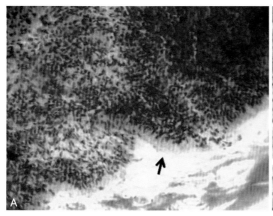
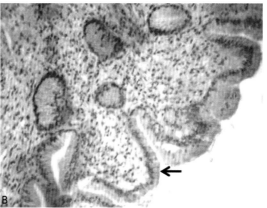

图 1-11　传统手工涂片与组织学所见的子宫颈管内膜腺细胞

成片的细胞边缘部胞质淡染为黏液样胞质,细胞界限清楚,高柱状细胞呈带状排列(A),与组织学所见类似(B)。Pap、直接涂片,A.Pap×100;B.HE×100

内无大变动。以免疫细胞化学的方法也可以检出子宫颈管内的储备细胞、化生细胞及鳞状上皮底层细胞内的受体。通常在正常子宫颈腺上皮内见不到核分裂象。

子宫内管上皮内可见数量不等的纤毛柱状上皮细胞,由于这些细胞和衬覆输卵管的上皮细胞相仿,故考虑由输卵管上皮化生而来。这种现象也可见于增生或增殖的内膜,可以见到分泌细胞、纤毛细胞及深染的嵌入(Intercalated)的小细胞等数种细胞。

纤毛上皮细胞与正常产生黏液的腺上皮细胞不同。前者不产生黏液,胞质致密,核大,染色质较多较深染,大小不一,呈假分层状。应注意鉴别输卵管化生细胞和腺性非典型增生或原位腺癌。前者可见到纤毛及终板,无核分裂象,是最主要的鉴别要点。用嗜银(Argyrophil)和亲银(Argentaffin)染色偶可在子宫颈管上皮内见到单个的神经内分泌细胞。

子宫颈黏液是子宫颈分泌黏液细胞的产物。在月经周期中其成分及结构有很多变化。由于雌激素的影响,黏液量大,较稀,呈液状,嗜碱性,有利于精子的进入。排卵后黏液量较少,黏稠,呈酸性,对精子进入形成障碍,对黏液的超微结构及生化的观察可见子宫颈黏液由糖蛋白组成的不均质的微胶粒网(Micellc)。微胶粒之间是富含钠、钾、氯离子的浆液,它们影响子宫颈黏液结晶,在围排卵期达到最高峰。雌激素的刺激使含糖蛋白的微胶粒排列成平行状,间距为 5 ~ 15μm,形成一个"管道网",有利于精子进入。由孕激素的影响这"管道网"为微胶粒纤维网取代,就不利于精子进入。

(二)移行带的组织学、细胞学

子宫颈峡部是宫体与子宫颈之间狭窄的移行带。在细胞学涂片时要特别加以注意。鳞-柱状细胞交界处的确切位置难以肯定,通常是在子宫颈外口水平,随年龄及其他因素而异。在子宫颈细胞学涂片取材时要考虑到下列情况才能得到满意的标本。

鳞-柱状细胞交界处一般有 4 种基本的组织学表现。

①鳞状上皮在交界处截然中断。

②鳞状上皮由厚至薄,逐渐与柱状上皮相连接。

③鳞状上皮呈跳跃状分布或柱状上皮呈不连续的交接。

④ 鳞状上皮与柱状上皮之间为一无上皮覆盖的区域。

这四种交接形式通常为多种因素影响的结果，例如炎症、储备细胞增生、化生或腺上皮增生等。

储备细胞 1951 年由哈佛（Harvard）医师所命名，在柱状上皮的底层呈现一层储备细胞，其细胞很小，只有少量胞质，偶尔可见黏液。胞核呈疏松结构，有很小的核仁。CK18 免疫过氧酶阳性，AB、CEA 或 K13 染色阴性，染色特征提示这些细胞既非柱状上皮亦非鳞状上皮细胞，但具有明显的双向分化的潜能。

储备细胞很少见于用刮板取材的细胞学涂片标本，偶可见于用"细胞刷"取材的涂片，其实即便是取到储备细胞，也是炎症或微生物引起的良性增生的储备细胞，特点是核呈空泡状与合体样的细胞碎片（图 1-10）。

储备细胞呈现于柱状上层的底层，由此可增生至 10 层细胞，虽然细胞层数增加，但其核的大小结构不变，故称为增生（Proliferation）。

当储备细胞增生（Reserve cell proliferation），特别是细胞层数在 10 层以上时，在细胞学涂片中常可见到储备细胞。用"细胞刷"取材时，涂片中常可见到多量的储备细胞。细胞小，常单个散在分布，偶亦可成群存在，胞质少，可呈透明状。核约为多形核粒细胞的 1.5 ～ 2.0 倍，染色质呈细颗粒状，可有小的核仁。通常见于柱状细胞的长尾状外观在此不能见到。细胞学涂片中所见的储备细胞不是正常情况时的表现，往往伴随着炎症或其他异常情况。同时，在出现时也常常伴随着颈管腺细胞、化生细胞等，这是由于它们之间的关系而造成的。

储备细胞起自柱状上皮下方的干细胞，具有双向分化的潜能。正常情况下，在巴氏涂片中如见到有储备细胞提示有柱状上皮下方储备细胞增生，常为 2 层（图 1-9）。涂片上见到的储备细胞常与正常的子宫颈管细胞混杂存在，并有时可见储备细胞大小不一。形态学典型特点是核呈空泡状（图 1-8）。

储备细胞与组织细胞的鉴别在于后者的胞质丰富，呈泡沫状，有吞噬现象，核偏位，CD68 阳性。储备细胞亦需与外底层细胞鉴别。外底层细胞较大，胞质较多，不呈泡沫状，其核约为储备细胞核的 2 倍。

三、子宫颈鳞状细胞病变

2014 年 WHO 女性生殖器官（子宫颈）肿瘤分类采用细胞学语言 TBS-2014 和诊断描述，肯定了细胞学多年来的成果。这是个理性的回归，证明了细胞病理学在长达几十年中的不懈努力和发展，对单纯组织学的进步起了一个补充作用。其主要内容有以下两点。

（一）鳞状上皮内病变（Squamous intraepithelial lesion，SIL）

TBS-2014 用病变（Lesion）代替瘤变（Neoplasia），将 SIL 分为低级别鳞状上皮内病变（LSIL）和高级别鳞状上皮内病变（LSIL）两级，代替传统三分法的 CIN 系统，使组织学与细胞学分类相一致，具有更密切的生物学相关性及形态学重复性。传统义上的"有或无"二阶式概念的变化，缩小了衔接性／过渡性情况，有利于简化临床处理，但增加了病理诊断的风险，误诊造成的不利影响可能会增大。

HPV 的表达方式有 3 种。① 隐性感染，无特征性形态学改变，但用分子技术可检测到HPV；② 轻微表达，只有轻微形态改变如形成挖空细胞；③ 完全表达，具有 HPV 感染的全部特点，表现为尖锐湿疣或扁平湿疣。LSIL 是 HPV 感染导致的、在临床和形态学上表现为鳞状上皮内病变，它们复发和转化为恶性的风险很低。新定义再次强调了 HPV 感染的核心地位——没有 HPV 感染，就没有 LSIL。HPV 病毒在宿主分化型鳞状细胞内轻微或完全表达，通常无临床症状，需经细胞学筛查、基于传统 HE 染色组织学确定，即受累宿主细胞具有排列紊乱、极向消失、核分裂从基底层上移到中表层和挖空细胞形成等镜下可见的组织学病变及角化不良、核异型等细胞学特点，方可诊断。单纯的 HPV 检测，无论免疫组化、PCR 法，还是分子测序法，没有形态学支持，均不能单独作为诊断或预测预后的依据。

LSIL 具有上皮全层细胞学异常，而不是传统认为的上皮下 1/3，但缺乏贯穿上皮全层的核的增大的非典型性。同样，如果下 1/3 基底细胞层中出现即使单个细胞，具有显著非典型及核分裂异常，由于与 DNA 不稳定及异倍体相关，都不应视为 LSIL，而应诊断为 HSIL。

HSIL 本质上是克隆性增生，如果不给予治疗，具有显著发展为浸润性癌的风险。组织学上病变表现为细胞排列紧密、形态幼稚、极性紊乱，核质比例增加，核膜起皱，核异型，出现异常核分裂并上移至中表层，P16 呈连续大块状深棕色染色（即 "Block-positive"）。TBS-2014 增加了 3 种变异型。

（二）反应性增生、修复、化生、萎缩及异位等 SIL 类似改变

理解其表现形式及转归，防止过度诊断或诊断不足，详见第四章第二节。

四、子宫颈内膜病变的细胞学

（一）子宫颈腺细胞非典型增生（Atypicalglandular cell）

在 TBS 系统，有关腺细胞病变部分这样来描述腺细胞病变：这一术语用于子宫颈内膜腺体伴有细胞密集和非典型性，表现出某些但不是所有的 AIS 特征，被分为低级别或高级别两类。强调其是连续性过程：核的非典型性、密集、黏膜丧失、复层化且成簇，有时合并输卵管化生。诊断本身和进一步分类都很难有可靠的可重复性。可伴有鳞状病变，也可独立发生。高级别异型增生很可能是 AIS 的一种形式，大多应诊断为 AIS。

- 非典型细胞成片状、带状、玫瑰花形排列，核聚集并重叠，成片排列时，因核浆比的增加、细胞密度加大、核间距加大并重叠及胞质融合细胞界线不清而导致蜂房样结构消失。
- 成簇排列的细胞外围，细胞核呈围栅状排列，非常明显，这是典型特征。
- 核增大，拉长，分层。
- 核大小和形状不一。
- 染色质增多，深染，呈中度糙颗粒样分布。
- 核仁小而不易发现。
- 有丝分裂特征可在细胞中见到。
    - 非典型增生细胞在标本中呈不同程度改变，肯定为恶性属性的细胞数量较少，并混合有大量完全良性的腺细胞。
    - 巴氏涂片发现高级别腺细胞病变在组织学证实纯腺细胞或联合病变中更为准确。
    - 腺细胞异常的细胞学报告更应引起临床的重视，美国阴道镜和阴道细胞学会推荐所有 AGC 妇女都应进行阴道镜和子宫颈刮片。

AGC 可能是 TBS 系统巴氏涂片中最为困难的诊断挑战，AGC 的设计是指腺细胞的改变超出了良性反应或修复过程，但异常程度尚未达到明显的肿瘤性变化，注意到这一点很重要。

AGC 的病理意义比 ASC-US 大得多，20% ~ 50% 诊断 AGC 的妇女有显著的 CIN、AIS 或癌。

【处理指南】 非典型腺细胞的处理推荐，对所有类型的 AGC 和 AIS 都应行阴道镜检查和子宫颈管刮片。对于 35 岁以下或不明原因阴道出血的年轻妇女，不应行子宫颈管刮片。对 AGC 和 AIS 都不认同采用重复细胞学涂片的方法随诊。目前还无足够的依据证明 HPV DNA 检测对处理这类患者的意义。阴道镜检查未发现浸润癌，对于倾向恶性的 AGC 或 AIS 应采用冷刀锥切。阴道镜活检仍为非典型腺细胞，每 4 ~ 6 个月随诊子宫颈细胞学涂片，连续 4 次阴性转入常规筛查。一种伴有清楚界限的冷刀锥切活检不能保证所有的 AIS 或浸润性腺癌病例不再复发，这个事实加上锥切活检后通过 Pap 涂片难以发现复发。选择性子宫切除术或许是必要的。

（二）子宫颈腺癌（Endocervical adenocarcinoma，usual type）

正如乳腺将"浸润性导管癌"改为"浸润性癌，非特殊类型（Not otherwise specified,NOS）"一样，新版改称"腺癌,非特指（Adenocarcinoma,nospecific）"为"腺癌，非特殊类型（NOS）"，置于首位，重点叙述。将那些不能归入具有特征性组织学表现的腺癌，归入普通型（Usual type）中，约占所有子宫颈腺癌的 90%，强调与高危型 HPV 感染相关。而将具有明显的细胞黏液分泌的腺癌归入下文所称的子宫颈"黏液性癌，非特异性"中。由于精确测量不易掌握，可重复性差，不同国际组织分类分歧较大。WHO 新版将早期浸润性腺癌删除，但同时指出，仅有微小间质浸润的病变可称为早期浸润癌。简单地讲，诊断标准是指具有非典型的浸润性腺体或肿瘤细胞巢扩展超出正常子宫颈腺体的深度，结构过于复杂，或原位癌伴有间质反应，引起间质水肿或慢性炎性细胞浸润。偶尔，肿瘤胞质出现丰富的嗜酸性变或分化。早期浸润癌概念的提出对确定 FIGO 分期及判断预后或扩散／生存风险具有重要意义，但此类病变，就像常在子宫颈鳞状上皮病变中所见的那样，将腺体从间质中分离出来，其基膜的具体边界不易确定，具体操作难度较大。

巴氏细胞学检查的初衷并不是为了筛查子宫颈腺上皮病变设立的，并且腺上皮的异常较鳞状上皮的异常来说更加困难。但是，随着这 20 年来检查仪器的发展、改进及子宫颈管腺癌患者的数量增加，细胞学医师目前面临着越来越多腺上皮病变及其鉴别方面的挑战。本次版本的更新揽入了更多的腺细胞病变的图片及鉴别诊断方面的内容，表格、插图、鉴别标准可供速查。

五、子宫内膜病变的细胞学

脱落的子宫内膜细胞常见于从月经周期增殖期取得的标本中，然而，在绝经后的妇女或月经周期非增殖期的子宫颈涂片中见到子宫内膜细胞被认为是子宫内膜腺癌潜在的征兆。出血和巴氏涂片中出现子宫内膜细胞是重要的异常现象。与子宫颈细胞学检查相比较，子宫内膜细胞学检查诊断向来是不被认可的。究其原因是认为因子宫内膜细胞小，致使正常和不正常的子宫内膜细胞之间的差异不明显。蜂窝特征和细胞群落的变化在正常月经周期中的存在使问题进一步复杂化。

就子宫内膜病变而言，有些实验室或医院细胞室利用一些采集技术的进展，取材做巴氏涂片来给子宫内膜细胞判断良、恶性性质，从而奠定子宫内膜细胞学的基本方法。但缺乏包括明确定义标本质量的子宫内膜细胞学检查诊断和报告系统。目前的问题在于缺乏具有说服力的大规模实验数据来评估细胞学对于子宫内膜细胞及其良、恶性病变是否是一个合适的方法。在此之前需要制订一个适当的报告格式,其中包括标本和临床信息充分的定义,使之成为可以接受的诊断标准和子宫内膜细胞学报告。这需要大量研究工作来确定,但似乎反对者更多于支持者。

(一)良性子宫内膜的细胞学

子宫内膜细胞学和组织学执行的良性和恶性病变的对照研究项目暂按 WHO 的分类进行可行性研究,包括以下内容:

(1)良性子宫内膜

①增生期子宫内膜。

②分泌期子宫内膜。

③其他子宫内膜。

④子宫内膜息肉。

(2)子宫内膜增生

①单纯性增生。非典型单纯性增生。

②复杂性增生。非典型性复杂性增生。

③子宫内膜样癌。

这是一个并不轻松的具有相当规模的工作,投入的人力、物力、经费和时间必然可观。对于各种类型的细胞改变(化生)形态学的认识很重要,由于细胞体积增大,形态多样,容易误为癌细胞。在组织学上,有报告指出其分类及其细胞形态特征如下。

(1)胞质嗜酸性变 常有乳头状结构,因此也称为合体性嗜酸性乳头状化生。临床上因阴道不规则出血诊断性刮宫术或取避孕环时送检内膜组织,常见此病变,多累及内膜表面或腺体开口处及浅表的腺体。因此,又称为表面合体乳头状改变。病变特征为嗜酸性胞质的腺上皮呈片状的合体细胞向上皮表面或腺腔内呈芽状突起,形成无间质轴心的乳头,胞核固缩深染,有的胞核大向腔内突出,相似妊娠改变。胞质宽广,见嗜酸性颗粒,有的胞质内聚集成簇的中性白细胞。此病变常呈灶状分布,有的腺上皮形成腺腔内上皮簇(Intraglandulartufts),易误认为内膜的浆液性乳头状癌(图1-12)。

(2)鳞状上皮化生 分为成熟型和未成熟型两种形态:①未成熟型鳞化,表现为桑椹状鳞状化生,较常见于内膜非典型增生和子宫内膜样癌,很少见于正常月经周期或单纯与复杂性增生。桑椹状化生有可能误认为是实性癌的病灶而发生过诊断的错误。②成熟型鳞化,可见角化物。

(3)纤毛细胞化生 某种情况下,刮宫内膜上皮纤毛细胞明显增多,相似于输卵管上皮,因此,有的称为输卵管化生。

(4)鞋钉样细胞化生 常见于功能性子宫出血诊断性刮宫术的患者,是一种上皮退变的表现。形态特征为腺上皮被以单层的细胞核,胞质不明显,胞核固缩深染,突出于腔内。化生病变常常灶状分布,不形成瘤块。有学者认为这些细胞是由纤毛细胞失去纤毛后退变的表现,有时易误认为透明细胞癌的鞋钉样细胞。

(5)透明细胞化生 胞质内富含糖原而透亮,似中肾管细胞,有的称为中肾管样化生。在宫内妊娠或宫外妊娠的妇女,内膜有特征性的 A-S 反应,胞核呈鞋钉样细胞,同时胞质有透明细胞化生改变。在非妊娠妇女,特别是性激素治疗者,可见到透明细胞化生,需要与透明细胞癌相鉴别,前者腺体结构与形状及胞核均无明显异型性,常呈局灶性分布。

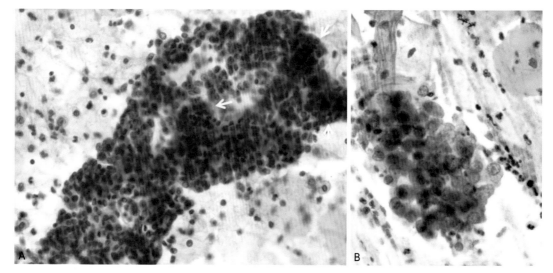

图 1-12　子宫内膜细胞

　　呈小簇状或小片状子宫内膜细胞致密分布，核小而一致，核染色质质点少但凝聚成块，中位核或贴边核。仔细观察发现在巨型细胞碎片中见有被破坏了的"子宫内膜双轮廓结构"的痕迹（A，白色箭头），这是很有意思的发现，也从而证实这些细胞为子宫内膜细胞。细胞呈簇状，胞质稀少类似裸核，核染色质均细淡染为退变的子宫内膜细胞（B）。液基制片，Pap×400

　　（6）黏液上皮细胞化生　柱状细胞质内富有黏液，组织化学黏液染色和电镜观察均与透明细胞化生不同，类似于子宫颈内膜上皮细胞，还可以出现含有肠型黏液的杯状细胞。黏液上皮细胞化生常为局灶性改变。当病变广泛时，注意与黏液腺癌相鉴别。化生的黏液细胞核无异型性，无具体的瘤块。

（二）非典型子宫内膜细胞的诊断标准

1. 非典型子宫内膜细胞 TBS-2001 诊断标准
- 细胞团小，一般每团为 5～10 个细胞。
- 核与正常子宫内膜细胞相比，轻度增大。
- 核染色稍深。
- 可见小核仁。
- 胞质少，偶有空泡形成。
- 细胞境界不清。

【液基涂片】
- 核染色过深更明显。
- 核仁更突出。

2. 子宫内膜癌 TBS-2014 诊断标准
- 细胞排列呈单个的或小而紧密的簇团是其典型结构（图 1-13）。
- 高分化癌的细胞核较非肿瘤子宫内膜细胞可仅稍增大，级别越高核越大。
- 细胞核大小不一，核极向消失。
- 细胞核染色质着色深度一般，染色质清晰且分布不均，此变化尤见于高级别肿瘤。

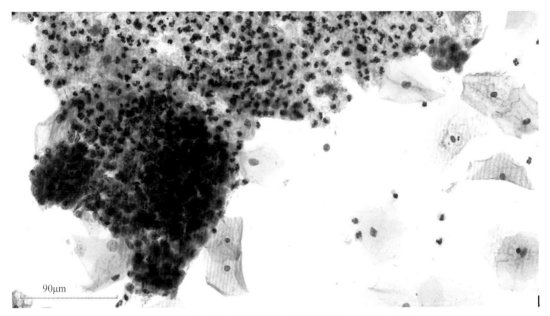

图 1-13　子宫内膜癌的肿瘤细胞体积小（数字涂片）

子宫内膜癌多数为体积小的类型以簇状或簇状群存在，细胞表现较一致，通过子宫颈刷取材的细胞学涂片中可见正常的鳞状表层细胞，多数伴有中性粒细胞的变性细胞，由于肿瘤细胞从剥脱到被取材，经历的时间稍长，可有退变所致的裸核样或胞质稀少现象。液基制片，Pap×200

- 细胞质通常稀少，偏蓝，常有空泡。
- 单个癌细胞或小团状的癌细胞可显示出细胞质内中性粒细胞，常呈"多形核白（粒）细胞口袋（Bag of polys）"。
- 精细颗粒状或"水样"的肿瘤性素质时有出现，这种现象常常见于传统巴氏涂片。

第七节　子宫颈癌概况

子宫颈癌是常见的妇女癌症，根据统计显示，发病率位于女性肿瘤的第 2 位，全世界每年大约有 20 万妇女死于这种疾病。在过去，子宫颈癌的发病高峰年龄一般为 45 ～ 55 岁，近几年来，年轻妇女子宫颈癌的发病率却呈明显的上升趋势，已由 20 世纪 50 年代的 9% 上升到 90 年代的 24%，增加了 2 倍多。

世界范围内统计，每年大约有 50 万的子宫颈癌新发病例，占所有癌症新发病例的 5%，其中 80% 的病例发生在发展中国家。我国地域广阔、人口众多，每年仍有新发病例约 13.15 万，占世界子宫颈癌新发病例总数的 28.8%。近几年来，据一些国家和地区报道，子宫颈癌的发病和死亡却处于稳定水平且有增长的趋势，尤其是子宫颈癌的年轻患者开始增加。在我国也出现了子宫颈癌的年轻病例逐年增加的趋势。

目前子宫颈癌患病已有年轻化的趋势，青年人子宫颈癌的患病率已悄然上升。有关调查资料显示，我国青少年目前性成熟年龄普遍比 20 世纪 70 年代提前了 4 ～ 5 岁，在 21 岁的年轻人当中，79% 有过婚前性行为，婚前性行为呈现出低龄化的趋势。任何有 3 年以上性行为或 21 岁以上有性行为的妇女应该开始定期做子宫颈癌的筛查。经过统计，有以下症状或体征者易患子宫颈癌。

- 性生活后出血。70%～80%的子宫颈癌症患者都有这一症状。
- 子宫颈糜烂。年轻女性子宫颈糜烂经久不治，或是更年期后仍有子宫颈糜烂，应该引起重视。
- 接触性出血。性生活后出血，或是妇科内诊检查后子宫出血，都是子宫颈癌前病变的征兆。
- 白带混血。除上环引起子宫出血外，女性长期白带混血应及时检查。
- 性伴较多者、早婚早育者、家庭中有子宫颈癌者。

子宫颈为什么容易患癌？这个问题是长期以来医学家们研究的课题之一。

从解剖结构来讲，子宫颈的内管很狭窄。一般来说，外界的细菌及病原体在正常情况下并不容易经子宫颈进入子宫腔。但是，由于阴道与外界并无屏障，外界的病原或物质均可能到达子宫颈，尤其是性交时。这使子宫颈细胞容易受刺激而变化成癌细胞的主要原因。

子宫颈上皮细胞转变成恶性细胞，并不是一朝一夕的事。在大多数情况下，一个癌变过程，需要数年至数十年的时间。在这较长期的癌变过程中，子宫颈细胞的形态会呈现很明显的阶段性变化，称之为"癌前病变"（图 1-5～图 1-7）。这就给了临床医学一个可以在癌的前期就可能发现的形态学依据。因此子宫颈癌是可以早期发现的肿瘤，在癌前期控制进展是非常必要的。定期检查、随访就显得很必要。在这方面细胞学检查就突显其重要性。

流行病学、病因学的研究证明，性开始的年龄越早、性伴侣越多，早产或者生产次数越多者，越容易患子宫颈癌，尤其是性伴侣较多者。只要性伴侣超过 4 个，子宫颈癌的发生率至少提高 5～10 倍。

现已发现高危型人乳头瘤病毒（HPV）感染是子宫颈癌发生的病因，这是迄今为止唯一明确病因的恶性肿瘤，只要切断病原微生物感染的源头，就可以达到防止癌的发生或出现晚期癌的可能性（图 1-14～图 1-18）。同时可通过细胞学检查的监控，在癌前期就能发现，以达到早期治疗和降低癌的病死率的目的。因此，目前细胞学检查是被认为最有价值的筛选、普查和诊断方法之一，也是妇女病，特别是子宫颈癌及其癌前病变体检中最有效的方法。

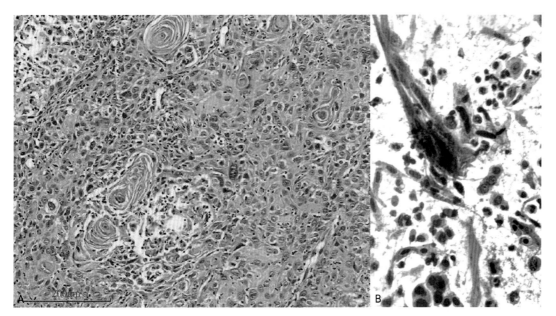

图 1-14　子宫颈角化性鳞状细胞癌

　　子宫颈鳞状细胞癌成熟型细胞很明显，角化细胞及癌珠多见（A）。在癌性素质（有形或无性坏死）中大小不一的肿瘤细胞显示多形性，以纤维性角化的鳞癌细胞为主伴有橙红色的"伪影"细胞（癌细胞坏死的遗留物质，B）。组织切片，A.HE×100；直接涂片，B.Pap×200

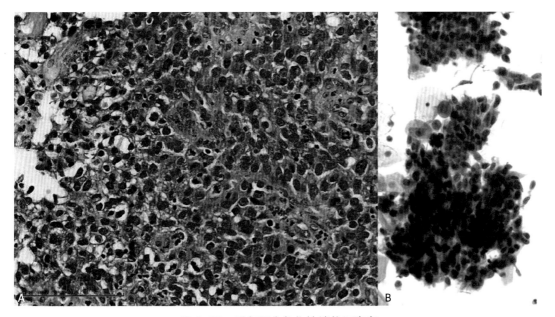

图 1-15　子宫颈非角化性鳞状细胞癌

　　非角化性癌没有或很少发现有体积增大的成熟型癌细胞（A），细胞的体积和大小一致，其中胞质红染的细胞并非成熟细胞而是不全分化，胞质红染但体积不大（B）。组织切片，A.HE×400；液基制片，B.Pap×200

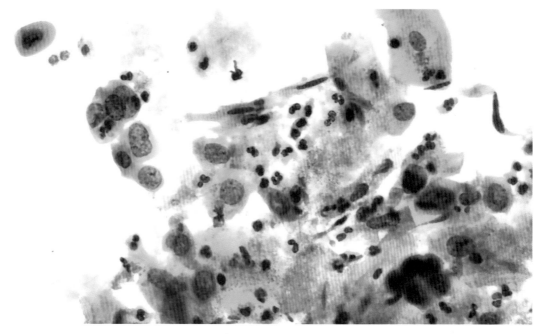

图 1-16　疑侵袭性癌的高级别鳞状上皮内病变

当标本因取材所得的癌的肿瘤细胞数量不多，因此细胞学医师考虑到这个问题，就会更慎重些，不考虑诊断癌前病变原因是在这张图中发现了癌性素质和纤维形墨炭状核细胞，故不能除外癌的可能性。液基制片，Pap×400

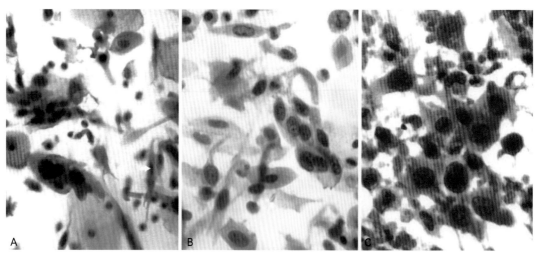

图 1-17　子宫颈鳞状细胞癌的"癌性素质"

在液基制片中由于具有去除背景中微小物质的作用，导致出现纤维样颗粒状蛋白质（坏死的分解物）很少见到，所幸尚有未分解的坏死的肿瘤细胞遗迹被称为"伪影细胞"（具有完整的外形淡染形状，核淡染或消失），即"癌性素质"，是区别癌前病变与侵袭性癌的很好证据。液基制片，Pap×400

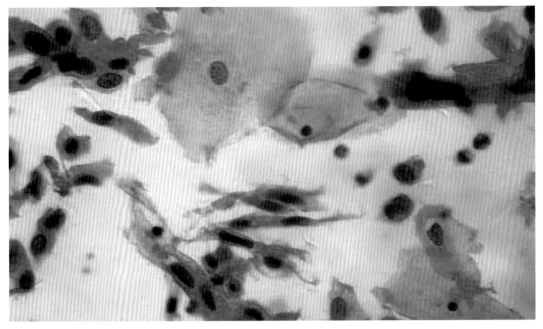

图 1-18 子宫颈鳞状细胞癌的梭形（纤维形）肿瘤细胞

肿瘤细胞由梭形并合并其他多形性大小不一的细胞组成，与正常的鳞状细胞（图内占面积最大的细胞）相比较差别很大，容易被认出，更重要的是一部分（约1/3）癌细胞核的染色很深，犹如墨炭状，这是在其他恶性肿瘤中少见的现象。液基制片，Pap×400

（马博文　金成玲）

第二章　妇科的细胞学标本取材

　　如果说细胞学是子宫颈癌筛查的第一步，那么，良好的子宫颈细胞取材则是细胞学诊断的先决条件，诊断的准确性取决于取材的到位和证据的收集。2001年贝塞斯达系统依据循证医学对标本质量评估确定分为"满意"或"不满意"两个级别。废弃了"满意""不满意"和"尚可（不太满意）"三个级别分类法，使之更加直观明了、便于操作。还规定了标本满足诊断的最起码细胞数量：一次取材所获细胞数量应达40000~80000个，才能满足每张薄层制片约为5000个保存完好、形态清晰的鳞状细胞，40×每个视野应有3.8~9.0个细胞，对高级别病变有更高的检出率。妇科医师应重视细胞学医师给予的评价，做好每一份取材，把握好筛查的第一环节。

　　细胞学报告方式在2001年贝塞斯达系统（the Bethesda Sestem，TBS）中得到修正，规范和统一了描述性报告，强调了细胞病理学医师及病理相关专业人员与妇科临床医师之间的联系。各方面的研究成果，使人们清醒地意识到：现阶段子宫颈癌防治无捷径可走，仍需依靠早期发现、早期诊断和早期治疗的途径，使子宫颈癌首先成为可防可治甚至可被消灭的癌症。

　　在细胞学发展的历史长河中，无不伴随着临床医师与细胞学医师密切合作的印迹。在过去的60年里，均是由妇科医师手工制片、固定后交由病理或检验科医师阅片诊断的，因此，细胞学的发展应是各学科通力合作的结果。同样，过程中每一环节的失误都有可能导致诊断错误。一张涂片被误检，自细胞取材开始，制片、染色、阅片等各个环节都可能负有责任。然而文献报道的结论，使我们不得不面对现实：在我国乃至世界范围内，不乏因细胞学检测不当（以假阴性为主）而延误病情。一定数量的适龄妇女每年都在参与子宫颈癌筛查，但报告均为"细胞检查正常"，然而这些病例在所谓正常时间段内却被查出她们患有不同程度的病变甚或侵袭性癌，而这样的结果常被解释为取材不良或因细胞学镜检漏诊所致，但受到伤害的是患者。因此需要规范从取材、制片、染色到镜检的所有过程，行业自律成为解决问题的关键所在。作为妇科医师执行取材任务，具有不可推辞的责任，从取材源头杜绝诊断的可能干扰因素。

第一节　取材部位

一、取材注意事项

（一）非特殊情况的取材

一般认为，取材部位以子宫颈外口为中心分别向子宫颈管内和子宫颈阴道部半径约

1.5cm 的锥形范围。组织学层面上则必须在子宫颈癌好发部位取材。据文献报道，90% 以上的子宫颈癌发生在转换区（移行带），该名词所界定的区域是：原始的和新生的鳞 - 柱状上皮交界之间的区域，也是柱状上皮被或正在被鳞状上皮取代的区域。所谓"原始"鳞 - 柱细胞交界线指的是子宫颈外口胚胎性鳞状上皮和子宫颈管内膜被覆的黏膜柱状上皮之间的分界线（图 2-1）。

（二）不同情况的取材方法也不同

在女性一生中，子宫颈鳞 - 柱细胞交界随年龄、性活跃程度及胎产式而发生生理性回缩或外移。在新生儿期，受母体雌激素的影响，鳞 - 柱状细胞交界处绝大多数位于外子宫颈，甚至位于阴道部。青春期，阴道 pH 降低，雌激素水平升高，暴露的柱状上皮发生化生变为鳞状上皮。随年龄及胎次的增加，鳞 - 柱状细胞交界逐渐向颈管内移动。妊娠期子宫颈柱状细胞生理性外移，能较满意地在阴道镜下观察到移行带。至绝经期，鳞 - 柱状细胞交界则移行到颈管内，移行区也随之缩入子宫颈管内，不易观察。在生物、激素、理化等因素影响下，如子宫颈长期浸泡在特异性阴道炎性分泌物中致上皮脱落出现真性糜烂，上皮缺失，鳞 - 柱状细胞交界处的组织学特点也使其成为薄弱区域，防御功能减退，HPV 病毒易从此处侵入，长期感染，最终导致癌变。

（三）鳞 - 柱状细胞交界的基本形式

鳞 - 柱状细胞交界组织学特点有以下 4 种基本形式：鳞状细胞层由厚逐渐变薄；鳞状细胞呈跳跃式分布；鳞状细胞在此处截然中断；此处无上皮细胞覆盖。该部位移行区亦即鳞状细胞取代柱状上皮的区域，不断发生鳞状细胞化生，而在异常情况下可转化为 CIN。取到转化区的细胞，即应包括增生的储备细胞、鳞状化生细胞或增生的腺上皮细胞等。一张合格的涂片应该有其中的至少两种细胞，看不到这些细胞就意味着未能评价该部位是否患病的情况。为取到病变部位细胞，要求妇科医师必须认真而准确地取材，才能避免客观上患有癌前病变或浸润癌，因妇科医师取材未取到病变部位的细胞造成细胞检测阴性结果而漏诊，失去进一步检查和早期诊断、早期治疗的机会，给患者造成无法弥补的损失。

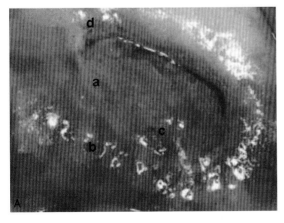

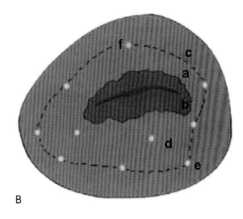

图 2-1　子宫颈上皮鳞 - 柱状细胞交界的识别（来自 WHO）

A. 电子阴道镜下的实际视野：a—未成熟鳞状化生；b—成熟鳞状化生；c—柱状上皮岛；d—腺开口。B. 示意图：a—新鳞柱交界；b—化生鳞状上皮区；c—原始鳞柱交界；d—化生鳞状上皮区；e—原始鳞状上皮区；f—原始鳞状上皮区

（四）腺细胞病变的取材

子宫颈癌以鳞状细胞癌为多见，子宫颈腺癌少见，其发病率占子宫颈浸润癌的 4% ～ 5%。近 20 年来子宫颈腺癌所占比例逐年增高，占子宫颈浸润癌的 6% ～ 12.7%，尤其是年轻的子宫颈腺癌患者。与子宫颈鳞状细胞癌相比，子宫颈腺癌预后较差。腺细胞同样可以感染 HPV，并发展出不同的癌前病变甚至浸润癌。子宫颈腺癌在取材上较鳞癌困难，由于癌灶位于子宫颈管被覆的柱状上皮和间质腺体内，具有一定隐蔽性，临床医师应提高对子宫颈腺癌的习惯性警觉。另外还可发生神经内分泌癌（小细胞癌）、占子宫颈癌的 1% ～ 6%，淋巴细胞瘤（罕见）等，细胞学涂片在子宫颈腺癌和小细胞癌诊断的价值也是肯定的。因此妇科医师取材时，不能忽视鳞状细胞癌以外的恶性肿瘤发生。取材时应努力取到子宫颈管内的细胞。目前常用子宫颈取材工具的设计就体现了这方面的理念，无论刮板还是刷子，前端均突出，便于取到子宫颈管内的细胞。

（五）注意取材范围的特殊情况

取材范围应包括整个子宫颈管与移行带，另有 3 种情况值得注意。

① 育龄期妇女，柱状上皮覆盖面积大于半径 1.5cm 时，毛刷张开后不能涵盖柱状上皮异位面积，如仅局限于子宫颈外口及周边部位取材将取不到鳞 - 柱状细胞交界处细胞，应在鳞 - 柱状细胞交界处补刷。反之，仅在交界部刷取，将取不到子宫颈内管的细胞。

② 绝经后因雌激素缺乏，鳞 - 柱状细胞交界及移行带回缩入子宫颈管内，子宫颈外口及子宫颈管都缩窄，给取材造成一定困难。应尽力将毛刷前端伸入其中，取到子宫颈管顶端的细胞，以免漏诊内生型和颈管型鳞状细胞癌及腺癌。

③ 取材时如裸眼发现明显上皮内瘤变及浸润癌之表现，可在刷片的同时取活检，因为此时单纯刷片可因细胞坏死或合并感染导致判读困难而掩盖真相发生漏诊，并且延长诊断周期。

二、取材工具与固定保存标本

（一）取材工具

（1）刮板（木制或塑料制品） 适合于直接涂片，先涂片后固定，对妇科医师要求较高（图 2-2）。

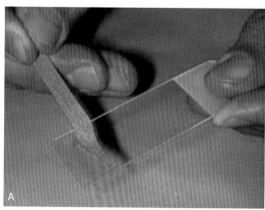 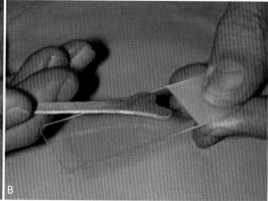

图 2-2 刮板涂片法

刮板的两头具有不同的取材：尖头部可深入颈管内取材；曲钝头部可取子宫颈外口的细胞。来自 IARC

（2）取材刷　目前较常用的是一种高分子材料制成的扫帚式刷子，被称为细胞刷，适合液基薄层制片，先初步固定后制片（图2-3、图2-4）。

（二）细胞固定与保存方法

① 将刷头直接放入保存液中，经振荡细胞脱离分散入保存液中。

② 医师执刷柄置刷头入保存液中手工振荡数次后使细胞脱离，弃刷头或将刷头一并放入液基瓶内送检。

复查时间间隔应在2周后，避免因前次取材黏膜尚未修复致进一步损伤及影响细胞判读。

（三）子宫颈细胞取材的注意事项

① 取材前阴道、子宫颈不得使用任何润滑剂。

② 妊娠期妇女不宜使用子宫颈刷。

③ 如发现可疑子宫颈癌的临床体征，应同时活检。

④ 避免月经期取材。

⑤ 受检前48h，不得做阴道冲洗及任何阴道治疗。

⑥ 患者在受检前48h前禁止性交和使用避孕药。

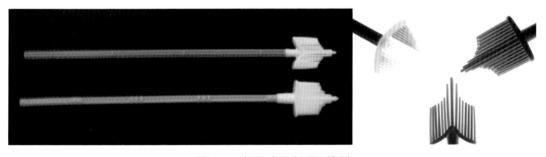

图2-3　扫帚式子宫颈细胞刷

扫帚式刷子头与杆采用分体方式，便于将其随标本瓶一起送检，特别是在细胞数量少时，可以用刷子刷下黏附于刷子头上的细胞

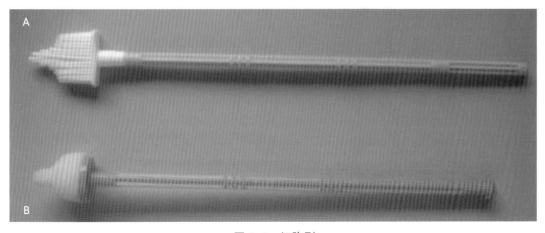

图2-4　细胞刷

A.扫帚式细胞刷；B.高密度海绵乳头式细胞刷（针对出血多的患者，笔者设计），减少出血多的处理

⑦急性宫颈炎及各种阴道炎的急性感染期，经治疗后再做子宫颈细胞取材。

⑧人工流产后月经来潮前，不做检查，避免与流产不全混淆。

⑨取材可能造成子宫颈表面少量出血，一般不需特殊处理。若发生活动性出血，应压迫止血。

第二节　取　材　方　法

步骤按中华医学会妇产科学分会通过的规范执行。

一、刮板或细胞刷取材直接涂片法

刮板前端细部伸入子宫颈管内，力度适中地旋转1周。切忌因刮板不适合旋转，仅自2点处旋转刮取至10点处止，遗漏子宫颈前唇90°～135°的扇形区域。窥器暴露子宫颈，若分泌物多则须用棉球轻轻擦拭后再取材。

虽然液基薄层制片已在我国较广泛使用，但由妇科医师手工直接涂片仍有其特有的优势。其一，该方法无需特殊设备，价格低廉，在经济欠发达地区仍有使用空间。其二，直接涂片可保留细胞间的原有形态结构关系，供阅片医师诊断时参考，利于判读。具体做法有二：一是印片，刮板刮取细胞后，板面在玻片中间制片位置依次接触相贴使细胞印在玻片上，占据玻片约1/3面积为止。忌用力按压，导致细胞损坏。二是直接涂片，取载玻片的中间2/3部位涂向一端。其手法是在刮板与玻片中间部位相贴后，使刮板接触半液态刮取物均匀地从一端轻轻拨开即可，观察到局部厚的部位再次轻轻拨开，关键是用力均匀和避免刮板与载玻片两个硬物体直接用力接触。用力过度不仅可在玻片上刮出一片空白区，还可使细胞受到挤压变形，增加判读难度。另外，无需为追求完美均匀而往复涂抹，改变第一次涂片的方向，容易破坏细胞外形特点。制片后将玻片立即置入盛放95%的乙醇容器中，干燥后再固定的做法必须避免。

妇科取材的内容还包含使标本细胞保存完好，而及时固定是其中的重中之重，不应被忽视。成功取材的合格率在99%以上，因不合格取材而重复取材标本的重取率应控制在≤1%较为合适。

二、细胞刷取材法（液基法）

"山"字形扫帚式软式取材刷，长约2.8cm，以子宫颈口为中点，毛刷前端突出的部分置于子宫颈管内，稍短刷毛自然接触于子宫颈外口周围的子宫颈阴道部，毛刷变形张开后直径约3.0cm的圆形范围，顺时针或逆时针旋转刷取3～5圈，勿顺逆混刷。取材力度以毛刷变形为适中，过轻可能刷取细胞数量偏少，过重将使子宫颈表面上皮损伤，导致出血。

三、子宫颈细胞取材的误区

（一）"用力越大，所取细胞越多，越容易取到病变细胞"

子宫颈上皮细胞属更新组织细胞，即表层细胞成熟老化脱落后由底层细胞更新取代，因此所取细胞大部分为已脱落细胞，尚黏附于子宫颈上皮表面，取材的目的是将这部分细胞取到即可，因为底层细胞 4 ~ 6 d 就要移动到表层，病变细胞也不例外。

（二）"每次取材都要至局部出血方停止刮（刷）取"

出血应是黏膜轻度损伤的结果，并不是良好取材的标志。部分受检者取材后不可避免地有少量出血，而另一部分受检者使用相同方法取材却不出血，但不影响取材质量，就没有必要人为过度刮取导致损伤。

（三）"黏液越多细胞量越丰富"

颈管上皮细胞为黏液柱状细胞，分泌的黏液平常积聚在颈管并流向阴道部，这其中有脱落的细胞在内，但数量和质量并不能充分代表病变细胞，而且黏液过多直接影响制片，造成观察困难。因此需要在刷或刮取前，先用脱脂棉球（或棉签）轻轻拭去黏液，不必追求完全去除黏液。

正确的做法应是用力适度、手法要轻、尽量避免出血、避免黏液、取材部位正确及细胞数量足够。

四、不满意标本的处理

不满意标本由细胞学医师或实验室人员注明原因并与临床医师交换意见并建议复查。标本经过处理及充分阅片，因为血液成分较多导致遮盖、背景复杂及细胞量过少、炎性细胞过多等原因不足以对上皮细胞异常做出满意的评价。因标本无标识、盛标本的储瓶因外力损坏破裂、送检单信息被涂改等属拒收标本。

（马博文　刘彦丽）

第三章 子宫颈细胞学基础

第一节　子宫颈上皮细胞的形态

对正常细胞形态学的认识关系到对异常细胞的辨认问题，长期以来不断有细胞学者着力于此方面的观察和研究。研究的基本方法仍然是"找出正常与异常的区别"。因此认识正常的或良性的细胞是区别异常细胞的基础。

一、鳞状细胞

根据子宫颈的解剖学和组织学的结构，子宫颈外口阴道部由鳞状细胞构成，内口则是由内膜细胞和经化生而来的鳞状细胞构成。在正常情况下，所能取到的细胞基本上均是成熟型鳞状细胞。成熟型鳞状细胞又分为两种：角化前细胞和不全角化细胞。图 3-1 所示细胞，在巴氏染色片中蓝或绿色胞质的多边形细胞是角化前细胞，而胞质染为深伊红色的细胞则为不全角化细胞。

过去曾认为子宫颈癌起源于子宫颈鳞状上皮的基底细胞，而现在这种认识已经受到挑战。研究发现，成熟阶段的上皮细胞逆转到未成熟阶段是不可能的，一般认为，子宫颈癌起源于鳞状上皮的底层细胞，而实际上 90% 的子宫颈癌起自移行带及子宫颈管，在这些区域没有鳞状上皮底层细胞存在。因此认为，子宫颈阴道部的子宫颈癌可能起自底层细胞；子宫颈管鳞状细胞癌由储备细胞衍化而来；子宫颈腺癌亦起源于储备细胞。

子宫颈峡部是子宫体与子宫颈之间狭窄的移行带。在细胞学涂片时要特别加以注意。鳞 - 柱状上皮交界处的确切位置难以肯定，通常是在子宫颈外口水平，随年龄及其他因素而异。在子宫颈细胞学涂片取材时要考虑到下列情况才能得到满意的标本。

（一）移行带的组织学表现

鳞 - 柱状上皮交界处一般有 4 种基本的组织学形式：鳞状上皮在交界处截然中断；鳞

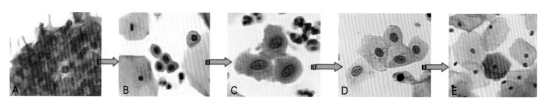

图 3-1　储备细胞化生的成熟过程

子宫颈鳞状细胞由幼稚到成熟所经历的形态变化：A、B. 幼稚的底层细胞或称基底细胞；C. 旁基底细胞；D. 中层细胞；E. 成熟型细胞即鳞状表层细胞。液基制片，Pap×400

状上皮由厚至薄，逐渐与柱状上皮相连接；鳞状上皮呈跳跃状分布或柱状上皮呈不连续的交接；鳞状上皮与柱状上皮之间为一无上皮覆盖的区域。这四种交接形式通常为多种因素影响的结果，例如炎症、储备细胞增生、化生或腺上皮增生等。

子宫颈阴道部的上皮和阴道的鳞状上皮相仿，为非角化性的分层的鳞状上皮，与子宫、输卵管的内膜，均起源于胚胎的米勒管。因此偶可见鳞状上皮化生形成腺上皮结构或显示外底层细胞所具有的产生黏液的功能。

（二）各层细胞学表现

（1）底层细胞 子宫颈细胞学涂片中很少见到底层细胞。仅见于子宫颈有严重外伤时。细胞小，胞质少，核浆比例高，核染色质增多，可见核仁，罕见核分裂象。

（2）旁底层细胞 除了阴道及子宫颈上皮萎缩的情况外，在子宫颈细胞涂片中很少见有旁底层细胞为主的现象。育龄妇女仅在有炎症或溃疡时才在涂片中见大量的旁底层细胞。但即使在这种情况下，旁底层细胞的数目也不会超过涂片上细胞总数的10%。其大小不一，核的直径 $10 \sim 12\mu m$，核浆比为 1 ∶ 2 至 1 ∶ 4。胞核的染色质呈细颗粒状，有 1 ~ 2 个染色质中心，偶可见有核仁。一般情况下胞质呈嗜碱性染色。

绝经后妇女的雌激素水平逐渐下降，以至于细胞表现为成熟的细胞很少，在化生细胞成熟阶段时不再成熟，形成所谓"靶心细胞"占据多数的现象（图 3-2）。

（3）中层细胞 典型的中层细胞呈舟形，但据其脱落的层次不同，其形态亦各异。根据储存的糖原量的多寡，可有多量的嗜碱性染色或半透明的胞质。核小，直径 $8 \sim 10\mu m$，淡染，可有细小空泡。核浆比低，可为 1 ∶ 6 左右。外底层细胞的胞质较浓厚，有助于鉴别。

妊娠期孕激素水平增高时，中层细胞质边缘深，浓染，并有皱褶，核仁罕见，形成所谓"舟状细胞"（图 3-3）。

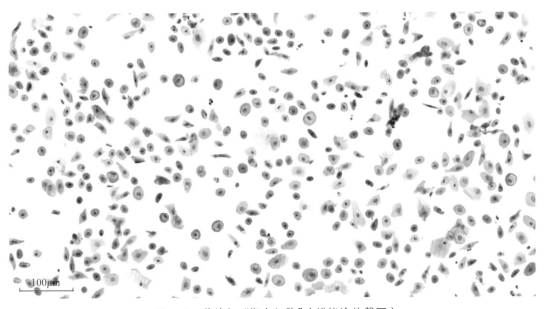

图 3-2 萎缩与"靶心细胞"（模拟涂片截图）
老年性患者受雌激素水平下降影响，上皮细胞在化生到外底层细胞后，不再成熟，并消耗糖原，形成所谓"靶心细胞"。液基制片，Pap×100

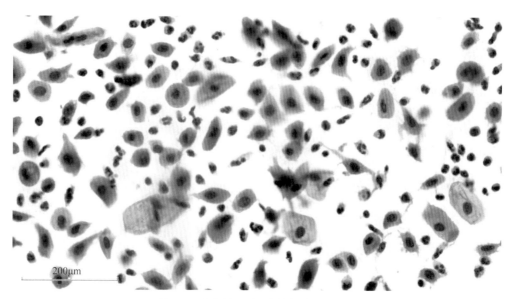

图 3-3 "舟状细胞"（模拟涂片截图）

妊娠期孕激素水平升高，雌激素水平下降，细胞化生到中层细胞时不再成熟，其外形类似舟状。液基制片，Pap×400

（4）表层细胞 表层细胞是育龄妇女子宫颈涂片中最常见的细胞，由上层最成熟的细胞脱落而来。典型的细胞呈多角形，在巴氏染色中胞质染红色的细胞为不全角化细胞，其核固缩，而染绿色的细胞为角化前细胞（图3-4）。

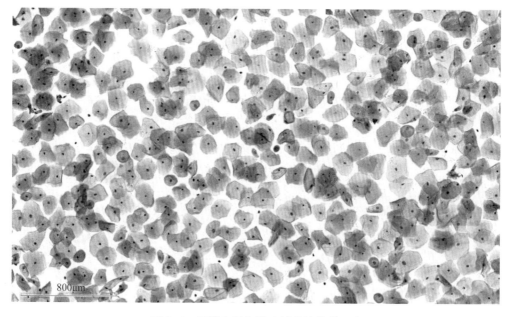

图 3-4 正常表层细胞（模拟涂片截图）

雌激素水平正常的育龄期妇女子宫颈涂片的所见以成熟的表层细胞为主，蓝绿色的细胞为角化前细胞，红染的细胞为不全角化细胞，其核更小。液基制片，Pap×200

雌激素的水平对表层细胞的影响十分明显，可据此来测定内分泌的水平，细胞成熟指数也是测定雌激素水平的指征。不同年龄的成熟指数不同，显示了雌激素水平也不相同，绝经后总体水平呈下降状态。鳞状细胞以单个散在为主要分布形式，可以成片状出现。表层或中层细胞可有不同的排列形式，例如漩涡状或珠状，为高度成熟的鳞状表层细胞。漩涡状排列者为角化珠可能反映了雌激素水平影响使细胞过度角化，这种鳞状细胞的漩涡状排列在非癌或癌情况下均可以出现（图 3-5），在角化型鳞状细胞癌出现时被称作"癌珠"。

二、腺 细 胞

（一）颈管腺细胞

腺细胞（柱状细胞）是颈管与子宫表面被覆的上皮细胞，受雌激素的影响，腺细胞可以有一定范围内的变化，但始终在良性范围内。通常情况下，颈管细胞显示片状平铺样（图 3-6 ~ 图 3-8），细胞密集的区域可通过微调显示黏液空泡（图 3-9）。柱状细胞的体积是鳞状细胞的表层细胞的数十分之一。细胞的大小较一致，呈蜂窝状整齐排列，细胞核间距相等，核密度均匀单层分布。成片细胞的边缘部可见细胞呈复层化排列，核呈整齐的串珠样，胞质部偏向一侧，形成带状排列（图 3-9A）。仔细观察细胞的境界清楚，细胞长轴与边缘垂直，如同草坪样。由于细胞形状是长形的，故又被称为高柱状细胞，与子宫内膜细胞相比，后者的体积要小，是较矮的柱状细胞。当成片细胞的边缘部表现为弯形时被称为"陷窝"或"凹陷"，陷窝的出现可确认其为腺细胞来源（图 3-8），这是不完整的"开口"。完整的"开口"应是圆形或椭圆形的开口（图 3-9B）。在有炎症时腺细胞的体积增大明显，但其核的变化仍在良性范围内。在雌激素影响水平高时，细胞表现肥大饱满、核仁清晰显示活跃（图 3-6，图 3-10），并可有双核或多核；而在雌激素影响水平低时，细胞萎缩变小，核固缩，胞质中的糖原失去而显透明。

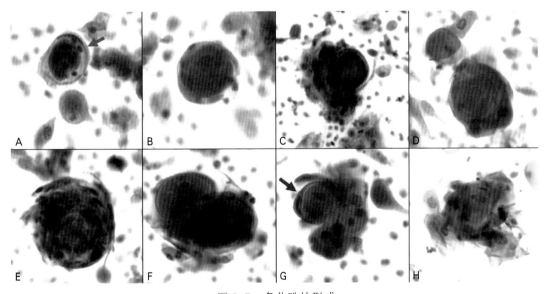

图 3-5　角化珠的形成

A. 之前由 2 个或三个化生型细胞包含形成漩涡雏形；A、B、C、D. 细胞增加至数个或十数个胞质开始出现红染角化细胞；E、F. 细胞数增加可以达数十个并胞质红染细胞增多；G. 胞质更加红染形成完全成熟的角化珠；H. 在细胞异常的角化珠中，细胞核增大具有明显非典型性，胞质薄而均质透明。液基制片，Pap×400

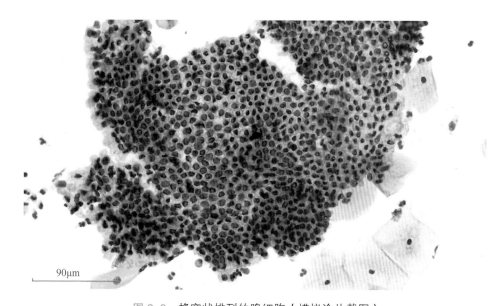

图 3-6　蜂窝状排列的腺细胞（模拟涂片截图）

正常子宫颈管柱状细胞蜂窝状排列，核间距基本相等，边缘部胞质向外伸出形成带状。液基制片，Pap×400

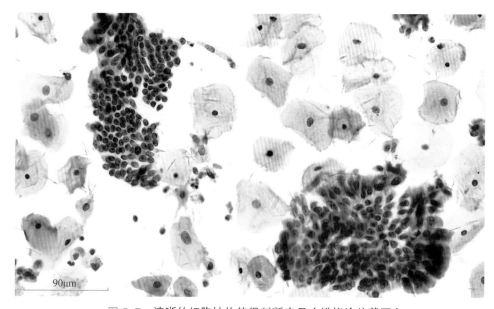

图 3-7　清晰的细胞结构使得判断容易（模拟涂片截图）

好的取材应当有鳞状细胞与一定数量的柱状细胞或化生型细胞，其外形特点展示清楚并具有层次感，核结构染色浓淡相宜，染色质颗粒均细。液基制片，Pap×400

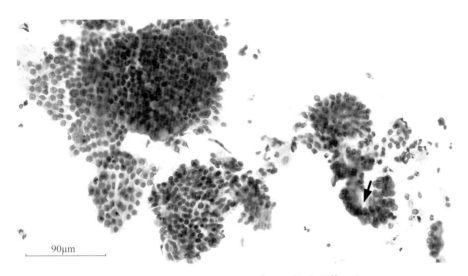

图 3-8　子宫颈管腺上皮细胞（模拟涂片截图）

以平铺的单层片状柱状细胞为主，边缘部形成带状或栅栏样并由胞质向半月形"凹陷"是判断腺细胞的有用指标，密集的细胞片中可见黏液空泡，显示黏液细胞的特点。液基制片，Pap×200

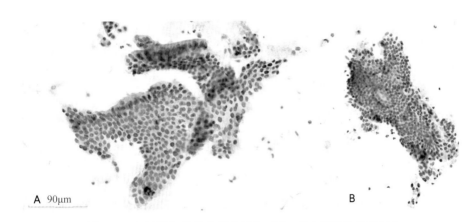

图 3-9　颈管腺细胞蜂窝状排列与"开口"（模拟涂片截图）

正常的颈管柱状细胞呈蜂窝状平铺单层排列，核间距相等，核大小相差不大。成片的细胞外周栅栏样带状排列（A），其内可有开口（B）。液基制片，A.Pap×200、B.Pap×100

（二）子宫内膜腺细胞

子宫内膜细胞除体积小与颈管细胞外，其外形是圆形或卵圆形的，嗜碱性胞质，大小相似于淋巴细胞。细胞常呈退变相，此时细胞体积变大，核也增大，胞质内有细小空泡。细胞境界不清，核形与细胞外形一致——圆形或卵圆形，且核偏位。新鲜或单个细胞的染色质在液基片中更易观察到细颗粒状和均匀分布的染色质，小的染色质集结点可见。核仁较少见，很少见双核和多核。细胞的纤毛可见，但大多数情况下细胞无纤毛。在月经期前半期涂片中可见一种呈球形或饼状的细胞团，其外周边缘部细胞整齐垂直于边缘的栅栏样外观，中间为充满细胞球团，与外周间隔一圈透光形成子宫内膜细胞的"双轮廓结构"团（图 3-11）。

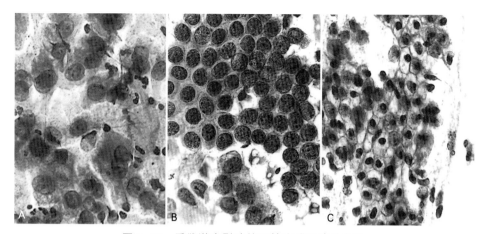

图 3-10　受雌激素影响的颈管内膜细胞的变化

在雌激素影响下颈管细胞表现为肥大饱满、核染色质细颗粒状、核仁与核膜明显（A、B）；雌激素低下的情况下颈管内膜细胞核固缩胞质内的糖原逐渐消耗，从而使胞质透明，形成透明细胞（C）。直接涂片，Pap×400

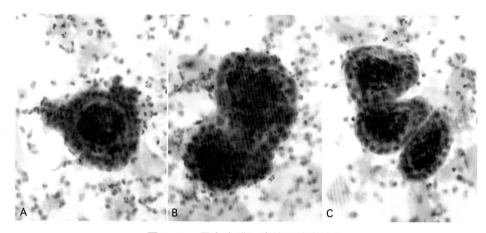

图 3-11　子宫内膜细胞的双轮廓结构

月经周期前半期涂片中见球形或饼状细胞团，其外周边缘细胞形成花边样外观与内部致密的细胞团形成"双轮廓结构"，此为典型的子宫内膜细胞。液基制片，Pap×400

　　子宫内膜细胞在不正常（如绝经后妇女的不规则出血等）情况下脱落，此时要注意脱落的时间不在月经前半周期或是在绝经后，特别是年龄在 40 岁以上的妇女，因为这个年龄段以上的妇女患子宫内膜癌的危险性大大增加。

（三）子宫内膜间质细胞及其表面细胞

　　子宫除内膜细胞外，还可见一种子宫内膜间质细胞，分为表层和深层。深层细胞呈梭形或星形（图 3-12A），体积小于表层细胞。子宫内膜表层细胞很难与小的组织细胞相区别。细胞体积小，呈松散的聚集，胞质量的幅度较阔，有细小的空泡（图 3-12B）。

　　子宫内膜间质细胞和子宫内膜间质表面细胞。

- 子宫内膜间质深层细胞较少出现在子宫颈涂片中。

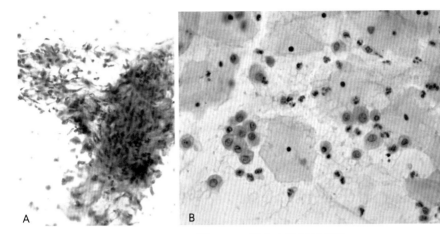

图 3-12 子宫内膜间质细胞

子宫内膜间质细胞在正常情况下不会见于涂片中，深层梭形的间质细胞在刮宫标本中可见（A.液基制片）；在直接涂片中，可以见到其成熟型的形态为一种小圆形、核位多贴边、颗粒状深染胞质的细胞，被称为子宫内膜间质表层细胞（B.直接涂片）。A.Pap×200、B.Pap×400

- 深层细胞的形态学特点为梭形细胞和黏液混合。
- 子宫内膜间质表层细胞为间质细胞的成熟型，呈小圆形，大小和形态与鳞状细胞的基底细胞相仿。
- 深层细胞胞质可以为深染如化生型，但质感颗粒状在固定和染色均好的涂片中更为清晰。
- 核有时会增大，不能将其解释为高级别的幼稚型鳞状细胞。

三、细胞核的染色质变化

（一）染色质与正常细胞的染色质（图 3-13A）

核染色质是核内物质在光镜水平下所见的嗜碱性物质，它是分布在核内的细小颗粒，很容易与嗜碱性染料苏木精结合，染成明显的深紫色，称为"染色质"。正常细胞的染色质颗粒细小均匀分布于核网上，个别颗粒较大，称为"染色质结"或"质点"。当细胞生长活跃时，细小的颗粒随即聚合成为粗大杆状或钩状的"染色体"。

（二）恶性肿瘤与其癌前病变细胞的染色质变化（图 3-13B ~ J）

在发生肿瘤时细胞发生的一系列变化中以核的变化尤为重要，其不但包括核体积增大，还可以发生核深染、染色质数量增多、核畸形及核浆比值增大等异常表现。虽然细胞学者对肿瘤细胞核染色质变化的重要性具有很深的了解，但其应用也仅仅限于良、恶性质的判断。从染色质的类型着手分析肿瘤类型的判断取得进展，并获得一些提示，这方面最为成功的莫过于对浆细胞核染色质的研究，车辐状染色质已成为判读浆细胞的经典依据。图 3-13 列举了正常和部分肿瘤的染色质类型，虽然现在还不能完全确定其对肿瘤细胞类型的判读意义，但作为鉴别各种肿瘤的细微区别其应用前景可能会发挥作用，需要进一步加大观察和研究。

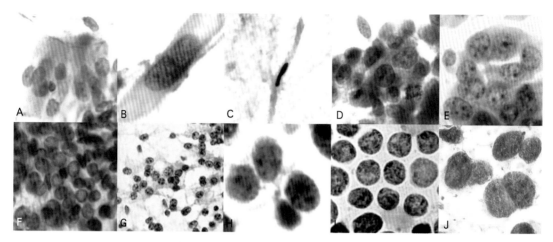

图 3-13　部分细胞病变的染色质类型

A．均质型，正常或增生的柱状细胞；B．低密度不均匀型，角化型鳞癌细胞；C．高密度不透光型，角化型鳞癌细胞；D．高密度不均匀型：非角化型鳞癌；E．低密度透光型：腺癌细胞；F．核膜型：乳头状癌的空泡状核；G．椒盐状：类癌细胞；H．椒盐状：小细胞癌；I．点彩型：T淋巴母细胞型淋巴瘤细胞；J．高密度点彩型：低分化肿瘤或肉瘤细胞。液基制片，Pap×400

第二节　子宫颈上皮细胞的异常形态

子宫颈上皮在受到人乳头状瘤病毒感染（Human papilloma virus，HPV）后，细胞发生一系列的变化，最重要的变化是上皮细胞的非典型或异常形态学改变。子宫颈鳞状细胞的发生细胞即储备细胞增生、化生、趋成熟过程为低级别上皮内病变的变化。在细胞学上在未成熟阶段的储备细胞增生和未成熟化生阶段尚不能确认其形态学的异型性，可能因为在此阶段的对这些细胞的异型性特点缺乏研究和不能取材所致。但这些细胞继续成熟为中层或表层细胞时这些细胞的异型性特点则显露出明显的异型性特点。高危 HPV 感染的未成熟细胞则表现为以幼稚为特征的异型细胞，显示了从不同程度的上皮内瘤变（Cervical intraepithelial neoplasia，CIN）改变直到取代成熟型细胞而成为原位癌，并不是所有CIN 均可以成为原位癌。问题在于这些细胞均发生了异常形态学表现，这就给了细胞学能够诊断这些癌前病变一个形态学依据。

一、鳞状细胞非典型变化的形态

TBS 诊断系统中用"鳞状上皮内病变（Squamous intraepithelial lesion）"取代了以前的分类术语如"原位癌（Carcinoma in situ）""上皮内瘤变"及细胞学术语"重度增生"或"重度核异质"，这样使其表达的意义更准确、更直观和更符合实际情况。文献资料统计表明，大多数 CIN Ⅰ 或轻度非典型增生和50% 的 CIN Ⅱ、中度非典型增生都不会继续向恶性发展，甚至 CIN Ⅲ 和重度非典型增生、原位癌也不全都发展为浸润癌，虽然说 HSIL 很大程度上要比低级别病变严重，但针对单个患者的病情进展是不好预测的，因此使用"病变"，一词要比"瘤变"更能表达患者个体生物学上的潜在差异因素。之所以将上皮内病变分为两级，是因为 HSIL 与 LSIL 之间细胞学形态确有不同；LSIL 与 HSIL 的处理也有所不同，初次普查诊断为低级别鳞状上皮内病变者应随访，3～6 个月后复查或者做阴道镜活检，而高级别鳞状上皮内病变者应立即复查并且做阴道镜活检。处理的宗旨是谨慎的，尽可能诊断之，防止浸润癌的出现，同时防止过多的诊断恶性。

　　HSIL 的细胞学特点是细胞常散在，小簇或成堆聚集分布，小簇或合体样细胞簇具有流水样方向性（图 3-14）。细胞核畸形，其绝大多数鳞状细胞具有"未成熟"胞浆，如花边状和淡染或致密化生型胞质，偶尔胞质呈成熟型或角化型，核增大的范围同于低级别病变，也可高于低级别病变（图 3-15，图 3-16），但胞质更少，从而导致核浆比显著增加，在核浆比很大的细胞中，核增大实际上可能比低级别病变要小。总体上讲 HSIL 的细胞以中、底层细胞为主，故细胞大小比 LSIL 要小，染色质增粗，深染明显，可呈较粗颗粒状或块状，一般分布较均匀，可有分布不均。核仁不明显，细胞核轮廓有不规则现象，若有核染色质向核膜集中，则更显示恶性。

　　如何区别 LSIL 与 HSIL 是另一难点，尽管偶尔有极少的中间型病变，它们中绝大多数能被区分诊断，LSIL 中核增大至少 3 倍于正常中层细胞核，核呈深染但染色质分布均匀或因 HPV 感染细胞核变性或结构不清。HSIL 中异常细胞数量增加，核浆比更大，核更深染，染色质结块。从胞质特征上再进一步区别，LSIL 典型细胞是"成熟型"，中层或者表层型胞质，细胞边界为多边形，轮廓清晰。HSIL 细胞的胞质是"未成熟型"，淡染或致密的化生型胞质，细胞为类圆形，总体上 HSIL 细胞体积要比 LSIL 要小。

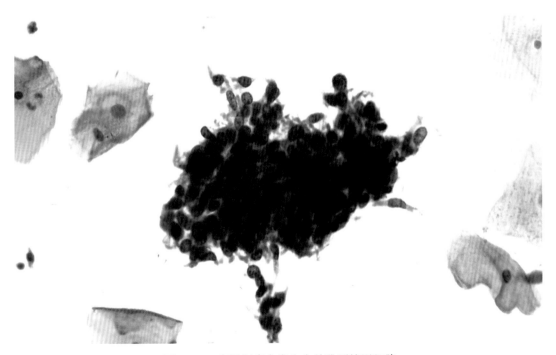

图 3-14　高级别病变发生在幼稚型梭形细胞

　　簇状分布的梭形细胞碎片示强烈的嗜碱性，能够分辨出两端的尖尾尚能见到稀少的胞质，核表现为一致的椭圆形，核间距几乎不存在，细胞重叠，排列紊乱，缺乏极性或方向性，无流水样排列的细胞，代表具有向梭形鳞状细胞癌分化前的幼稚型高级别病变细胞。液基制片，Pap×400

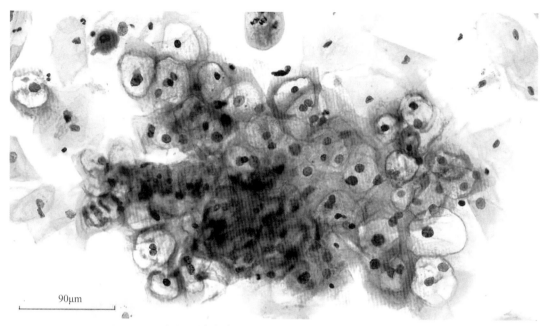

90μm

图 3-15　低级别病变发生在成熟型上皮细胞（模拟涂片截图）

　　非典型挖空细胞呈片状分布在涂片中，具有典型的双嗜性胞质和挖空特点，核的增大可与正常表层角化前细胞核相比较。液基制片，Pap×400

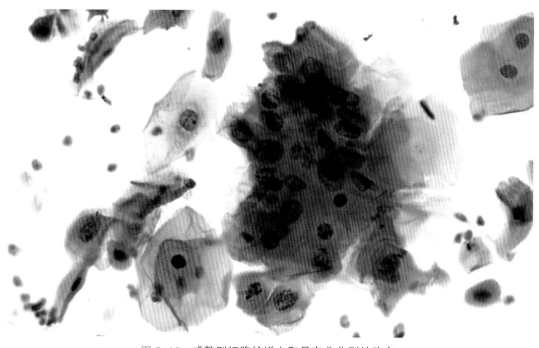

图 3-16　成熟型细胞核增大和具有非典型性改变

　　成熟型细胞胞质嗜酸性或双嗜性，核呈增大及染色质异常，核膜不规则，显示非典型性。液基制片，Pap×400

高级别病变中重度非典型增生或者原位癌，可见细胞核增大，核深染，染色质分布较不规则；胞质更少，多呈"未成熟型"；细胞体积小等，可为梭形细胞的簇状排列（图3-14），强烈嗜碱性特点与浸润癌的细胞学特征接近，但细胞之间的黏附性好，以细胞碎片为主，而侵袭性癌的梭形癌细胞则要松散或单个游离的细胞占多数。要仔细观察其细胞学形态特征，谨慎诊断，既不可将 HSIL 诊断成浸润癌，也不要将浸润癌诊断为 HSIL，应建议患者再次涂片送检并做阴道镜活检，得到病理组织学证实后，采取相应的治疗措施，若为重度非典型增生或原位癌，应考虑做子宫颈锥形切除；若为浸润癌，则根据临床分期考虑行子宫全切术等相应治疗。

TBS 诊断系统中两种癌前病变（即 HSIL 和 LSIL）的提出，使子宫颈／阴道细胞学诊断上皮细胞异常的分类更加简单明确，并且提示个体之间存在一定的生物学潜在差异。在学习和研究过程中，应仔细斟酌，最终准确地把握其诊断标准。

单个出现的 HSIL 细胞（图 3-14，图 3-17）核与胞质的境界清楚，高核质比，核深染和核膜不规整。如这种细胞的数量很少时很容易被忽视，漏诊后造成患者得不到及时的诊断和治疗，而引起医疗纠纷。因此，有学者称此细胞为"诉讼细胞"（"Litigation cell"）。

二、子宫颈腺细胞的非典型变化的形态

子宫颈腺癌可伴有癌前病变，这些情况或为不同点位上的不同病变，或为一个点位上的延续性改变。近年加大了对子宫颈原位腺癌和腺上皮非典型增生的研究力度，其中目前观察最多的是原位腺癌(AIS)。Gloor 和 Hurliman,1986 年建议采用腺上皮内病变(CIGN)、

90μm

图 3-17　高级别鳞状上皮内病变标本内的"诉讼细胞"（模拟涂片截图）

单个出现的 HSIL 细胞核与胞质的境界清楚，细胞呈小圆形，高核质比，核深染和核膜不规整。如这种细胞的数量很少时很容易被忽视。这种细胞在发生诉讼纠纷时，复查原涂片可以发现这种细胞，即可认为是漏诊。液基制片，Pap×400

"早期腺癌"或"微小腺癌"。

（一）腺细胞非典型增生的细胞学

其既显示腺细胞在排列上的特点同时又显示腺细胞异型性特点。细胞呈片状、排刷状或花团状结构。陷窝的出现可确认其为柱状上皮来源。成片细胞边缘可见细胞呈假复层排列，细胞长轴与边缘垂直，并有部分细胞体积增大和密度增加的变化，核增大拉长。有些细胞因失去胞质，其核构成成片细胞的不规则轮廓，有如鸟翅边缘的羽毛。最小的细胞碎片与组织切片结构的片段相仿，带状平行排列，核复层化与核位于尖边（基底部）。腺性非典型性表现为排列紧密的核状细胞呈片状，带状或花团状，与原位腺癌相仿，但异型性并不是普遍的和明显的（图3-18）。在栅栏状排列的区域里，细胞拥挤聚集和假复层现象不如原位腺癌那么明显。而原位腺癌则是更典型和更严重改变。

一个有趣的现象是在鳞状细胞的低级别病变的涂片中发现腺细胞的核也出现肥大饱满并在核内出现类似甲状腺乳头状癌细胞的核改变即核沟、空泡状核与核内假包含体（图3-19，图3-20）。至于与腺细胞非典型病变有无关系及这种改变是否与病毒感染相关等，目前尚不能确定其改变的意义。

（二）原位腺癌的细胞学

片状、排刷状（图3-21）或花团状结构，成片的肿瘤细胞由于核重叠拥挤，不能显示正常上皮的典型蜂窝状特点。陷窝的出现可确认其为柱状上皮来源。成片细胞边缘可见细胞呈假复层排列，细胞长轴与边缘垂直。有些细胞因失去胞质，其核构成成片细胞的不规则轮廓，有如鸟翅边缘的羽毛。最小的细胞碎片与组织切片结构的片段相仿，平行排列，核重叠如羽毛状；而花团状排列的细胞，相当于组织学所见的腺管切面，其核位于间边（基底部）。相对于正常或增生柱状细胞，原位腺癌细胞体积增大与核增大是

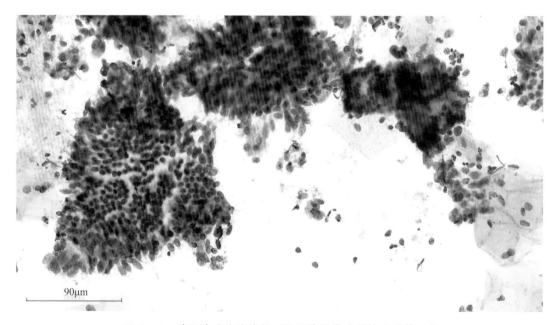

90μm

图3-18　腺细胞碎片边缘部显示细胞异常（模拟涂片截图）
细胞碎片中的细胞疏密不均，大小稍有不等，边缘部细胞核拉长，染色质稍有颗粒状不均。在涂片中腺细胞总量有明显的增加，出现重叠、拥挤、复层化及内膜样菊形团。液基制片，Pap×200

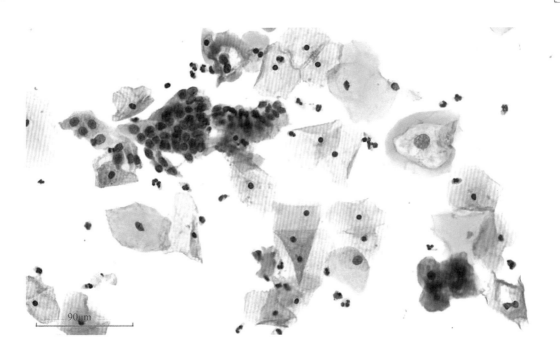

图 3-19 低级别鳞状上皮内病变（模拟涂片截图）

在 LSIL 中见数量较多的交界处的柱状细胞及化生细胞，要高度警惕排除腺细胞病变的可能性。液基制片，Pap×400

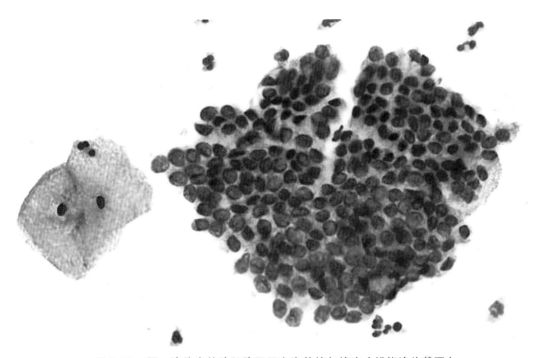

图 3-20 同一涂片中的腺细胞显示空泡状核与核沟（模拟涂片截图）

细胞碎片中见核增大、核沟及空泡状核，其平铺状排列"蜂窝状"稍有凌乱变化。液基制片，Pap×400

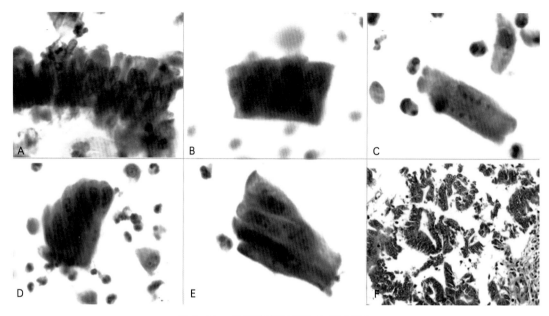

图 3-21　腺细胞病变细胞的描述语言

A. 带状；B. 琴键样；C. 雪茄烟样；D. 羽毛状；E. 排刷状等，其实为组织学所见的片段（F.HE×200），与组织碎片相仿。这些截图分别来自非典型腺细胞（A）和原位腺癌病例。液基制片，Pap×400

重要特点，观察中往往被忽略，在重视排列特点的同时也要重视包含细胞体积增大与核异型性等异常变化，此时的腺细胞直径大于 8pm，核膜规则或略有畸形，核拥挤聚集时核被拉长，呈雪茄烟状（图 3-22）。深染，有明显的小核仁。核型不规则，核分裂。可见有少许气球样裸核细胞。

　　原位腺癌在细胞学上也分三型：颈管型的片状细胞呈假复层状排列并呈拥挤样，细胞核呈卵圆形，具有中等的颗粒状染色质，有小核仁或核仁增大；子宫内膜样型的细胞可呈片状或放射状菊形团状，细胞明显假复层化拥挤排列，细胞小，胞质少，可见类似于三维细胞团；肠型的成片细胞内含有胞质内空泡，与肠黏膜的杯状细胞相仿。有学者在浸润性腺癌病例中观察到肿瘤含有类似于小肠肿瘤的杯状细胞和潘氏细胞。

　　原位腺癌少见的一个原因是在初次诊断中往往被低估，被诊断为阴性，这是缺乏对原位腺癌的判读经验所致。另一情况是一定数量的被诊断为原位腺癌的病例实际为腺癌，其原因也是缺乏经验或保守性诊断以求稳妥。两者在临床处理原则上具有相同之处，不会对患者造成过度治疗或不足治疗，这一点不同于鳞状细胞的高级别病变和癌，在强调侵袭性癌的处理原则高于癌前病变时，而重视原位腺癌的细胞学诊断结论。在临床处理原则上原位腺癌与侵袭性腺癌（非晚期癌）有相同的步骤，即先行颈管切除，根据组织学结果再行选择性子宫切除。有报道称细胞学检查原位腺癌的敏感性较组织学为高（主要是取材面积的广泛性较活检大）。原位腺癌的细胞学诊断标准是根据澳大利亚人 Ayer 等研究的最大的一组病例制订的（一组 180 万人历时 12 年观察的病例）。

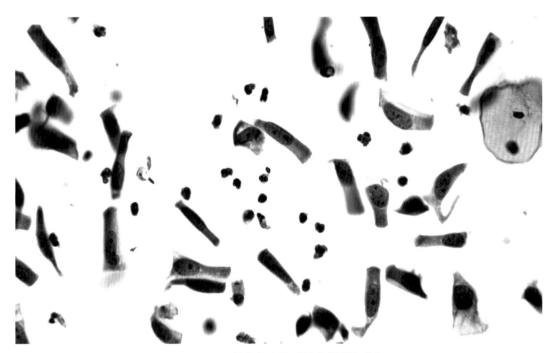

图 3-22　单个散在的"雪茄烟样细胞"

核拉长、核染色质增粗、核仁增大和核膜增厚的单个散在细胞，其外形类似雪茄烟样。液基制片，Pap×400

三、子宫颈癌的细胞学变化

（一）鳞状细胞癌（Squamous cell carcinoma，SCC）

【定义】　向鳞状细胞分化的恶性侵袭性肿瘤细胞。

癌细胞的一般形态具有共同特性：

1. 核的特点

- 肿瘤细胞的核增大与大小不一。
- 肿瘤细胞的核深染和深浅不一。
- 核染色质呈粗颗粒状。
- 癌细胞的核膜不规整——核畸形。
- 核浆比例失常。
- 部分细胞核仁可增大或肥大，注意不能根据大的核仁来诊断腺癌还是再生上皮，也不能区别腺癌和鳞状细胞癌。
- 可有非典型核分裂象。

2. 细胞外形或胞质的特征

- 多形性。多样形态，形状怪异（图 3-23，图 3-24）。
- 幼稚性。胞质嗜碱性、蓝染，小圆形细胞。
- 成熟性。胞质红染，趋成熟或双嗜性。
- 谱系性。细胞显示出从幼稚到成熟的谱系形态过程。

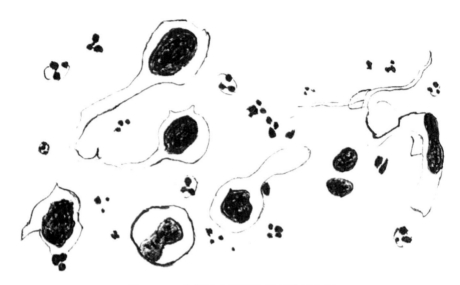

图 3-23　晚期子宫颈癌的癌细胞示意图

晚期子宫颈癌的癌细胞呈多形性改变，出现很多奇形怪状的癌细胞，背景为炎细胞、坏死及出血。根据真实视野（×400）绘制

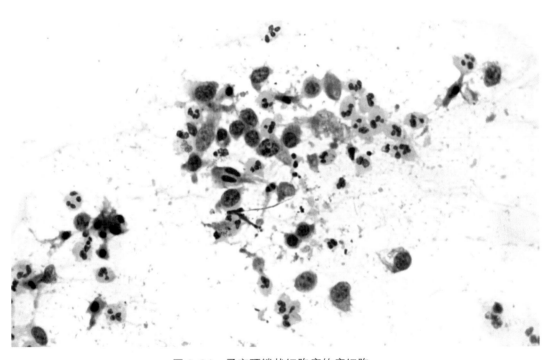

图 3-24　子宫颈鳞状细胞癌的癌细胞

癌细胞及核大小不一、核着色深浅不一、墨炭状核细胞及背景中见有坏死。直接涂片，Pap×400

3. 肿瘤性素质　（图 3-24）

- 坏死的有形物，多边形鳞状细胞癌的核消失所遗留的"伪影细胞"。
- 坏死的分解物。纤维素样颗粒状蛋白质物质。
- 常见出血和溶血。

（二）腺癌（Adenocarcinoma，AC）

【定义】　由腺细胞或其前身细胞来源的恶性腺上皮肿瘤。

腺癌细胞学特征包括核的特点、胞质的特点、细胞之间关系和肿瘤性素质等 4 个方面。

1. 核的特点

- 圆形或椭圆形。
- 核膜清晰并增厚。
- 核仁清晰并增大。
- 核膜规整或轻度不规整。
- 核染色质粗颗粒状分布不均和胞质内透亮区。
- 核位可偏位、居中。
- 核大小较一致。
- 非典型核分裂象常见。

2. 胞质的特点

- 胞质一般稀少，也有丰富者。
- 胞质一般嗜碱性，透光，颗粒状胞质。

3. 细胞之间的关系　（图 3-25，图 3-26）

- 呈三维立体团存在。

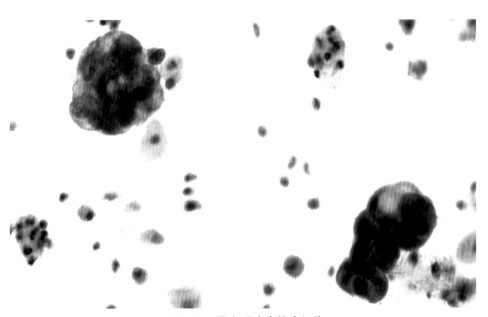

图 3-25　子宫颈腺癌的癌细胞

　　癌细胞呈三维立体团样结构，细胞团外周圆弧状，与外界清楚，核增大明显，核贴边，核仁增大，胞质内可有黏液空泡。液基制片，Pap×400

- 拥挤片状，核间距缩小密集。
- 连接紧密或松散分布。
- 细胞团呈梁状、乳头状、球形、饼状、腺样等外观，与组织学相同。
- 类型较多。

4.肿瘤性素质

- 坏死可见，但较鳞状细胞癌少见。
- 出血常见。

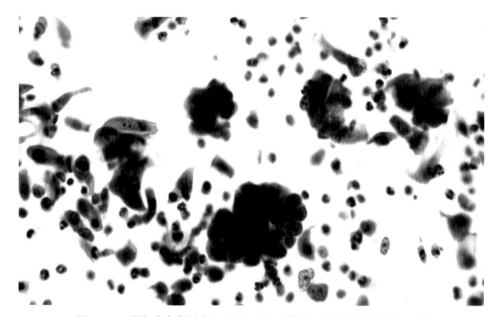

图 3-26　原位腺癌病例中如见到三维团肿瘤细胞要考虑腺癌的诊断

在有原位腺癌表现的病例涂片中，发现具有圆形细胞的三维团，在诊断上不能仅考虑原位腺癌的诊断而要综合判读，三维团的出现代表着可能为侵袭性癌，此时判读为疑侵袭性腺癌合适的。液基制片，Pap×400

（马博文）

第四章 # 病原微生物与反应性改变

第一节　上皮内病变及上皮细胞异常阴性——微生物

在 2001 版的 TBS 系统中用"微生物"一词取代了"感染"，是因为微生物的存在并不一定是临床感染的概念，可能反映菌落性生长或来源未能确定。虽然涂片检查的目的不是检测微生物，但是提供这一信息可能有临床意义。TBS 中所列微生物项目有滴虫、念珠菌、细菌及病毒，除了病毒外，均有菌体或寄生虫形态存在。单纯疱疹病毒虽列为微生物项目，但观察并作为依据的是所导致的上皮细胞改变具有特殊性，据 2014 定稿、2015 出版的 TBS-2014 的微生物项目，新增了巨细胞病毒（Cytomegalovirus，CMV），另一病毒 HPV 则列入上皮内病变中（见第五章）。

一、阴道滴虫

阴道滴虫（*Trichomonas vaginalis*）（图 4-1 ～图 4-5）。
- 梨形嗜碱性生物，虫体长 15 ～ 30μm。
- 核灰白色，淡染，空泡，偏位。
- 多见嗜伊红细胞胞质呈颗粒状。

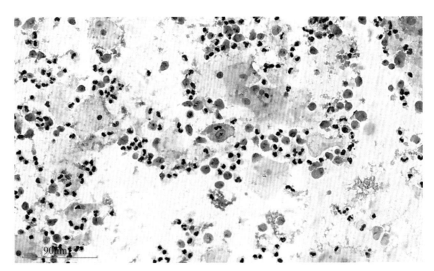

图 4-1　阴道滴虫模拟涂片截图
直接涂片中的滴虫虫体更多，形态更典型，伴有大量的中性粒细胞，显得背景很"脏"。直接涂片，Pap×200

- 传统涂片较少见到鞭毛。
- 嗜酸性鳞状细胞的核有核周空晕。
- 纤毛菌（*Leptothrix*）往往可伴有阴道滴虫。

【液基涂片】（图 4-2）

- 由于微生物变圆，显得更小。
- 风筝形者偶尔可见。
- 核和胞质的嗜酸性颗粒常显得更清楚。
- 鞭毛可以保存并被辨认。

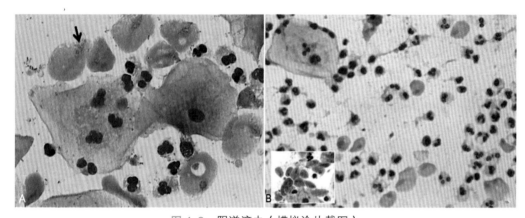

图 4-2　阴道滴虫（模拟涂片截图）

在表现为核周晕的成熟型鳞状细胞背景中见有染为淡绿色的梨状或水滴样虫体，其细胞质中有染为深绿色的梭形核是重要特点。直接涂片（A），液基制片（B），Pap×400

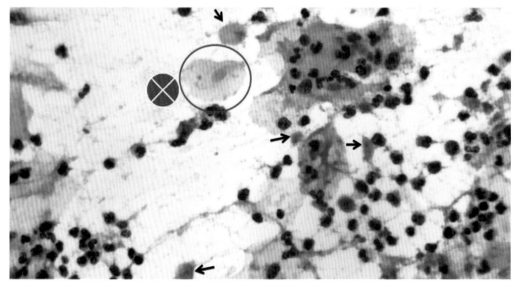

图 4-3　滴虫形态的确认

判读滴虫的基本要求是虫体形态，其中最重要的是水滴样或梨样外形（箭头）、核呈梭形或嗜碱性颗粒样沿长轴散布的崩解核物质，体积过大的"影细胞"（红色 × 旁的圈内鳞状细胞）不能判读为滴虫。直接涂片，Pap×400

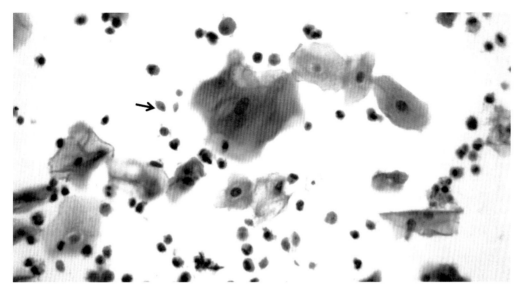

图 4-4　滴虫所致"假异型性改变"

双嗜性大的表层细胞核增大，容易当作"问题细胞"而判读为上皮内病变，但这样的细胞数量很少，根据诊断标准也不能将其确定为上皮内病变细胞，滴虫的存在（箭头），则判读为阴性。液基制片，Pap×400

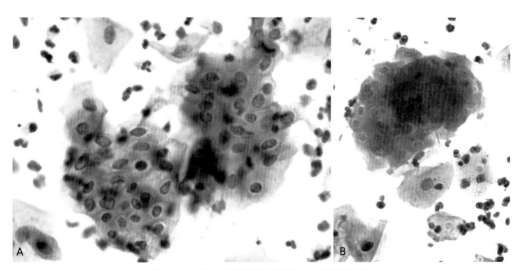

图 4-5　滴虫所致细胞破坏——"核周晕"

中层以上的成熟型鳞状细胞（A），较正常的表层细胞为小，沿核周有一圈空白，胞质呈双嗜性；中层"核周晕"细胞（B），核明显淡染呈"影细胞"样。液基制片，Pap×400

【阅片提示】　除个别鳞状细胞的体积大、核增大的"假异型性"细胞外，大多数鳞状细胞具有体积小、嗜酸性胞质、核周晕、胞质颗粒状、核消失及形成"影细胞"，出现这样的细胞改变时提示首先要查找滴虫的虫体。

二、形态符合放线菌属的细菌群

形态符合放线菌属的细菌群（Bacteria morphologically consistent with *Actinomyces* spp）（图 4-6 和图 4-7）。

- 细丝样病原体，有成锐角的分支，缠绕成团。在低倍镜下被形容为"棉花团样"。
- 细丝样病原体有时呈放射状排列，外观似不规则状的"羊毛球"。
- 粒细胞黏附在放线菌的小集落上，其周边可见粗丝样或棒状菌丝呈"槌状"。
- 多见急性炎症反应中分叶多核的中性粒细胞。

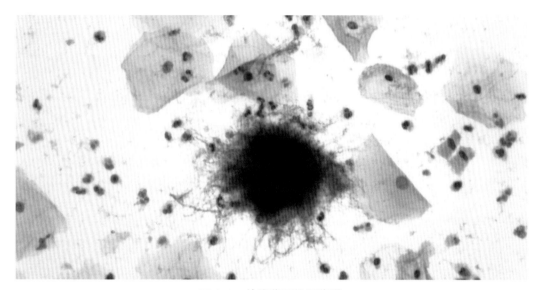

图 4-6　放线菌属的细菌群

放线菌的菌丝缠绕在一起形成棉花球样菌落，其外周分支状的细小菌丝呈放射状外观。液基制片，Pap×400

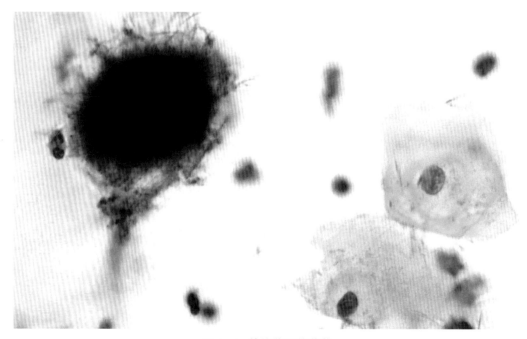

图 4-7　放线菌属的菌落

放线菌菌落犹如羊毛线团样外观，其中心强嗜碱性，鳞状表层细胞具有核周晕改变。液基制片，Pap×400

三、菌群失调，提示细菌性阴道病

菌群失调，提示细菌性阴道病（Shift in floa suggestive of bacterial vaginosis）（图 4-8 ～图 4-11）。

图 4-8　菌群失调，提示细菌性阴道病的巴氏涂片所见（模拟涂片截图）

小球杆菌将鳞状细胞覆盖，使细胞膜模糊不清，形成所谓的"线索细胞"。液基制片，Pap×400

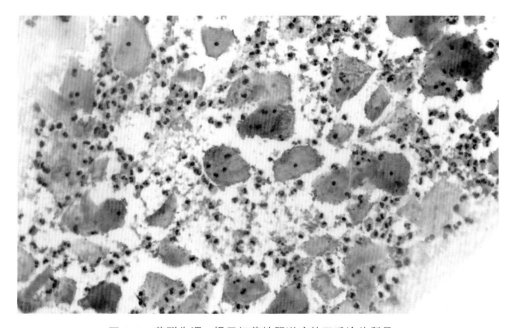

图 4-9　菌群失调，提示细菌性阴道病的巴氏涂片所见

多量线索细胞，其背景中可见细胞内外小球杆菌存在；背景中有多量炎细胞。直接涂片，Pap×200

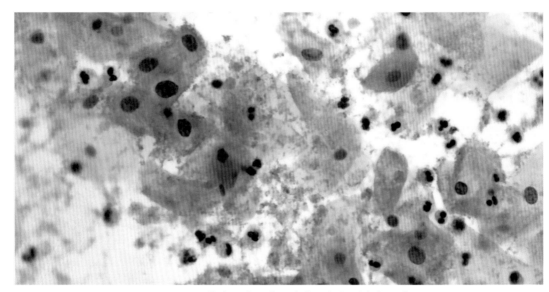

图 4-10　"线索细胞"背景中发现低级别病变细胞

　　多量的小球杆菌背景中发现异型核的成熟型化生细胞，这种现象不要轻易解读为"假异型性改变"，而应更细致地查找更多证据，因为它可能是 LSIL。液基制片，Pap×400

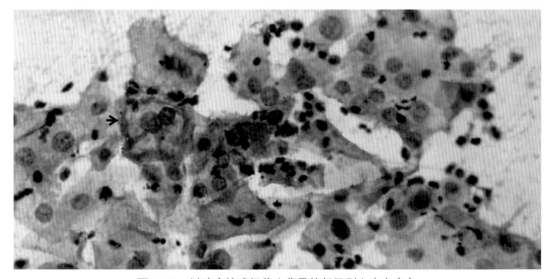

图 4-11　以致病性球杆菌为背景的低级别上皮内病变

　　双嗜性表层鳞状细胞的核增大与核深染、双核细胞及非典型"挖空细胞"构成了低级别病变判读的证据链，此种情况下判断 LSIL 是正确的思维。直接涂片，Pap×400

- 小球杆菌样的朦胧背景很明显。
- 单个鳞状细胞被一层细菌覆盖，使细胞膜模糊不清，形成所谓的"线索细胞"。
- 明显缺少乳酸杆菌。
- 诊断时要注意排除 LSIL。

【液基涂片】 表层鳞状细胞为球杆菌覆盖，背景是干净的。

【阅片提示】 细菌性阴道病可以合并低级别或高级别病变，注意不要将其判读为微生物感染所致的假异型性改变。

四、形态符合念珠菌类的真菌体

形态符合念珠菌类的真菌体（Fungal organism morphologically consistent with *Candida*）（图 4-12 ～图 4-17）。

- 芽孢（3 ～ 7μm），假菌丝在巴氏染色中呈伊红色至灰褐色。
- 假菌丝是由被拉长的芽孢形成，沿其长轴可见其收缩痕迹。
- 涂片中可见粒细胞核碎片和被菌丝"串起"（"烤肉串"样外观）的鳞状细胞。

【液基涂片】 上皮细胞的"串起"更常见到，呈"烤肉串"样外观，甚至假菌丝不明显时在低倍镜下也可以看到"烤肉串样外观"。

【阅片提示】 鳞状细胞被串起形成"烤肉串"样外观、假异型性细胞、成熟型鳞状细胞增多及胞质内多个空泡（细胞破坏）出现提示查找到真菌菌体（假菌丝与孢子）。

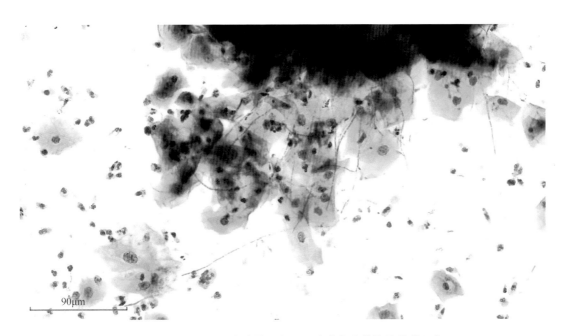

90μm

图 4-12　类似白念珠菌的子宫颈细胞改变（模拟涂片截图）

竹节状的假菌丝穿过鳞状表层细胞分布于涂片，上皮细胞的核增大。液基制片，Pap 染色

图 4-13　类似白念珠菌的子宫颈细胞改变（模拟涂片截图）

鳞状上皮被穿过形成"烤肉串"样外观，上皮细胞呈成熟角化。液基制片，Pap 染色

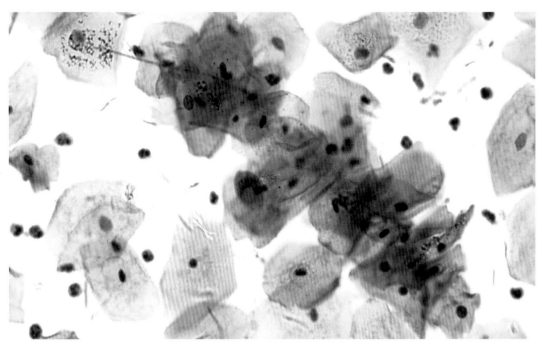

图 4-14　类似白念珠菌的子宫颈细胞改变——表层鳞状细胞呈"烤肉串"样外观

上皮细胞的"串起"常见，呈"烤肉串"样外观，甚至假菌丝不明显时在低倍镜下也可以看到"烤肉串"样外观，其一端见伸出的假菌丝。液基制片，Pap×400

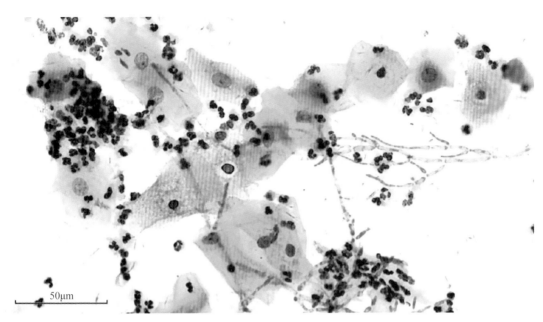

图 4-15 类似白念珠菌的子宫颈细胞改变

角化前细胞具有核周晕，白念珠菌竹节状假菌丝与芽孢在鳞状上皮细胞之间。液基制片，Pap×400

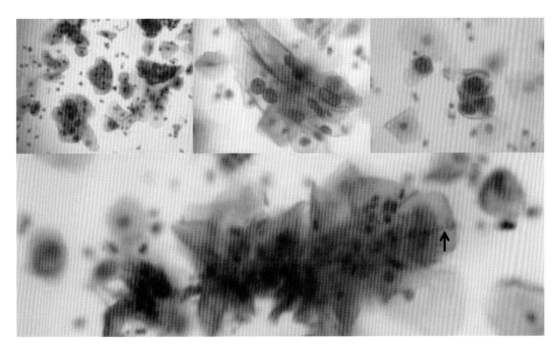

图 4-16 真菌所致细胞损害——"假异型性改变"

成熟型鳞状细胞的核增大、双核细胞及嗜酸性胞质，但其核的染色质均匀细致、核膜规整、"问题细胞"数量少及"烤肉串"样小体内的假菌丝，可以判读为阴性。液基制片，Pap×100（大图）、Pap×400（小图）

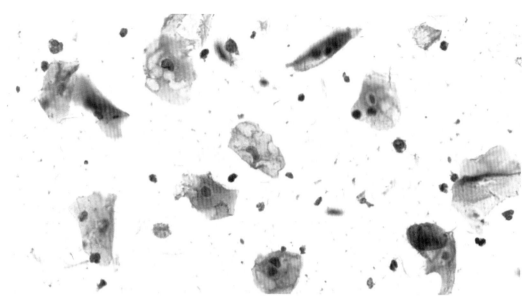

图 4-17　真菌所致的细胞破坏——鳞状细胞胞质内空泡变性

成熟型鳞状细胞胞质内出现多个空泡显示细胞胞质发生质变、核固缩变性及"核周晕"等，这是细胞破坏的后期表现。液基制片，Pap×400

五、单纯疱疹病毒有关的细胞改变

单纯疱疹病毒有关的细胞改变（Cellular changes associated with herpes simplex virus）（图 4-18 ～ 图 4-24）。

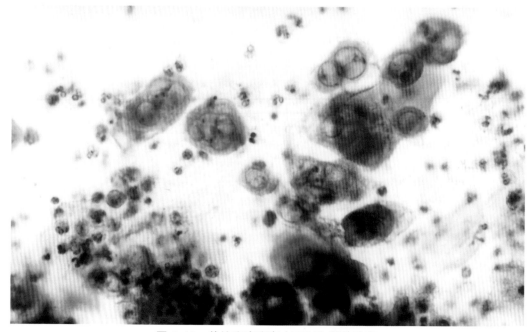

图 4-18　单纯疱疹病毒（HSV）所致改变

HSV 感染最终导致鳞状细胞的核"空壳化"和上皮细胞的成熟化，这是细胞受损的结局。液基制片，Pap×400

- 具有凝胶样的核呈"磨玻璃外观"因核膜边缘染色质增多而核膜增厚。
- 高密度嗜酸性核内包含物出现，与核边界间形成空晕或透明带。
- 巨大的镶嵌状多核上皮细胞伴有核内包含物是典型特征，但并非所有情况下都出现，发现单核细胞且核内有包含物。

诊断病毒感染的细胞学所见，常以靶细胞形态学改变为依据，是诊断病毒等微生物的常用观察点，HPV 感染导致成熟型鳞状细胞胞质被"挖空"形成挖空细胞；巨细胞病毒感染化生性未成熟鳞状细胞使细胞异常增大并出现"枭眼细胞"；腺病毒作用于腺细胞使腺细胞体积增大、核增多并在腺细胞核内形成包涵体等。而 HSV 感染的靶标是储备细胞并开始鳞状化生、趋成熟性，直至受损细胞成熟，最终死亡。这里面均会出现细胞增大、核增大、核增多、胞质改变、核染色质向核膜集中、形成空泡状核、核内包涵体或胞质改变及核空壳化等，在观察中要仔细辨识与分析这些对诊断有意义的变化。

经细胞学检查确诊或怀疑的临床上明显的子宫颈感染有单纯疱疹病毒、巨细胞病毒、沙眼衣原体及较少见的腺病毒。这些微生物由于体积微小在光学显微镜下是观察不到其病原体形态的，但所幸的是它们均在幼稚细胞的核内复制自己，这就可能留下蛛丝马迹——病毒包涵体，有些在核内，有些可以在核外，即胞质内。总之，感染的过程就是细胞破坏的过程，总会留下蛛丝马迹。细胞学所观察到的就是这些包涵体，故 HSV 的包涵体非常典型和容易被检出。任何溃疡均应怀疑并应排除 HSV 感染，尤其是当伴有上皮细胞坏死和急性炎性渗出物时，具有诊断意义的细胞含有一个或多个细胞核，核中有散在包涵体或模糊的（磨玻璃状）染色质（图 4-19，图 4-20）。

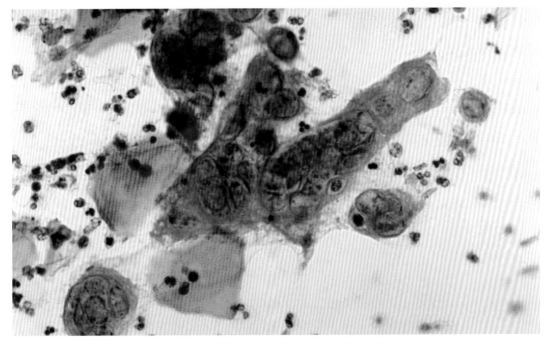

图 4-19 单纯疱疹病毒（HSV）所致改变

多核细胞增加、核空泡改变及核内包涵体形成是 HSV 感染导致的基本细胞损害。液基制片，Pap×400

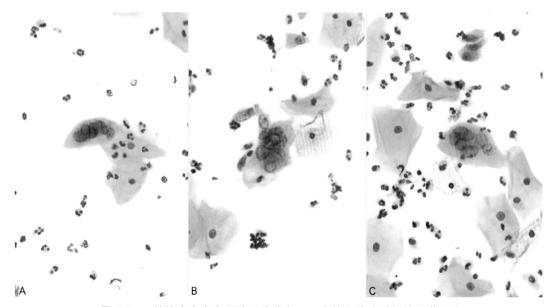

图 4-20　单纯疱疹病毒所致细胞改变——多核细胞（模拟涂片截图）
多核细胞显著增多。从几个核到十几个核。胞质为化生型，空泡状核呈镶嵌样。Pap 染色

　　从受损细胞的谱系图和核破坏的演变过程看，HSV 与其他微生物所造成的细胞破坏一样，具有趋成熟性，在这个过程中细胞具有一定程度的变化，造成类似于低级别病变的改变。如果不去鉴别它们，被这种"假异型性细胞"迷惑，就会误以为低级别或高级别上皮内病变。

　　与 HPV 一样，HSV 也选择储备细胞这样活跃的细胞作为靶细胞，当病毒侵犯至储备细胞后，若 DNA 片段整合入宿主细胞核 DNA 内，在快速繁殖的储备细胞中发生复制性感染。同时也促使储备细胞向成熟细胞加快生长，这就形成了一边储备细胞快速增生，一边出现已经成熟的受损细胞的现象，构成了 HSV 感染细胞的谱系过程。这个过程是如下的谱系：幼稚感染细胞—中间感染细胞—成熟感染细胞（图 4-21 ～图 4-23）。

　　病毒所造成的破坏一开始是在核内形成，故核的改变是观察的重点。核的改变遵循如下过程：病毒颗粒向核中心集中—核染色质向核膜集中—核内包涵体形成（图 4-21）。

　　在幼稚的受感染细胞核内病毒集中形成包涵体后，大多病毒开始向未感染的细胞转移，而感染的细胞趋向成熟，也就是经历上面所列的过程。成熟的受感染细胞具有类似与 HPV 感染的成熟细胞的形态改变，但在程度上、本质上和形态上具有不一致性，只要了解了受感染细胞的谱系形态过程，就不会被假象欺骗，误诊的出现率就会大幅度下降。

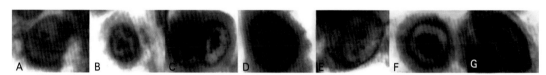

图 4-21　单纯疱疹病毒所致细胞改变——核变化
细胞发生在未成熟型化生细胞：A. 核染色质强嗜碱性并向核膜集中；B. 使核膜变厚；C. 多核化出现；D. 核中心空泡化形成薄雾状核或朦胧状核；E. 嗜酸性病毒集合体集于核中心；F、G. 核内嗜酸性包涵体形成，与核膜之间形成"核内晕"。直接涂片，Pap 染色

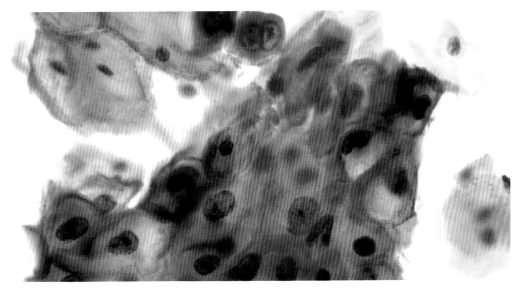

图 4-22　单纯疱疹病毒所致改变标本中成熟型细胞的"假异型"变化

受病毒感染的鳞状细胞从未成熟到成熟的变化包括成熟型细胞的类似异型性改变：过度角化、核增大、核仁大、核膜破裂不相续、核固缩及凋亡等。直接涂片，Pap×400（病例由加拿大多伦多总医院病理科高级病理诊断技师曹跃华提供）

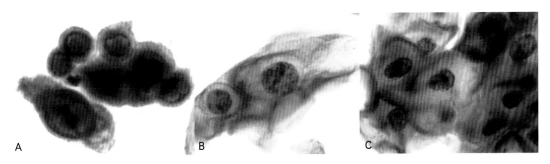

图 4-23　由储备细胞感染的细胞逐渐成熟化的过程

A.HSV 感染储备细胞并开始鳞状化生；B.中层细胞或角化前细胞核增大与宽幅"核周晕"形成；C.表层细胞过度角化、胞质内糖原耗尽使细胞"空壳化"，形成"假挖空细胞"，并核膜或核开始崩解，细胞死亡。这是被感染细胞受损死亡的全过程。直接涂片，Pap×400（病例由加拿大多伦多总医院病理科高级病理诊断技师曹跃华提供，经笔者截图组合）

【阅片提示】　鳞状细胞出现过度角化、假异型性鳞状中层或表层细胞、多核鳞状化生性细胞、空泡状核细胞及核内包涵体，提示更多的单纯疱疹病毒所致改变。

2015 年出版的 TBS-2014 新增项目：巨细胞病毒（Cytomegalovirus，CMV）。

TBS-2014 在生物性病原体项下增加了"巨细胞病毒"子项目。这是继单纯疱疹病毒后又一个病毒种类被列入 TBS（见下文）及原有的在鳞状上皮内病变的人乳头状瘤病毒，共有 3 个病毒种类。其诊断语言为：符合巨细胞病毒的细胞学改变。

巨细胞病毒又称为涎病毒，属于疱疹病毒亚科，是人类疱疹病毒组中最大的一种病毒。由线状双股 DNA 所组成。其形最大由 162 个壳粒（Capsomer），正二十面体构成。有典型的疱疹病毒结构。形态与单纯疱疹病毒及水痘 - 带状疱疹病毒非常相似，不易区别。CMV

在人群中的感染广泛存在。在免疫力正常的个体，初次感染后，常无临床表现或症状轻微，易呈现为潜伏性感染，而在免疫损害上 HCMV 是一个重要的病原体，原发感染或潜伏性感染的复发，均可引起活动性感染。CMV 只能在人成纤维细胞的组织培养中增殖，而不能在其他动物细胞中生长，增殖非常缓慢。初次分离需 1 个多月才能出现特殊的细胞；细胞变圆，膨胀，细胞及核巨大化，核周围出现一轮"晕"的大型嗜酸性包涵体。在活体中的靶细胞主要是上皮细胞。初次感染后，CMV 将在宿主细胞中无限期存在成潜伏状态。可能累及多种组织器官，尸检提示肺、肝、胰、唾液腺、中枢神经系统及肠也可能是病毒潜伏场所。先天性感染的严重程度，与缺乏产生沉淀抗体的能力和 T 细胞对 CMV 的应答有关。TBS 中出现 CMV 说明已经在子宫颈涂片中发现该病毒所致改变的特异性存在。

CMV 感染的细胞改变特征是出现有典型胞质及核内包涵体的巨大上皮细胞，故名巨细胞病毒。在人体组织中可形成巨大的细胞。常见胞质和核内大包涵体的这种巨细胞被称为枭眼细胞：单核或多核的上皮细胞，体积显著增大，无胞核镶嵌现象，但有较大的呈双嗜性的核内包涵体，有一浅色核周晕，同时核膜增厚，其外形类似枭眼而得名。当包涵体内的嗜酸性物质消失后可形成空泡状核。除了单核的巨型上皮细胞外，还可见多核的巨细胞，其核仁明显并可多个。

CMV 在子宫颈感染的靶细胞依然是储备细胞，依赖储备细胞的 DNA 复制来复制病毒。感染后的细胞向鳞状细胞分化或化生，也就是说 CMV 的靶细胞具有鳞状细胞分化的潜能（本能）。虽然发生的部位是子宫颈管，但攻击后的目标细胞变化却是鳞状细胞，因此，CMV 所致的细胞改变仍然是鳞状细胞的改变（图 4-24）。

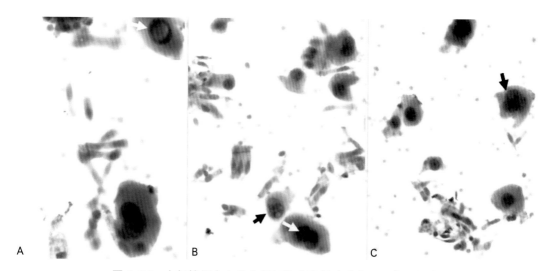

图 4-24 支气管标本中的人巨细胞病毒所致改变——枭眼细胞

子宫颈上皮与肺支气管上皮的细胞较相似，储备细胞与基底细胞均是柱状细胞的来源细胞，以此举例说明笔者实验室内尚未发现有 CMV 感染的子宫颈细胞标本。被感染细胞向鳞状化生细胞发展并在增大形成核内包涵体称作"枭眼细胞"（A、B. 白色箭头），核内空泡中心集聚一些嗜酸性物质（B、C. 病毒颗粒集合，黑色箭头）而外周空晕的包涵体，这是敏感度高的诊断依据。A. Pap×400；B、C. Pap×200

六、其　　他

除 TBS 诊断语言中已经列入诊断项目的微生物外，有一些微生物在病理改变上有一定特殊形态改变，如衣原体、支原体、纤毛菌及其他细菌、真菌和寄生虫等，均未被列入，其原因是形态改变不具备特异性，病原体难以确认。但细胞学者从未间断对这些微生物的观察研究，文献报道中的个案正在积累中，需要达成统一的认识还需时日。笔者曾就子宫颈结核的 3 个病例进行了详细的观察，发现子宫颈结核的病原体很难被发现，其阳性检出率很低，而依据形态学特点则具有特殊性。

(1) 子宫颈结核　来源于子宫颈感染结核菌，也可以是子宫内膜结核的延续侵犯的结果，在中国西部地区是常见病。结核病的诊断主要依赖病原菌的检测，但细胞学改变的特殊性表现是一种很好的提示，其取材同时可供病原菌和细胞改变的形态学检查。

子宫颈结核和其他部位的结核相同是有结核杆菌感染后发生的一系列形态学变化。来源有两个：一是子宫颈原发性结核，这在其中占少数；二是有子宫内膜结核侵及子宫颈，这部分占多数。诊断方面病原菌检测是金标准，但阳性率很低，故大多采取组织学活体组织检查。在 TBS-2001 中未将其列入。结核病在欠发达地区发病率高，其中的子宫（含子宫颈）结核严重危害贫困地区妇女的生命健康。在刮宫或活检中不时发现有为数不少的子宫颈结核被发现，随着子宫颈细胞学的普遍开展，在巴氏涂片中发现子宫颈结核已不在少数，说明其发病率不低。子宫颈细胞学诊断结核的理论依据是结核性肉芽肿形态学的特异性，依据形态学改变大多数结核应该被检出。鉴于子宫颈结核的病原菌检测是便捷的和形态学检查是可以信任的，应该被列入微生物项目中。

其病变反映了人体免疫力与结核菌毒力之间的抗争。在强大的或连续的结核菌毒力作用下，使淋巴细胞发生坏死（干酪样坏死）。当结核菌较少，毒力较低而人体免疫力较强时，结核病变则表现为增殖性变化，形成结核结节 (Tubercle)，在显微镜下，组织学上以上皮样细胞的汇集为基本变化，中央由上皮样细胞 (Epithelioid cell)、朗汉斯巨细胞 (Langhan's giant cell) 构成，周围有淋巴细胞浸润。

结核的基本病变是上皮样细胞、结核结节、朗汉斯巨细胞及干酪样坏死等。

【形态描述】　结核的细胞学表现是一种特殊的肉芽肿改变，细胞学诊断结核是一种提示，金标准是病原菌的检出。上皮样细胞（图 4-25，图 4-26，合体样）、朗汉斯巨细胞（图 4-27，椭圆形）及坏死等组成一种结局变化的形态学改变。合体样细胞碎片内见长杆状核的上皮样细胞，其外周见小圆形的成熟型淋巴细胞，形成结核性肉芽肿的基本病变。

上皮样细胞来源于单核细胞 (Monocyte) 或组织巨噬细胞 (Tissue macyophage)，在吞噬结核菌后，经菌体崩解所释出的磷脂作用，转化为上皮样细胞。在液基涂片中，上皮样细胞体积较大，细胞大小不一，但相差不多。细胞外形呈梭形、多边形或类圆形。细胞核呈长椭圆形或肾形，聚集在一起的多个上皮样细胞胞质融合在一起，核排列紊乱，看上去恰似零乱的鞋印般，核染色质疏松而均匀细致，呈淡染，可见 1 ~ 2 个小核仁。胞质丰富，在 Pap 染色涂片中，嗜酸或弱嗜酸，染红色或紫红色。多个散在细胞之间界限不清，呈合体样。核呈杂乱重叠，其内或混杂有朗汉斯巨细胞及散的淋巴细胞等（图 4-25 ～图 4-27）。

朗汉斯巨细胞为人体疾病情况下出现的最大细胞之一，液基涂片中与鳞状细胞的表层

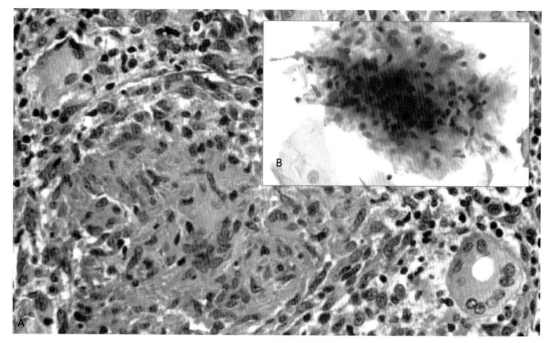

图 4-25　上皮样细胞

　　合体样细胞碎片内见长杆状核的上皮样细胞，其外周见小圆形的成熟型淋巴细胞，形成结核性肉芽肿的基本病变。A. 切片 HE×400；B. 液基制片，Pap×400

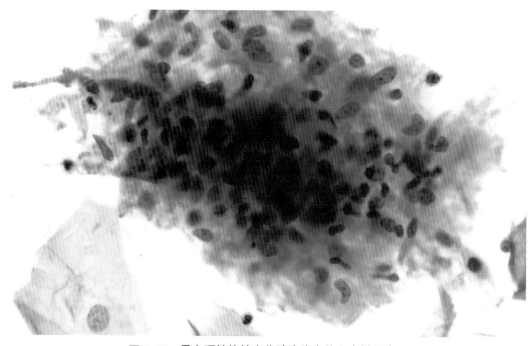

图 4-26　子宫颈结核性肉芽肿涂片中的上皮样细胞

　　上皮样细胞合体样，核型长杆状，核染色质均细淡染，核仁小而明显。液基制片，Pap×400

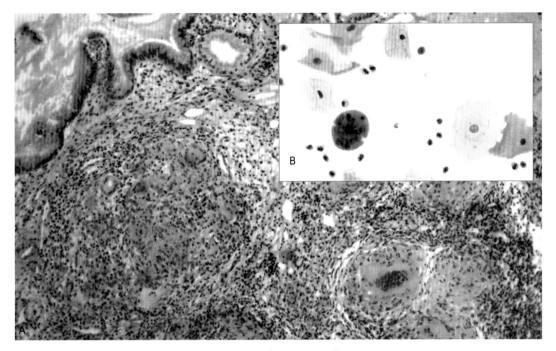

图 4-27　朗汉斯巨细胞

颈管黏膜下淋巴细胞浸润和由上皮样细胞与朗汉斯巨细胞形成的结核性肉芽肿（A.HE×200）；子宫颈液基涂片中所见的朗汉斯巨细胞（B.Pap×400）

细胞相仿或略大，具有很强的立体感。有学者认为该细胞是融合体的上皮样细胞，也有学者认为由单核细胞经多次核分裂而不伴随胞质分割的方式形成（Sutton 与 Weiss，1966）。细胞质极为丰富，染色与上皮样细胞相同。细胞大部分呈类圆形。核型与上皮样细胞核相似，核数量可达数十个甚至上百个，呈花环状或马蹄状排列在细胞质的近边处（图 4-27）。也可出现由涂片时牵拉造成的不规则状排列。朗汉斯巨细胞一般出现在增殖型结核及少量灶状干酪样肺炎的涂片中。

朗汉斯巨细胞应与异物性多核巨细胞相鉴别，后者核形一般为圆形，背景中伴有大量中性粒细胞、组织细胞，淋巴细胞少见及涂片中无上皮样细胞等可资区别。

子宫颈结核出现在子宫颈涂片中为数不多见，其背景中可以见到多量的鳞状表层细胞、淋巴细胞及其他炎细胞。

【阅片提示】　涂片中出现淋巴细胞、坏死，提示寻找结核性肉芽肿证据，即上皮样细胞、朗汉斯巨细胞，形态学符合结核性改变时，在报告中提示特殊染色或 PCR（基因扩增）以查找病原菌形态。

（2）子宫颈涂片中的幽门弯曲菌　2005 年，澳大利亚科学家巴里·马歇尔和罗宾·沃伦发现了导致人类罹患胃炎、胃溃疡和十二指肠溃疡的罪魁——幽门螺杆菌，突破性地改变了世人对这些疾病的认识。《中国医学论坛报》介绍了他们的主要工作，同时配发了幽门螺杆菌的电镜扫描图。笔者曾经在胃大部切除术患者的腹水中发现与幽门螺杆菌扫描电镜图所示的形态相似的粗大嗜碱性杆菌。这是十分有意义的发现，对于早期治疗幽门螺杆菌具有积极意义。

根据会诊讨论的病例，发现在子宫颈巴氏涂片中，也发现了2例病例，所见为弯曲样嗜酸性的幽门弯曲菌，短节状菌丝较肥大，细菌的细胞壁明显是原核生物细胞所独有的，呈较长的弧菌形态完全符合前述。在子宫颈涂片中发现弯曲菌，解释为邻近肛门也是合理的。有趣的是细胞学在放大1000倍的情况下没有发现束状鞭毛存在。有关酸碱度不同并不影响诊断的形态学要求，仅受不同的环境影响可以解释，胃酸或子宫颈的环境致使其发生了改变，在光镜下（目镜10×，物镜40×）观察到的菌体与结核分枝杆菌相比较具有很大的体积差异（图4-28）。值得注意的是，这2例病例均与发原卫生部肿瘤预防中心发布的肿瘤高发区域的图相吻合。

（3）子宫颈涂片中的散囊菌与粗球菌　散囊菌目真菌在自然界分布极广泛，其中最为多见的是曲霉菌属。由曲霉菌素引起人和动物感染的疾病称曲霉病，免疫功能低下者容易感染（如艾滋病患者）。长期患慢性病或化疗、类固醇激素治疗的患者易感染。其中有些种类为条件致病菌，少数是致病菌，甚至有致癌的曲霉菌（黄曲霉菌）。曲霉菌是晚期癌患者继发感染的重要病原菌。主要侵入支气管和肺，产生炎症或坏死，严重者可引起曲霉败血症，甚至导致死亡。曲霉菌的分生孢子梗顶端膨大形成顶囊（图4-29，图4-30）。顶囊在细胞学标本中极易被破坏，而导致具有形态特点的结构消失或部分消失，进而不能完全辨识其形态。值得注意的是，双相型真菌的易播散的粗球孢子菌的球体孢子囊在外观上与散囊相似，如果能够见到关节孢子，尚能区别两者。根霉菌属的顶端形成孢子囊，如果标本中仅有孢子囊或散在孢子也无法与散囊菌相区别，因此细胞学判断真菌形态只是一致提示，当然对常见的真菌来说，细胞学的提示是较准确的。

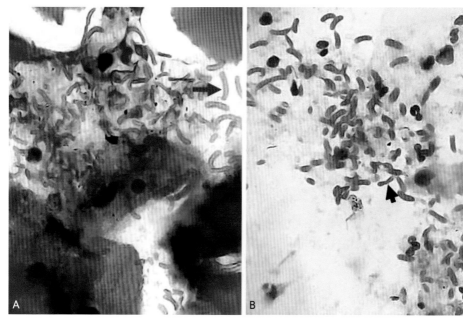

图4-28　子宫颈涂片中的幽门弯曲菌

A病例的子宫颈涂片中有较多的高度红染的成熟鳞状表层细胞，其间隙中发现成簇的弯曲菌。B病例在炎症的背景中有弯曲菌。2例中均未观察到束状鞭毛，推测可能因物理力使之丢失。子宫颈刷取材，液基制片，Pap×400（2例病例均由吉林省舒兰市中医医院病理科宋晓华医师提供）

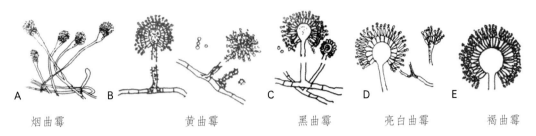

图 4-29　散囊菌目中主要致病的曲菌类型
（引自：吴绍熙 . 现代医学真菌检验手册 . 北京：北京大学与协和医科大学联合出版社，1998）

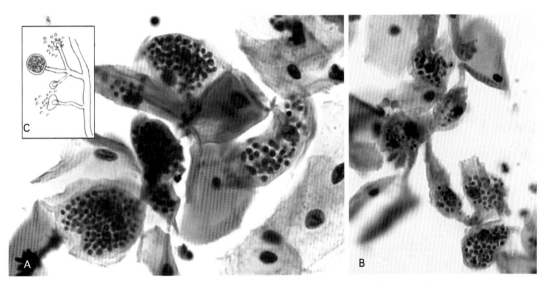

图 4-30　子宫颈涂片中的毛霉菌（C）或粗球孢子菌的孢子囊

　　由菌丝穿过子宫颈的鳞状细胞出现膨胀部，进而生长成粗球孢子囊。在顶囊中有大量孢子繁育，其与鳞状细胞胞质结合很紧密，很少洒落散在或孤立的孢子。但是由于无菌丝可见，很难判断出以上曲菌的种类。子宫颈涂片，Pap×400

　　（4）子宫颈涂片中的曲霉菌　曲霉菌属（*Eurotium*）主要通过吸入孢子的方式导致肺部感染，在子宫颈涂片中被发现属少见。孢子直径 <4μm。曲霉菌属呈灰棕色有横隔的粗大菌丝（这是除顶囊以外的诊断点），菌丝粗细不一致，宽 3 ～ 6μm，有时可见分生孢子梗和顶囊（图 4-31A）。菌丝分支呈锐角，角度大约为 45°。曲霉菌属感染后，可在标本中发现有草酸钙结晶，在偏光显微镜下有双折光性（图 4-31B、C，图 4-32）。

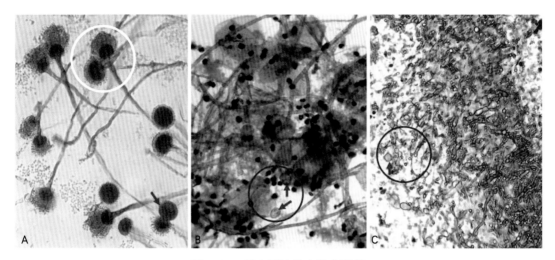

图 4-31　子宫颈涂片中的曲霉菌

　　曲霉菌在细胞学标本中分生孢子球（顶囊，A）被破坏或少有见到，分为发育型（B、C，如为开放的花蕾样，蓝色圈内红色箭头）和开放型（A，如蒲公英样）。粗大的有横隔的假菌丝，分支夹角约45°。A、B，子宫颈标本，液基制片，Pap×400；C. 组织切片，HE×400

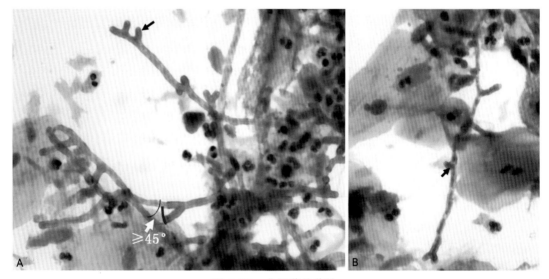

图 4-32　曲霉菌的菌丝

　　粗大的有横隔的假菌丝，粗大而具有活性足，同一倍数镜下是白假丝酵母菌丝的 2 倍宽。分支夹角约45°（A），细胞学标本中分生孢子球（图4-31）被破坏或见不到，假菌丝上芽孢丰富（A、B）。痰标本，液基制片，A.Pap×400、B.Pap×200

第二节　无上皮内病变及上皮细胞异常
——阴性，反应性改变

　　反应性改变是良性病变，包括炎症（包括典型修复过程）、萎缩（萎缩性阴道炎）、放射反应，以及避孕器和其他非特殊因素引起的不同改变。

一、与炎症有关的反应性细胞形态改变（包括典型的修复）

与炎症有关的反应性细胞形态改变（包括典型的修复）（图 4-33 ～图 4-37）。

- 细胞核增大（达到正常中层鳞状细胞核面积的 1.5 ～ 2 倍或更大）。
- 子宫颈管细胞的核增大明显。
- 有时可见双核或多核细胞。
- 核轮廓光滑、圆整，并大小一致。
- 细胞核可呈空泡状或淡染。
- 细胞核轻度深染，但染色质结构和分布仍呈均匀的细致颗粒状。
- 可见明显的单个或多个核仁。
- 细胞质可呈多染色性、空泡化或核周空晕，但不伴有周围胞质增厚。
- 化生的鳞状细胞可以见到相似变化及胞质突起（蜘蛛细胞）。

【液基涂片】　修复的细胞群变得更圆，水流样极向不明显。

子宫颈是与外界相连的器官，常受到外界各种因素的刺激而出现损坏，上皮细胞也因此而产生修复功能。这一功能由多种细胞担任，但只有两种细胞被认为其修复功能，这就是由鳞状细胞的外底层或中层细胞变化而来的鳞状修复细胞和由子宫颈管细胞变化而来的腺样修复细胞。在子宫颈涂片中鳞状修复细胞远较腺样修复细胞多见。在组织学上的水肿发生时，其实就是修复已经形成。修复细胞的形态学表现是：核的间隔均匀并伴有核的轻

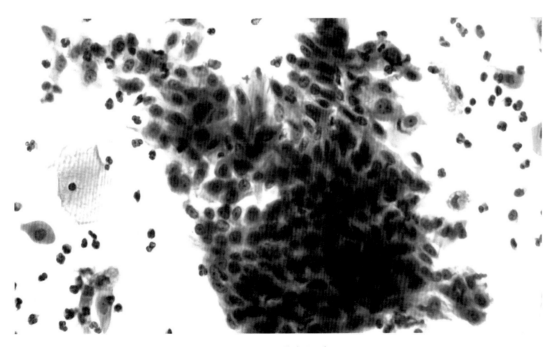

图 4-33　修复细胞

合体样或松散的梭形修复细胞碎片常常显示上皮损害的细胞改变，表现为有核仁的细胞聚集在一起形成膜状细胞层有利于鳞状细胞的恢复。液基制片，Pap×400

到中度的增大，且大小较一致；核仁明显；表面细胞的成熟倾向：核可增大但无深染。修复细胞有时形成膜状（图4-33）和细胞具突起（"伪足""蜘蛛细胞"，图4-34、图4-35），这些变化均使细胞的外形很怪异，初学者很容易将其误认为SIL的细胞改变。但是在另外的一些情况下可以出现SIL或SCC伴有修复细胞，在此时应当注重除修复细胞以外的细胞的表现，若有SIL的细胞学表现，则应考虑SIL的诊断，不要犹豫。

修复细胞又称再生细胞，常见于组织损伤后，提示组织与功能的恢复。修复细胞主要来自上皮而不是间质，胞核的形态十分活跃，有时易与腺癌混淆。其特征如下：

• 细胞成片或成团，也可呈合体式或流水样排列，很少单个孤立存在。即使单个存在，其邻近也有成团成片的再生细胞，否则难以确定其来源。

• 细胞轮廓介乎鳞状细胞与柱状细胞之间，但更接近鳞状细胞，常与鳞状上皮化生同时存在。

• 细胞排列方向一致，但不规则，胞质边缘有裂隙，这些成片的细胞之间的小裂隙是诊断再生细胞的证据之一。

• 细胞形态拟似中层鳞状细胞，胞质丰富，有不规则空泡。核大。

• 可有双核或多核。核的大小约为中层鳞状细胞的2倍。

• 核呈良性结构，有清楚的空泡，细颗粒状染色质，偶可见染色质成团状分布。

• 一般而言，成片的细胞为嗜碱性染色，少见嗜酸性染色。常有粒细胞浸润。

• 背景可见炎性细胞、细胞碎片及渗出物。

• 腺样修复细胞的核仁更大更清晰，常与腺细胞混合，呈单层平铺状排列，无流水状外观。

• 修复可伴有SIL同时出现在同一病例的涂片中。

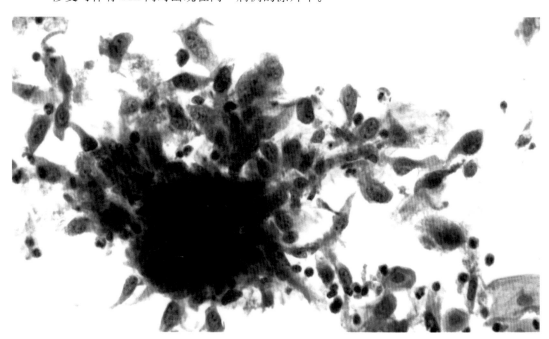

图4-34 具有胞质突起的修复细胞

梭形修复细胞核增大、散在，具有类异型性改变，易误为恶性细胞，尤其在修复细胞增生活跃时更为突出。

液基制片，Pap×400

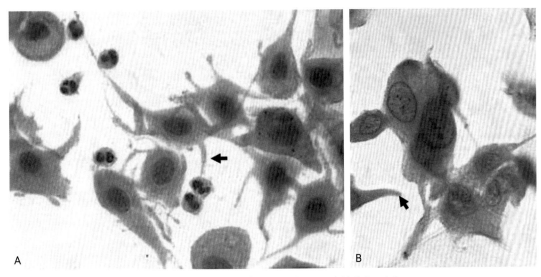

图 4-35 "蜘蛛细胞"——化生细胞的修复形式

带有多个胞质突起"伪足"的化生鳞状细胞，显示化生性胞质、核增大、小核仁、核膜增厚、核染色质质点增多及奇异性外形（A、B），代表着其具有修复性反应的初期抑或后期形态。液基制片，Pap×400

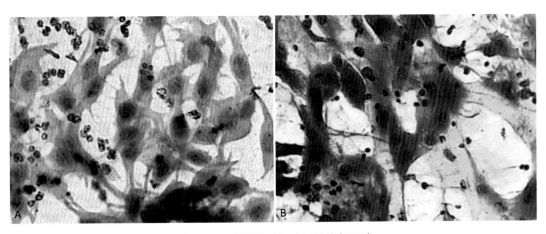

图 4-36 典型修复与放射性修复细胞

A.多个胞质突细胞相互间连接形成膜状保护层，典型修复显示温良的形态特点；B.放射性修复细胞则往往具有核增大、核染色质颗粒增粗、有大的核仁和核分裂象。Pap×400

上述指征是诊断修复细胞的标准。如果出现非典型核，染色质明显增多，细胞及核形态不一，并有大核及大核仁时，需与腺癌细胞仔细相鉴别，后者还可见典型的三维立体感强的腺癌细胞团，应紧密随诊。而单纯的修复细胞改变，一般在抗感染治疗后数月炎症细胞消失，呈现化生细胞。

在子宫颈内膜或修复上皮细胞中通常可以辨认衣原体，表现为小的内含空泡。这种小的内含空泡在较为成熟的鳞状细胞中则不常见。这种内含空泡能否通过组织学或细胞学检查与非感染性空泡区分开来，目前仍有争议。不主张仅仅根据这些改变就怀疑为衣原体感染。

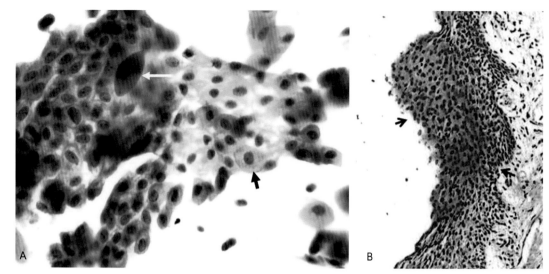

图 4-37　修复细胞形成的膜状合体样多层次细胞层

细胞学所见的修复细胞呈单层、膜状、合体样和小核仁清晰（A）；修复细胞呈多层形成保护层，以免未成熟的细胞直接暴露在致病因素下造成更严重的损伤（B），组织学上曾经称之为"水肿"。A. 直接涂片，Pap×200；B.HE×400

二、萎缩反应性改变

萎缩反应性改变（Reasctive cellular change associated with atrophy）（图 4-38，图 4-39）。

- 　核增大出现在萎缩上皮或基底旁层样细胞很普遍，但是没有明显的染色质增多，增粗和深染，并保持了核的极向。
- 细胞自溶导致裸核出现。
- 中层细胞染色正常，基底旁层细胞轻度深染，其核显得更偏长，染色质分布均匀。
- 橘黄色和嗜红色的基底旁样伴核固缩的变性细胞则表示过度角化细胞的出现。
- 可见到大量炎性浸润和嗜碱性颗粒的类似癌性坏死的背景，但在液基中少见。
- 各种嗜碱性无定形物质可被观察到，它们衬托出变性的异常基底细胞。
- 修复细胞常可见到。
- 可见组织细胞，单个或多个核，核圆形到椭圆形，甚至肾形；胞质泡沫样或浓稠。
- 胞质溶解的裸核在液基片中数量可减少。

萎缩是一个正常的老年现象。萎缩是指人体的器官、组织和细胞的体积变小。其种类随其原因不同而不同，细胞学所研究的是病理性或生理性萎缩。绝经期或绝经后的妇女可以存在一系列的上皮和细胞改变，从部分到完全萎缩，这一系列改变包括成熟障碍伴有假挖空细胞集聚（图 4-33），移行细胞化生和典型的萎缩性改变。这种细胞的特点是类似挖空细胞，但挖空很均匀；通常为圆形；虽有大小不等但细胞外观一致；核位于中心，核轻度深染；核有时变长，偶见核沟；偶见双核。整体观细胞很像靶样或"煎蛋"样外观，与妊娠和产后的舟状细胞（Navicular cell）相似。这种细胞改变伴随人乳头状瘤病毒核酸的情况很少见。萎缩改变常见于老年女性（图 4-36，图 4-37）。但也可出现在较年轻生育期妇女，激素水平的低下常常引起上皮细胞的变化，细胞发育很差，鳞状上皮细胞发育至内基底细胞或中层细胞时即开始衰老脱落，不形成分化成熟的角化前细胞和不全角化细胞。镜下所

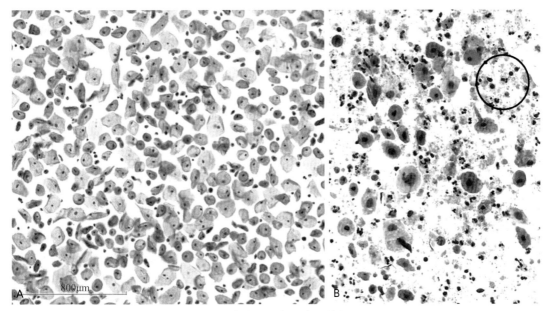

图 4-38　萎缩性上皮细胞（数字涂片）

　　液基片中大多数细胞显示外底层和内底层细胞大小（A.背景干净，少有炎细胞），核固缩、崩解，成熟型细胞极少，被认为是一种老年现象。B.直接涂片较好地保存了崩解后的物质和炎细胞及坏死。A.液基制片，Pap×100；B.直接涂片，Pap×200

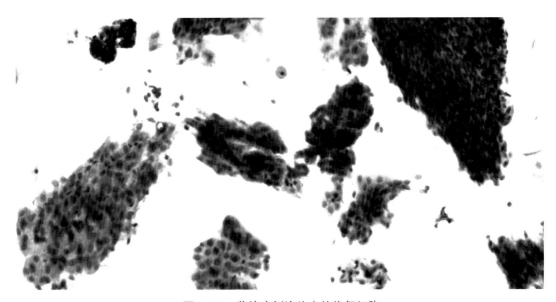

图 4-39　萎缩病例涂片中的修复细胞

　　流水样外观，细胞成片状合体样细胞碎片，细胞间边界不是很明显，核型随成片细胞的走向而呈椭圆形或长圆形，明显的表现为核仁清晰可见。液基制片，Pap×100

见的只是低于 20% 比例的未成熟细胞而多见成熟的表层非角化细胞，其中的多数细胞有明显的核增大现象，而核固缩和核碎裂不明显，炎细胞较少。偶见少量的角化过度的表层细胞，细胞中等大小，边缘部棱角圆滑。老年女性在雌激素水平极度低落时，阴道黏膜的细胞高度萎缩，细胞内的糖原分泌过少或耗糖过多，容易引起阴道炎，称为老年性阴道炎。涂片中出现多量炎性细胞，未成熟细胞具有核肥大、核固缩、核碎裂、核溶解等现象构成特有的细胞学图像。萎缩可以伴有修复和细胞的提前成熟（过度角化）。伴有或不伴有炎症的萎缩出现非典型性细胞改变时，均可以判读为非典型性鳞状细胞（ASC）。

三、放射反应性改变

放射反应性改变（Reactive cellular changes associated with radiation）（图 4-40 ～图 4-42）。

- 细胞体积显著增大，但在核浆比例上没有明显增加。
- 奇形怪状细胞出现。
- 核增大意味着变性改变，包括核苍白、染色质聚集结块及核空泡。
- 核大小不等，既有增大的，又有正常的核，双核及多核则是很普遍的。
- 有些核可以出现染色质增多、增粗，深染也可见到。
- 在修复过程中可见单核仁或多核仁。
- 可观察到细胞质有空泡或胞质多彩着色。

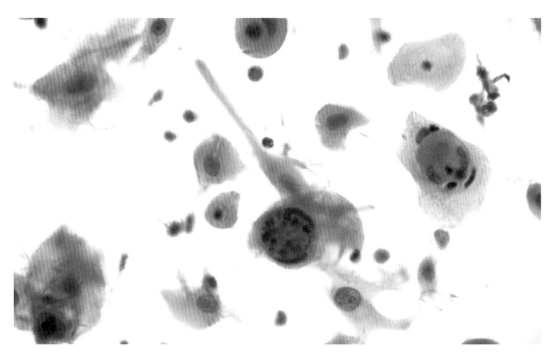

图 4-40　放射反应的鳞状细胞

放射治疗后的子宫颈涂片所见：异型细胞较多见，其核浓缩，染色质及核膜崩解如碎块状，可见异物性多核巨细胞。液基制片，Pap×400

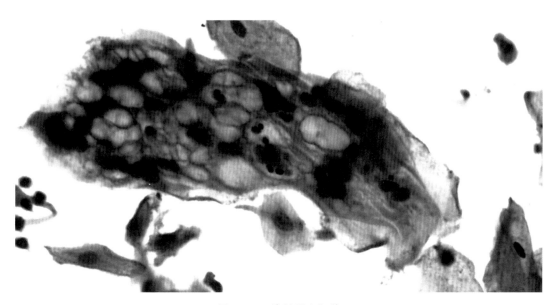

图 4-41　放射反应细胞

　　胞质内形成多个巨大的空泡，整个细胞硕大，多个核成簇状，深染如墨炭状，已经出现墨炭状核，这些核分布并不规矩。液基制片，Pap×400

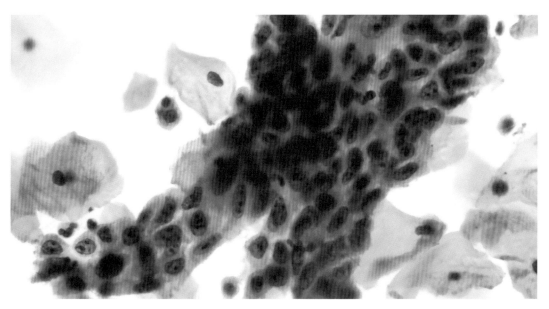

图 4-42　放射性修复

　　合体样流水状修复细胞在放疗后核改变，染色质粗颗粒状，核密度更大，核仁巨大，可见核分裂象，常常被误认为恶性细胞，放射治疗的病史可以纠正此判读。液基制片，Pap×400

放射治疗导致的急性变化，包括退变崩解的细胞、异型细胞和细胞碎片，在放射治疗后6个月内会消失。而放射治疗导致的慢性细胞改变是会无限期延续下去。包括出现巨细胞和异型细胞，这些细胞的核增大，而胞质量也多，故核质比无变化。细胞的核形规则，轻度深染；胞质多，胞质内空泡、细胞无异型性变化。有些细胞的核染色质均匀不具备粗颗粒状表现。有时可出现异物性多核巨细胞，这是出现放射性肉芽肿的典型改变。有些细胞体积很小，但外形却表现为奇形怪状（图4-43），而细胞的核则无恶性变化，缺乏活性。有些细胞中常见中性粒细胞"吞噬"崩解的细胞碎片的现象（图4-43C）。在急性期时可出现放射性修复细胞：膜状、合体样、薄纱样、细胞之间的界限不清、巨大的核、粗大的颗粒状染色质及大的核仁等（图4-44）。

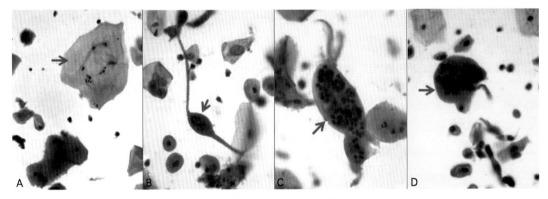

图4-43　放射治疗后出现的其他变化

核消失（A）；核崩解（B）；核崩解物被中性粒细胞"吞噬"（C）；体积增大鳞状细胞中，有多个中性粒细胞在"吞噬"，甚至出现仅有中性粒细胞，而无核的鳞状细胞。多核细胞（D）出现——放射性肉芽肿形成。液基制片，Pap×400

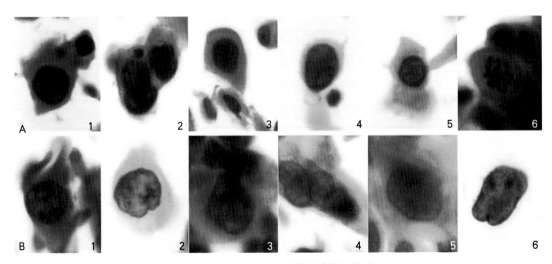

图4-44　放射治疗后癌细胞核的变化

核凝固（A）与核溶解（B）是放射性反应的主要变化，其过程是渐进性的灭活过程，最终导致经放射治疗后的癌细胞死亡解体。Pap×400（截图放大）

放射反应所引起的细胞核变化是一种放射灭活的变化，这些改变包括：

• 核凝固。其变化依次为核深染如墨炭状，逐渐淡染，出现核膜缺损，最终核崩解。胞质始终存在并发生成熟过程的变化，细胞产物为退化的"角质"隐形物分解（图 4-44A）。

• 核溶解。其变化依次为细胞增大，胞质内出现多个空泡，核淡染，胞质溶解淡化，细胞变为裸核细胞，核淡染，核崩解，细胞产物为嗜碱性的核糖核酸溶解物质（图 4-43B，图 4-44）。

放射治疗后其他变化：主要包括吞噬现象、异物性多核巨细胞与放射性肉芽肿（图 4-43）。在放射性改变的鳞状细胞的核或胞质中常见空泡或核模糊不清。在判读放射性反应细胞与复发的癌细胞时，十分重要的指标是核的异型性特点而不是细胞的外形，核淡染，染色质无粗糙的颗粒，无畸形核，核质比无异常，只要异型细胞的核尚不够异型性诊断标准，不能做出恶性肿瘤的判断。

【阅片提示】 放射治疗的病史是重要的临床提示，也是诊断所必需的因素。

四、子宫内避孕器所致反应性改变

子宫内避孕器所致反应性改变（Reactive cellular changes associated with IUD）（图 4-45）。

• 腺细胞多呈小簇出现，通常 5 ~ 15 个细胞，背景干净、清洁。

• 偶尔单个上皮细胞可见核增大及核浆比增大。

• 核变性明显并多见。

• 核仁可明显。

• 胞质丰富及胞质中的大空泡挤占了核的位置，形成一种印戒样细胞。

• 有不同程度沙粒体钙化现象。

宫内放置金属避孕器后，子宫颈涂片可见腺细胞多呈小簇出现。背景干净，核膜明显。胞质丰富并且胞质中的大空泡挤占核的位置，核被挤向一边，形成一种"印戒样细胞"样或皂泡状细胞，核轻度增大或固缩，核膜清晰，核仁小（图 4-45C）。

细胞以两种方式存在：三维的团簇或单个。具有胞质空泡和核改变的三维腺细胞团可与子宫内膜输卵管或卵巢来源的腺癌细胞十分相似。高核浆比的单个细胞可貌似高级别鳞状上皮内病变，但缺乏癌前病变的异常形态改变谱系（图 4-45A、B）。如果对细胞异常的意义有疑问，细胞病理学家应建议取出宫内节育器后重新做子宫颈细胞学检查。其中的腺样细胞有如下改变。

①胞质内空泡。由于子宫内膜细胞呈三维群落，胞质内空泡呈皂泡状，这种皂泡状表现在非典型子宫颈管细胞中较不明显，可能是脱落的宫内细胞自脱落至排出到阴道的全过程较长，引起的退变所致。鉴别单个有空泡的细胞较为困难，PAS 染色可排除产生黏液的子宫颈管细胞、化生细胞和由于人为因素所引起的子宫颈管细胞退化。

②乳头状细胞群。乳头状细胞群的出现提示子宫颈管细胞来源，其外形不规则，有助于与呈光滑腺泡外形的非典型子宫内膜细胞相鉴别。

③怪异状细胞。有多核，通常为子宫内膜起源。

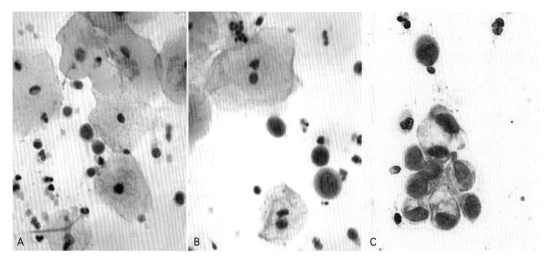

图 4-45　子宫内金属避孕器所致腺细胞改变

高核质比的基底样细胞，核位贴边，核染色质淡染，与基底细胞相仿（A、B）；胞质内分叶状小空泡形成小簇状的"皂泡样细胞"（C），在涂片中数量很少。液基制片，A.Pap×200、B.Pap×200、C.Pap×400

五、炎症形成的肉芽肿改变

由淋病双球菌、衣原体、支原体及疱疹（大多为Ⅱ型）引起的特异性感染可能导致明显的急性或慢性宫颈炎。当急性炎转为亚急性或慢性炎时就会出现炎症的修复期的表现形式——肉芽肿性炎（Granulomatous inflammation）。其显著特点是可见异物性多核巨细胞（在细胞学上有称"肉芽肿细胞"者）并伴有变性的中性粒细胞、淋巴细胞、浆细胞等炎细胞（图 4-46，图 4-47）。

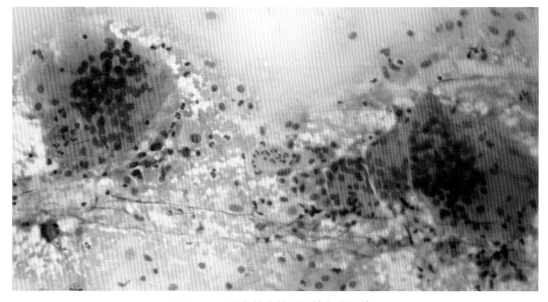

图 4-46　异物性多核巨细胞与炎细胞

炎症反应时可以见到多核巨细胞、中性粒细胞及淋巴细胞等。中间散在分布的组织细胞，逐步融合为合体样胞质，形成了异物性多核巨细胞。直接涂片，Pap×100

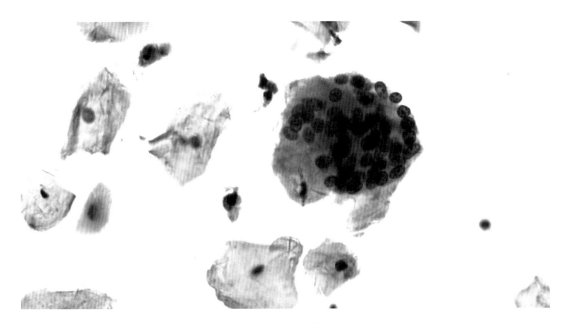

图 4-47　液基涂片中的异物性多核巨细胞

异物性多核巨细胞的体积小于直接涂片中的同类细胞，核数目多，核呈圆形或椭圆形，有小核仁，核分布主要在细胞内周边贴近细胞膜处。液基制片，Pap ×400

组织细胞出现于慢性炎的涂片中，但常与多形核粒细胞相伴出现。组织细胞可以在月经周期的末期大量出现，它们单独出现不能作为诊断炎症的依据。组织细胞的核分裂象也可见到。大组织细胞或吞噬细胞是指吞噬了微生物或组织碎屑的吞噬细胞。巨组织细胞或多核巨细胞的胞核可多达 100 个以上。偶见组成肉芽组织的成纤维细胞及保存不佳的上皮细胞。在绝经后，无炎症的妇女样本中多核组织细胞量多。

子宫颈结核的涂片中也可出现多核巨细胞，被称作朗汉斯巨细胞。遇到多核巨细胞首先要考虑肉芽肿性炎，再观察有无典型的上皮样细胞和淋巴细胞，这两种细胞在两种病的鉴别上具有重要意义。其实结核的典型表现也是一种肉芽肿性炎，只不过它是特殊的肉芽肿——由结核分枝杆菌所致的改变，在形态学上是有区别的，细胞参与种类也不同，故尚可鉴别。诊断时要把握子宫颈结核是少见的，而肉芽肿性炎并不少见。

六、淋巴细胞性宫颈炎

淋巴细胞性宫颈炎（Lymphocytic cervical）又称滤泡性宫颈炎（Follicular cervical），TBS-2001 所列出的非肿瘤性所见不是很全面，淋巴细胞性宫颈炎就是其中之一。在说明中提到此改变，形态学改变是大量多形性的淋巴细胞，伴有或没有易染小体的巨噬细胞（图 4-48）。液基涂片的背景中可以看到较多散在的单个淋巴细胞。淋巴细胞性宫颈炎是慢性宫颈炎一种不常见的形式，可在子宫颈上皮下形成成熟的淋巴细胞。文献报道淋巴细胞性（滤泡性）宫颈炎虽然不是衣原体感染非常敏感的标志，但有滤泡性宫颈炎比非炎症者更常伴有衣原体培养性。因此如果确定为滤泡性宫颈炎，就应在报告中指出这一所见可能伴有衣原体感染。有时可以看到有个别淋巴细胞的核内出现类似包涵体样的变化，因此要考虑此种可能性。建议做衣原体培养就有其必要性。

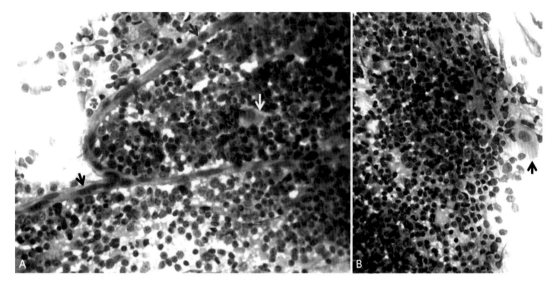

图 4-48   淋巴细胞性（滤泡性）宫颈炎

多量的转化期各种淋巴细胞，多为大 B 细胞，类似恶性细胞。可见鳞状细胞（A，白色箭头；B，黑色箭头）。偶见分支样由梭形细胞（A，白色箭头）与红细胞（A，红色箭头，位于血管内）构成的毛细血管（A，黑色箭头）。直接涂片，A.Pap×200、B.Pap×400

滤泡性宫颈炎的细胞学表现就是在鳞状细胞的背景中出现大量的转化期淋巴细胞，以 B 淋巴细胞为主，组织学上有的可以形成淋巴滤泡，其中的淋巴窦组织细胞有吞噬作用。在细胞学上也是如此。吞噬的嗜碱性颗粒状物，被称为易染小体，在 PAS 染色中显示阳性。淋巴细胞随转化的阶段形态而显示不同的形态和大小，也就是说细胞成分复杂，从小淋巴细胞、前 B 细胞到大 B 细胞、免疫母细胞及浆细胞等的形态一般可以辨认，细胞的体积从小到大均有。特别是在出现大 B 细胞和免疫母细胞时，细胞给人一种幼稚或异型的感觉，一般会考虑恶性淋巴瘤的判读提示，这时的鉴别诊断的思路应是：细胞是否单一？幼稚的淋巴细胞核的染色质模式是否符合恶性？同时要考虑到子宫颈淋巴瘤的罕见性的存在，全面衡量从细胞数量、异型性、单一性、症状体征、疾病史、治疗史及内镜检查的情况等，做出综合判读。

有些病例在部分淋巴样细胞中可以见到包涵体（图 4-49），液基片中分散的淋巴细胞常被误认为高级别的鳞状上皮内病变。

七、巨噬细胞反应

在炎症、黏液、渗出、坏死、凋亡及肿瘤等病变情况下出现组织细胞反应性增生。组织细胞来源于单核巨噬细胞系统，其具有吞噬作用，故又称吞噬细胞。吞噬物的增加，吞噬细胞的增生也加快。在子宫颈涂片中出现的吞噬细胞其形态大多以散在分布，也可见成片状或松散的团状，同时伴有炎细胞。一般情况下吞噬细胞的核呈椭圆形、圆形、长圆形或肾形，核染质淡而均匀，有小的核仁，核膜规整。具有特点的是其胞质与上皮细胞的胞质完全不同：泡沫样或颗粒样的胞质，使得胞质看起来透明，有时可见大小不等的空泡。一般在判断时不会辨认错。但在增生加快或涂片过染时，核染色很深，细胞核增大。初学

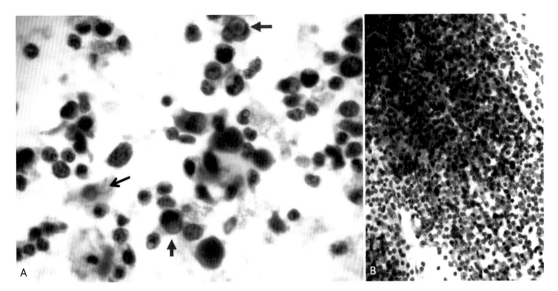

图4-49　淋巴样细胞内出现包涵体

涂片中大量淋巴细胞是主要所见（B），有些淋巴样细胞内出现包涵体（A，红色箭头），可见少数鳞状细胞（A，黑色箭头）。液基制片，A.Pap×400、B.Pap×100

者很可能误认为是高级别的 SIL，这是必须要注意的，否则会出现假阳性。

　　泡沫样的透明胞质是两者的最容易的判断方法，核的外形在 HSIL 时很少或无长圆形或肾形形态，HSIL 的核膜或核染色质较清晰，而吞噬细胞则只有深染和看不清楚这些结构。另一情况是子宫内膜间质表层细胞与吞噬细胞的鉴别是颇具难度的，前者具有细胞体积小、核形圆且深染，核仁无或不清楚，胞质深染和有大的空泡等。

八、细胞化生中的形态学变化——糖原消耗

　　从储备细胞的增生到鳞状细胞的化生（Metaplasia）、成熟及修复是一个耗能过程。既然消耗大量的细胞能量，就不可能不出现细胞的形态学变化。耗能过程也多发生在化生细胞的转化过程中，这时的细胞正好是从未成熟型化生细胞到成熟性化生细胞转化阶段的形态学过程。

　　在多种因素的作用下，储备细胞开始转化为化生细胞，其核的变化与储备细胞相似。显著变化是胞质的改变：外形多边、深染显厚及散在分布趋向。化生细胞可根据其分化程度分为两种：未成熟型化生细胞和成熟型化生细胞。涂片中出现的未成熟型化生细胞体积小，胞质与核均深染，两者的关系不太清楚，这是其重要特点。在化生细胞伴有修复时化生细胞可有大而明显的核仁。

　　未成熟型鳞状化生（Immature squamous metaplasia）细胞，上皮改变伴有典型的鳞状化生通常是非肿瘤性，特别是上皮细胞出现黏液小滴或子宫颈内膜细胞等特征时。未成熟鳞状细胞改变表现为化生性的生长方式，包括轻度反应性改变的特征是核染色和大小有变化；背景中修复细胞核形态一致并有核仁，偶见未成熟化生细胞出现胞质突（图4-50），应当是良性的，而非 SIL；偶见表层细胞非典型性，但化生性改变的过程不会变化；如出现核极度增大和深染，HSIL 的可能性很大；当化生性细胞的幼稚状态——基底细胞或副基底细胞出现

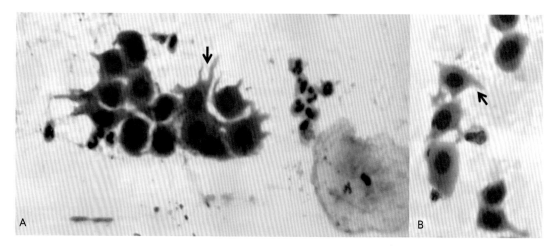

图 4-50　未成熟型化生细胞

　　具有胞质突的细胞（A）通过突起相互连接，炎症时胞质双嗜性。经历修复性变化之后合体样胞质解体变为相当于中层细胞大小和胞质淡染的成熟型化生细胞（B），胞质突也逐渐减少。直接涂片，A.Pap×400、B.Pap×400

核增大和染色过深，表层细胞非典型性及缺乏正常成熟细胞时，要做出 HSIL 的诊断。

　　成熟型化生细胞的范围应在旁基底细胞以上的胞质深染的鳞状细胞（图 4-51，图 4-52），其核未见深染（核固缩除外），核略有增大或增大明显，胞质中糖原失去而出现假挖空细胞，细胞外观多边形或类圆形。一般为良性反应性改变。

　　化生细胞的糖原消耗使得细胞发生变化，具体定位在胞质的变化上。化生细胞的糖原储存在胞质中，正常情况下其胞质深染显厚，显示其糖原丰富。在消耗了部分糖原物质后细胞的胞质内出现了淡染区——所谓"假挖空细胞"，这些细胞常常被初学者误认为挖空细胞。糖原消耗的化生细胞具有如下特点。

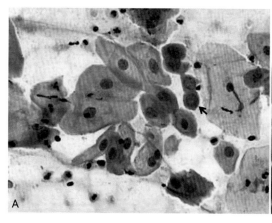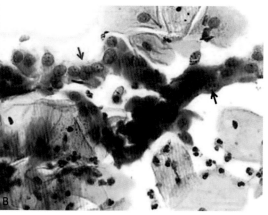

图 4-51　化生细胞

　　胞质深染，具有从幼稚未成熟的化生细胞（A，黑色箭头）到体积大胞质逐渐淡染的成熟型化生细胞各个阶段的形态谱系（A）；颈管腺细胞（B，蓝色箭头）常常与未成熟化生细胞相伴（B，黑色箭头）。直接涂片，A.Pap×200、B.Pap×400

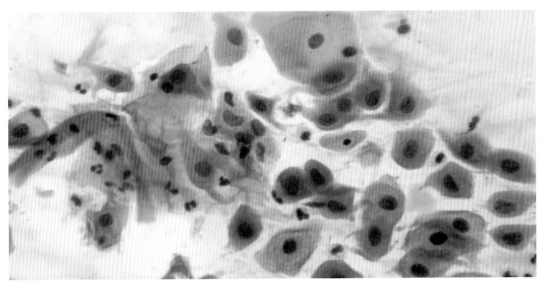

图 4-52　成熟型化生细胞

成熟型化生细胞呈多边形，有时会出现胞质的突起，称之为"胞质突"；胞质较表层细胞深染和显厚，胞质随细胞体积的增大而逐渐淡染。直接涂片，Pap×200

淡染区即空亮区只发生在化生细胞中（图 4-53）；空亮区边缘整齐；质感均匀，无挖空细胞的"挖空不彻底"的质感；空亮区的着色仍然深于成熟的表层鳞状细胞；染色与未被消耗的区域相近，相比之下稍淡一些。除此之外，细胞的整体要大于正常状态的相同类型

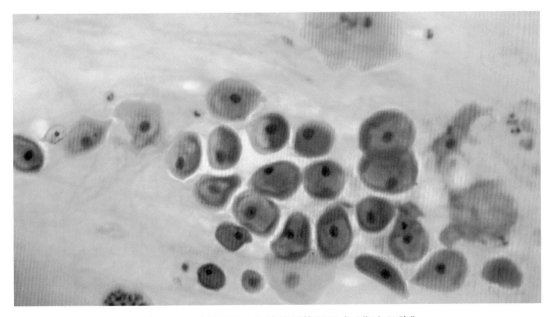

图 4-53　成熟型化生细胞消耗糖原形成"靶心细胞"

化生细胞在成熟过程中要消耗糖原作为细胞转化的能量支持，由细胞核周围的胞质开始逐渐波及整个细胞，细胞胞质也因此逐渐淡染，当剩余周边的糖原尚未被消耗时形成类似"挖空细胞"被称作"靶心细胞"，常见于老年患者。直接涂片，Pap×400

的细胞；细胞核略有增大；可有细胞质着色双嗜性；可有细胞凋亡，核固缩或核崩溃，这种现象常出现在萎缩情况下的细胞改变。

九、角化、过度角化和非典型角化

细胞学上的角化（Keratosis）是指鳞状上皮细胞的核的分化正常而胞质相比之下过度成熟表现为嗜伊红或橘黄色。角化的实质是细胞的成熟阶段达到的细胞表现。所有细胞均存在从幼稚到成熟的分化，无论是正常细胞抑或病变状态下的细胞。鳞状上皮细胞的角化分为以下两种。

- 成熟鳞状细胞的角化，以形成表层细胞的外形，但胞质略厚，红染。
- 未成熟细胞的提前角化，又被称作早熟性角化，指中层或底层细胞的胞质红染。

近20年来，在子宫颈细胞学上用以形容子宫颈上皮过度角化，在组织学上为一厚层白斑覆盖的无核的鳞状上皮。如果合并有角化不全，特别是在50岁以上者，可能提示非典型增生甚至浸润癌，但并不常见。细胞学涂片上所见的无核鳞状上皮细胞可单独或成片存在，多角形，胞质呈嗜伊红染色，呈红或橙色。有时可见细胞无核，细胞外形无异于正常成熟的表层角化细胞，或伴有具角质颗粒的成熟鳞状细胞。可见空白腔或"影细胞"，属过度角化（Hyperkeratosis）（图4-54）。细小的浅表层鳞状上皮细胞，其胞质嗜酸性染橘黄色或深伊红色；细胞可散在、成片或旋涡状；细胞核小而固缩和致密深染。

正常情况下子宫颈是非角化的鳞状上皮。在各种原因的刺激下，上皮细胞的表层细胞发生角化改变，它可以是反应性改变或HPV导致的细胞变化，甚至鳞状细胞癌的细胞也可以发生角化。角化作为判断病例的细胞究竟发生了什么、有哪些可能性及直接参与诊断的

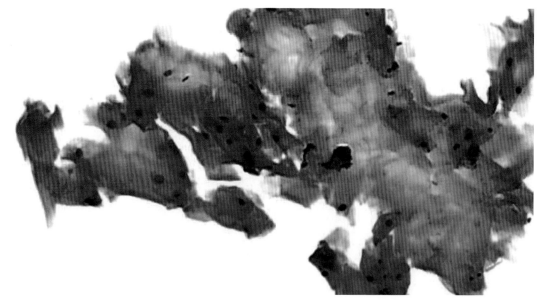

图 4-54 过度角化

雌激素水平过高或疾病状态下加速成熟的情况下，子宫颈鳞状细胞会产生过度角化的现象，不全角化细胞或完全角化细胞增多，甚至出现核淡化或核完全消失遗留下的鳞状表层细胞的轮廓，形成"影细胞"。Pap×400（引自 UICC 网站）

判断依据？如在阴道滴虫所致的细胞在如中层细胞样大小时即出现成熟，也是一种提前成熟的现象，甚至有些病例的上皮细胞可以有类似异型改变的"假异型细胞"和核周晕细胞。同样的情况也少量出现在真菌（图4-55A、图4-55B）、放线菌（图4-56）以及单纯疱疹病毒所致改变（图4-55A）的涂片中，这是一个有趣的现象，究竟为什么会出现不足以诊断SIL又有明显的低程度的"异型细胞"？有学者认为是微生物感染与非典型同时存在。虽然这方面的研究很少见，但无论如何这是这些致病性微生物所致的细胞损坏的改变。因为多量的观察发现，这些"非典型细胞"始终达不到诊断SIL的标准，它们均伴有过度角化，其表现似是而非。除HPV所致的细胞改变能够直接诊断SIL外，其余的在诊断依据上尚属欠缺，目前还未发现这些导致细胞发生改变的微生物与SIL或SCC有相关因素。因此在TBS中将这些表现放置在阴性项目中。

这些"假异型细胞"的形态学可以有如下的表现。

- 细胞为表层细胞，其体积可以大小正常，也可以如中层细胞大小，但其外形是多边形的。
- 核增大明显，较深染但染色质较细腻，无墨炭状核；核膜薄而规整无畸形，偶见核仁。
- 核质比稍有增大，核的大小与相应正常细胞相比大约3倍。
- 大多出现核周晕，有些"晕"的幅度较宽，形成类似挖空细胞的假象。
- 伴有微生物形态或其所致改变。
- 这些细胞在涂片中为数很少，形态上不够诊断SIL的标准。

在单纯疱疹病毒（HSV）感染的病例涂片中除了这些"假异型细胞"外，还有被感染的幼稚细胞，其形态构成了诊断HSV的最典型的证据。这些细胞一方面发生幼稚细胞的核的渐进性改变：空泡状核或薄雾状核，核内包涵体等；另一方面感染细胞开始逐渐变化，趋向成熟，直至过度角化，变化与上述形态特点相像。

非典型角化（Atypical keratosis）一词是指非典型增生的细胞在从幼稚到成熟的过程中过度角化而形成的成熟型非典型细胞，它的遗传学特点是处在成熟阶段，同时也保留了非典型即异型性特点。相关内容见第五章的内容。

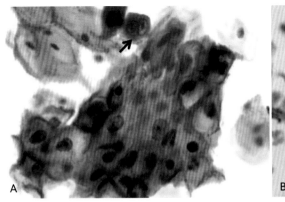
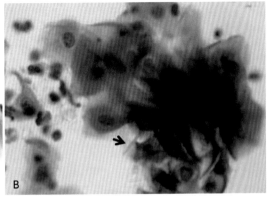

图4-55 微生物情况下标本中出现的非正常角化

A.单纯疱疹病毒感染的子宫颈涂片中的非正常角化，见有核内包涵体（箭头）；B.真菌感染的子宫颈涂片中的非正常角化，可见穿过鳞状细胞的假菌丝（箭头）。A.Pap×400、B.Pap×400

图 4-56 放线菌所致的假性"异型"改变

蓝色箭头所指的细胞核明显增大与深染，有宽幅"核周晕"，类似"挖空细胞"的初期表现，涂片中有羊毛线团样菌群，边缘部有细丝状菌丝。病例经治疗后随访 9 年 7 次涂片均未见与第一次涂片相同的病变细胞。液基制片，Pap×400

十、子宫颈上皮的输卵管内膜样化生与移行化生

TBS-2001 中没有特别列出的其他非肿瘤性改变还有子宫颈管腺上皮的输卵管内膜样化生和移行化生，这些改变有时会影响诊断的确立。

1. 输卵管内膜样化生 （图 4-57）

- 子宫颈管柱状细胞呈复层化或假复层的细胞束。
- 细胞核圆形到椭圆形，增大核可深染甚至核拉长。
- 核染色质均匀分布，少见核仁。
- 沿长轴核质比增高。
- 胞质内有黏液空泡或呈杯状细胞样。
- 细胞具有纤毛或终板（刷状缘）。
- 仅发现单个纤毛细胞，不足以视为输卵管内膜样化生细胞。
- 文献报道，在全面的子宫颈癌普查中 30% ~ 100% 的病例可见子宫颈内膜腺体有输卵管内膜样化生，常见于子宫颈管的上部，累及深部和表层部分，通常不伴有腺体不规则或腺管内膜细胞增生。但核增大和密集可能导致与原位腺癌细胞相混淆。

2. 移行化生 （图 4-58）

移行上皮多见于膀胱或肾的肾盂部的一种"变异上皮"（现已有专用名词"尿路上皮"替代）。但在其他部位还有具有鳞状上皮和腺上皮的部位可能发生这种变异的上皮，例如子宫颈的鳞 - 柱状细胞交界处本来是由柱状上皮下的储备细胞增生进而化生为鳞状上皮，但在一定因素的干扰下发生了变异情况，形成介于腺上皮和鳞状上皮之间的移行上皮，被称为移行化生。偶然的情况下，在子宫颈巴氏涂片中可以见到这种细胞。

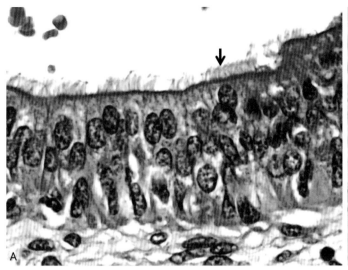
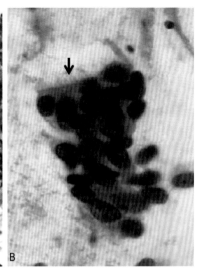

图 4-57　子宫颈管上皮的输卵管内膜样化生

　　A.输卵管内膜样化生的组织学所见，核复层化并拉长，特征是具有明显的终板与纤毛；B.细胞学中类似的片段碎片中亦可见核增大、假复层化密集、核染色质颗粒增粗及不见核仁等，也具有明显的终板与纤毛。A.HE×400；B.Pap×400（引自 TBS-2001）

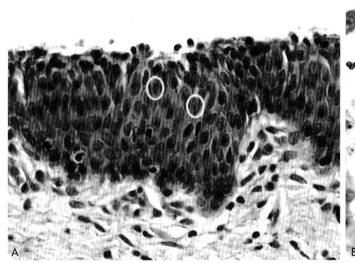
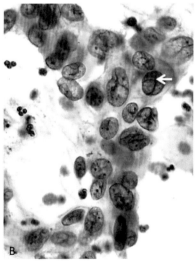

图 4-58　子宫颈上皮的移行化生

　　A.组织学上的排列与鳞状上皮的原位癌相似；B.细胞学上细胞体积肥大饱满，核内具有明显核沟，细胞核以合体样分布于无明显界限的胞质中。A.HE×400；B.Pap×400（病例引自 UICC 网站）

- 细胞体积膨大，细胞群以合体样片状分布，椭圆形核位于其中。
- 核内有沿长轴的纵行核沟或核折叠。
- 核染色质稀疏分布，核膜清晰可见，有些细胞可有小核仁。
- 组织学上细胞胞质稀少，高核质比，类似鳞状上皮原位癌的排列方式。

十一、子宫切除后发现腺细胞

子宫切除后发现腺细胞（Glandular cells status post hysterectomy）（图4-59）。

- 表现为良性的子宫颈管型的腺细胞，与子宫颈管取材的腺细胞没有区别。
- 可见杯状细胞或化生的黏液细胞。
- 类似于子宫内膜细胞的圆形至立方形细胞。

子宫内膜细胞在不正常（如绝经后妇女的不规则出血等）脱落见于涂片中，要注意脱落的时间不在月经前半周期或是在绝经后，需要提示，特别是40岁以上妇女这个年龄段患子宫内膜癌的危险性远高于40岁以前的年龄段。

TBS-2014对反应性改变做了进一步的修改：无上皮内病变或恶性病变。

[若无肿瘤性细胞，须在报告栏的判读意见／结果之上和（或）其内的总体分类中表述，不管有无生物性病原体或其他非肿瘤性变化]

非肿瘤性发现（是否报告任选；下列例子并不全面）

- 非肿瘤性的细胞学形态变化
  - 鳞状上皮化生。
  - 角化。
  - 输卵管上皮化生。
  - 萎缩。
  - 妊娠相关改变。
- 反应性细胞变化，见于
  - 炎症（包括典型的修复）。
  - 淋巴细胞性宫颈炎。

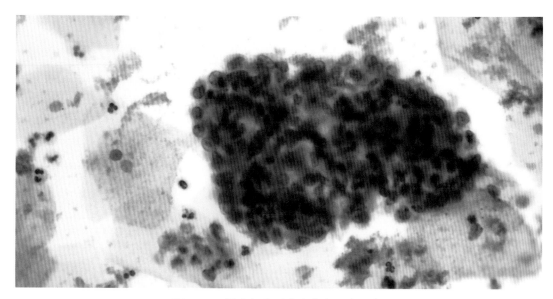

图 4-59　子宫切除后涂片中发现腺细胞

子宫切除后巴氏涂片中见到腺细胞，无论是否具有异型性均要提示性报告。液基制片，Pap×400

－放射治疗。

－宫内节育器（IUD）。

－子宫切除后是否有腺细胞。

以上所有项目在 TBS-2001 没有强调要在报告单的位置上有标记，在 TBS-2014 中指出，若无肿瘤性细胞，须在报告栏的判读意见／结果之上和（或）其内的总体分类中表述。不管有无生物性病原体或其他非肿瘤性变化，这些均应表现在结果之上或其内的总体框架内表达给临床医师参考和综合处理治疗方案。微生物病原体项目增加了巨细胞病毒项目，这样整个 TBS 系统中的病毒项目增加到 3 个，即单纯疱疹病毒、巨细胞病毒（有标记处）及人乳头状瘤病毒，前两者归入无上皮内病变和恶性改变，后者则列入上皮内病变和恶性改变中，反映了病毒损害所造成病变的属性。

生物性病原体（Organisms）

- 滴虫。
- 形态符合白念珠菌。
- 菌群失调提示细菌性阴道病。
- 形态上符合放线菌的细菌。
- 符合单纯疱疹病毒的细胞学改变。
- 符合巨细胞病毒的细胞学改变。

（马博文）

第五章　上皮细胞异常
——鳞状细胞病变

第一节　非典型鳞状细胞

一、未明确意义的非典型鳞状细胞

未明确意义的非典型鳞状细胞（Atypical squamous cell of undetermined significance，ASC-US）（图 5-1 ~ 图 5-6）。

【定义】 细胞的不正常特征显著多余炎症细胞的改变，但是数量和质量上够不上诊断上皮恶性病变，因为细胞在此阶段的改变可能反映一个良性或者潜在的癌变损害，但不能明确的分类，因此定义为意义不明确的非典型上皮细胞。

【诊断标准】

- 核面积为正常中层鳞状细胞核的 2.5 ~ 3.0 倍，约 35μm。
- 核质比轻度或中度增高（N/C）。
- 核轻度深染，染色质分布不均或核型不规则。
- 核异常，伴随胞质的强嗜橘黄色改变"非典型角化不全"。

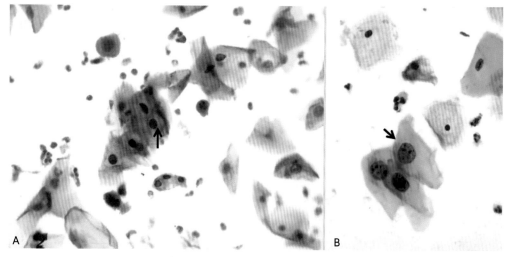

图 5-1　未明确意义的非典型鳞状细胞（ASC-US）

假性非典型角化细胞具有宽幅"核周晕"与墨炭状核（A.箭头）；这种假象下常能发现微生物,如滴虫等（A），而无微生物情况的核增大相当于中层细胞的 2.5 倍以上（B.箭头），但高核质比的问题细胞数量少,不足以直接诊断 HSIL。液基制片，Pap×400

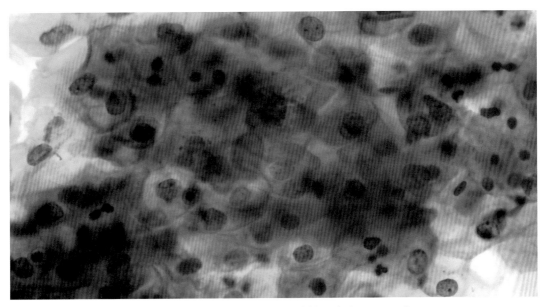

图 5-2 未明确意义的非典型鳞状细胞（ASC-US）

表层细胞的核增大位于重叠的细胞碎片中，少数红染胞质细胞的核固缩显示成熟，涂片中细胞数量少，不能确定 LSIL。液基制片，Pap×400

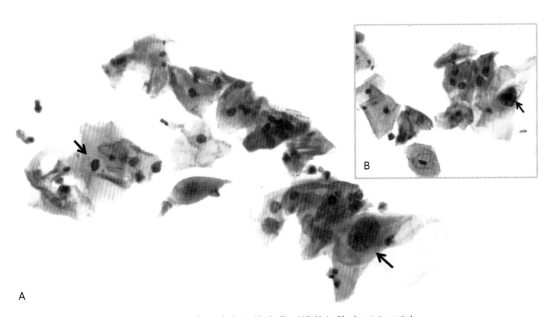

图 5-3 未明确意义的非典型鳞状细胞（ASC-US）

ASC-US 病例涂片中问题细胞量少，但其形态却是异常的，包括非典型角化细胞的核畸形、胞质嗜酸性与角化前细胞的核增大均是上皮内病变的形态特点，唯一的判读犹豫在于问题细胞的数量过少。液基制片，Pap×400

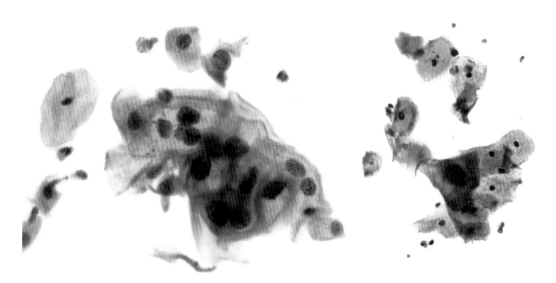

图 5-4 未明确意义的非典型鳞状细胞（ASC-US）

中层细胞或成熟型化生细胞的核增大，较正常表层鳞状细胞的核相比相当于 5 倍左右；沿核周围有宽幅 "核周晕"，可见有核沟，同样也是这样的细胞量过少而不能确认。液基制片，Pap×400

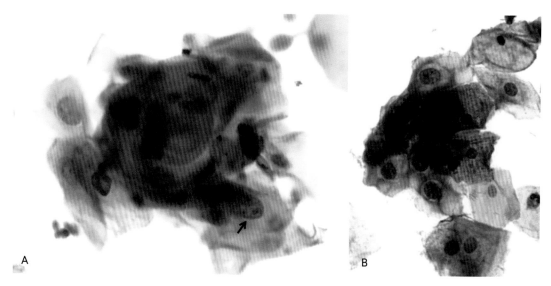

图 5-5 未明确意义的非典型鳞状细胞（ASC-US）

A. 异常细胞的胞质呈双嗜性，显示了其趋成熟型特点，可形成角化珠；B. 以核增大、宽幅 "核周晕" 和嗜酸性胞质为主要改变，但可发现中层细胞的核增大造成核质比升高，但不能直接确认为 HSIL。液基制片，Pap×400

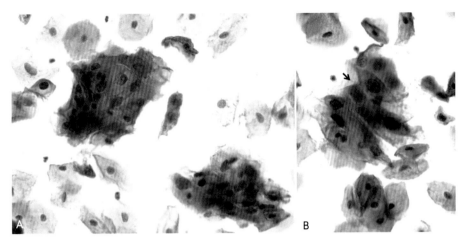

图 5-6　非典型角化不全 ASC-US

少量核增大的不完全角化细胞呈细胞碎片的形式出现在涂片中，细胞核呈固缩、核畸形、核染色深浅不一、有如墨炭状及胞质角化红染；以角化前中层细胞双嗜性胞质和核增大为特点。液基制片，Pap×400

【液基涂片】

- ASC-US 在传统涂片和液基涂片中表现相似。
- 在传统涂片中，细胞可能更大、更扁。

TBS-2014 确定了在 ASC-US 中，如果有证据能判断是 LSIL 而且无核质比细胞，则直接诊断 LSIL，而不必用 ASC-L 表达。自此 ASC-US 表达了更明确的信息，即不要漏掉可能的任何类似 HSIL 细胞表现，显示 ASC-US 中更重要的是对检出 HSIL 的侧重点。

二、不能除外高级别鳞状上皮内病变的非典型鳞状细胞

不能除外高级别鳞状上皮内病变的非典型鳞状细胞（Atypical squamous cells cannot exclude HSIL，ASC-H）（图 5-7 ～图 5-10）。

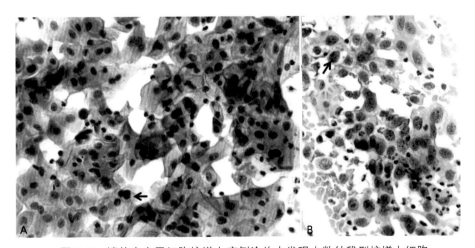

图 5-7　鳞状中表层细胞核增大病例涂片中发现少数幼稚型核增大细胞

在低级别病变中强调的是表层细胞的异型性容易被标本取到，也因此被发现（A），但不能忽视的是涂片中如观察到胞质量相对丰富，核质比在 1∶1 到 3∶1 以下的中层或底层细胞如被观察到，就不能用低级别或 ASC-US 来解释，此时 ASC-H 就是合适的诊断用语。直接涂片，Pap×400

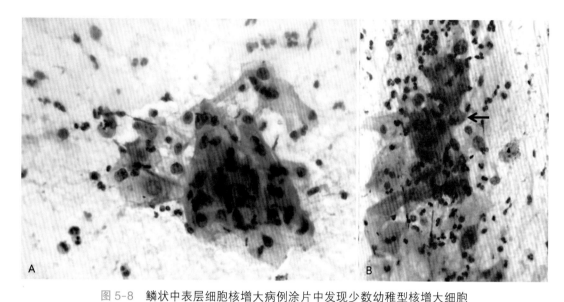

图 5-8　鳞状中表层细胞核增大病例涂片中发现少数幼稚型核增大细胞

　　表层细胞的核增大、核染色深浅不一与胞质角化红染是判断低级别病变的依据，但如发现幼稚型的高核质比和鳞状分化特点的细胞，则是诊断 ASC-H 的标准依据。直接涂片，Pap×400

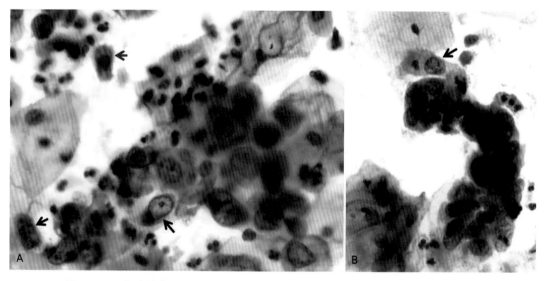

图 5-9　不能除外高级别鳞状上皮内病变（HSIL）的非典型鳞状细胞（ASC-H）

　　高核质比细胞出现在重叠的细胞碎片中（A. 黑色箭头），个别细胞虽小而胞质红染显示提前角化（A. 红色箭头），核呈空泡状，高度怀疑储备细胞非典型变化。少数具有类似柱状样细胞和胞质质感均匀，无颗粒样透光质感胞质，疑似鳞状细胞分化（B）。"问题"细胞数量少，不能确认 HSIL 诊断。液基制片，Pap×400

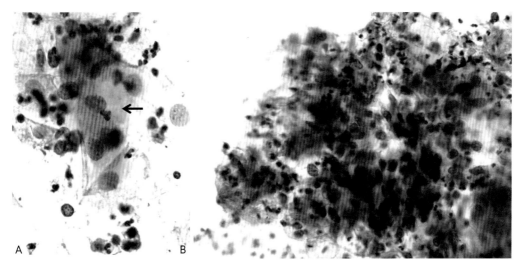

图 5-10　直接涂片细胞重叠处调焦发现幼稚型非典型细胞

核增大显著的视野比较容易发现（A），如果不继续仔细观察，就会漏掉这些涂片中厚的重叠的细胞群内的幼稚型非典型鳞状细胞（B），高倍镜下转动微调钮，可以发现这样的细胞群。直接涂片，Pap×400

【诊断标准】

• ASC-H 中，细胞常稀疏。

• 核／浆比高的小细胞：非典型（未成熟）化生。

• 细胞常单个出现，或呈少于 10 个细胞的小碎片：偶尔在常规涂片上，细胞可"成串"排列在黏液中。

• 细胞大小等同余化生细胞，其核较正常细胞核大 1.5 ~ 2.5 倍。

• 核浆比与 HSIL 接近。

• 在判断标本是符合 ASC-H 还是 HSIL 时，若出现核的异常如深染、染色质不规则、核型异常且灶性不规则，均更倾向于 HSIL。

• 密集成片型细胞如同微小活检，核极向消失或分辨不清。

• 胞质浓稠、多角形细胞，细胞小片的轮廓清晰锐利，一般考虑为鳞状细胞而不是腺细胞（子宫颈管）分化。

【液基涂片】

ASC-H 细胞非常小，仅为中性粒细胞的 2 ~ 3 倍。

TBS-2001 分级系统在几个基本的方面的解释方面与 TBS-1991 有所区别，特别关注于意义不明结果的报告。第一，"非典型鳞状细胞"现被分为"不明确意义的（ASC-US）"或"不能除外 HSIL 的（ASC-H）"。保留"不明意义的"是为了强调某些 ASC-US 与潜在的 CIN Ⅱ 或 CIN Ⅲ 有关。第二，ASC 不是一个排除性的诊断；所有 ASC 被认为是 SIL，内容见第一章第二节。TBS-2014 则强调从 ASC-US 与 ASC-H 中检出 HSIL 的意义。

三、低级别鳞状上皮内病变

低级别鳞状上皮内病变（Low-grade squanous intraepithelisl lesion，LSIL）（图 5-11 ~图 5-22）。

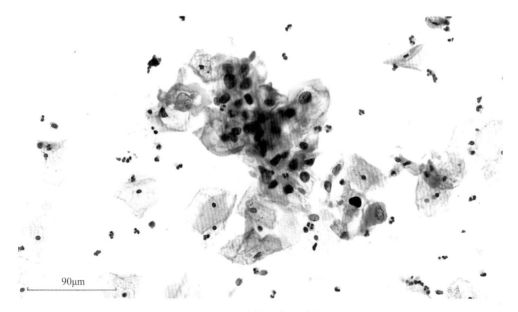

图 5-11　低级别鳞状上皮内病变（LSIL）

表层细胞核增大与大小不一，核深染和深浅不一，胞质内挖空形成"挖空细胞"，胞质染双嗜性，上述细胞均发生在中、表层细胞内。液基制片，Pap 染色 ×200

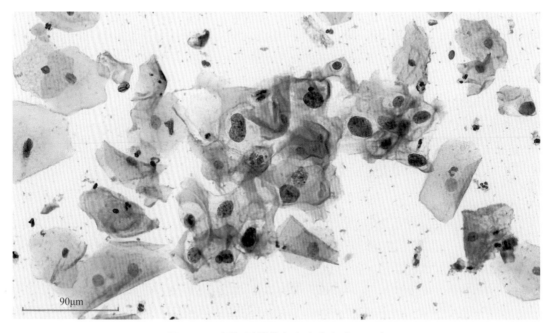

图 5-12　低级别鳞状上皮内病变（LSIL）

挖空细胞的核增大，表现为非典型性变化，与相邻的同层细胞相比有明显的不同。液基制片，Pap 染色 ×400

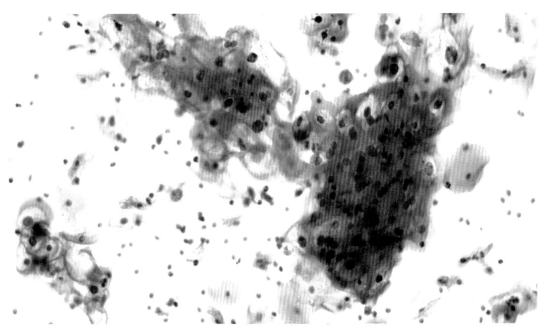

图 5-13　低级别鳞状上皮内病变（LSIL）

大量的角化型成熟的挖空细胞，核大小不一，单核或者双核，胞质显示明显的红染。液基制片，Pap×200

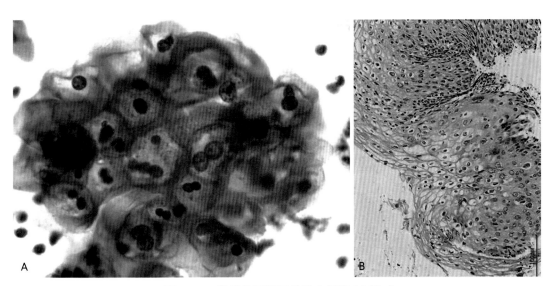

图 5-14　异型性不明显的挖空细胞（LSIL）

双核挖空细胞显著增多是 LSIL 的典型表现，这些细胞的核增大和异型性较明显（A）；组织学则显示表层细胞的"渔网状破坏"与基底细胞核密度增加。液基制片，A.Pap×400；B.HE×200

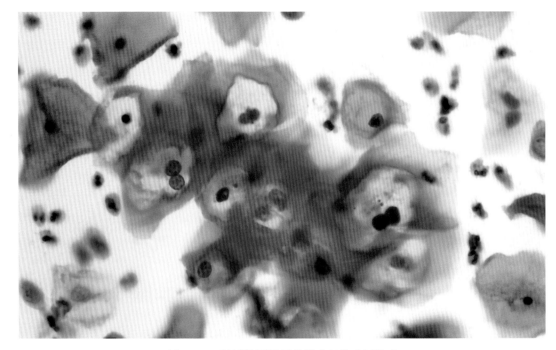

图 5-15　异型性不明显的挖空细胞（LSIL）

　　角化型成熟的挖空细胞胞质过度角化红染，核有一定的固缩，体积变小，似为良性，但双核细胞的出现和深浅不一，胞质中挖空不彻底不规则的现象，仍然提示为 LSIL。液基制片，Pap×400

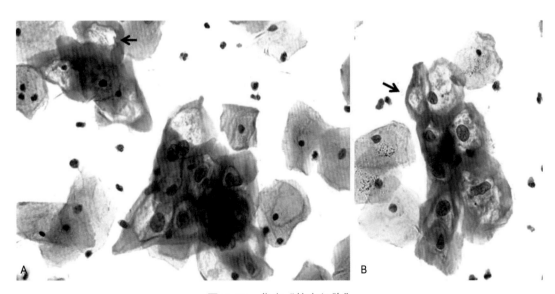

图 5-16　化生"挖空细胞"

　　中层、表层的成熟型化生细胞可出现"挖空细胞"，其"挖空"的"不彻底"：颗粒样胞质感或在核与胞质边缘（深色未"挖空"部分）形成"搭桥"（B.箭头）。少数"挖空细胞"趋成熟化呈双嗜性，出现核固缩甚或"空穴化"——无核"挖空细胞"（A.箭头）。液基涂片，Pap×400

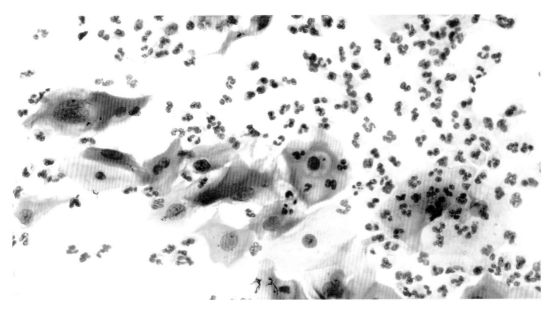

图 5-17 表层细胞具有核增大异型性改变的 LSIL 病例

非典型鳞状细胞发生在表层细胞，核增大明显，巨核异常细胞发生在表层细胞，胞质强嗜酸性染为橙红色，虽然挖空细胞不明显，仍然为 LSIL。直接涂片，Pap×200

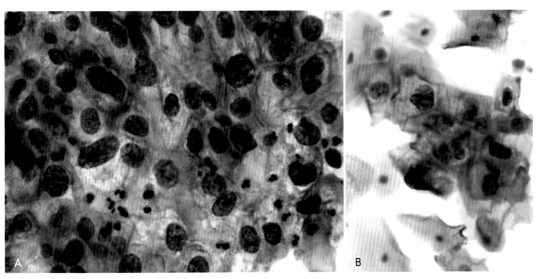

图 5-18 异型性明显的 LSIL

A. LSIL 发生在细胞碎片中，细胞界限可能不会很清楚，但胞质丰富，核间距大小不等，核增大和异型性很明显，不规则宽幅"核周晕"，胞质具有双嗜性；B. 小的碎片中核周"挖空"已经显露。液基制片，Pap×400

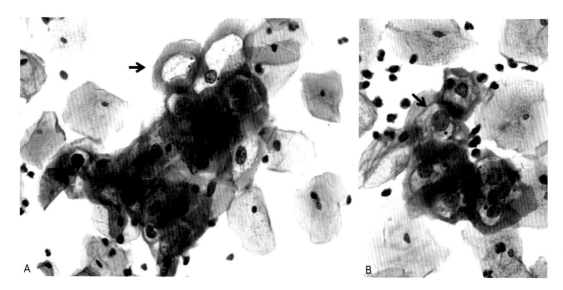

图 5-19　细胞数量少但符合 LSIL 的病例

挖空细胞异型性表现在中、表层细胞核增大显饱满（B. 箭头），开始出现"空穴细胞"（A. 箭头）。细胞碎片由挖空细胞构成（A、B），是 HPV 感染所形成的典型成熟型病变细胞出现的最典型特点。液基制片，Pap×400

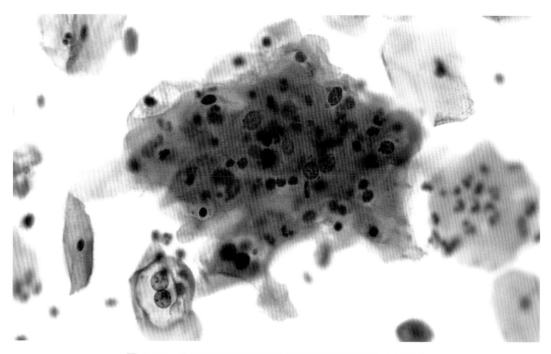

图 5-20　中层或表层过度角化的异型性鳞状细胞（LSIL）

非典型角化的碎片中细胞核的大小不一和深浅不一，伴有或者不伴有少许挖空细胞均可以确认为 LSIL，发现非典型角化碎片是很容易判读有问题涂片的观察点。液基制片，Pap×400

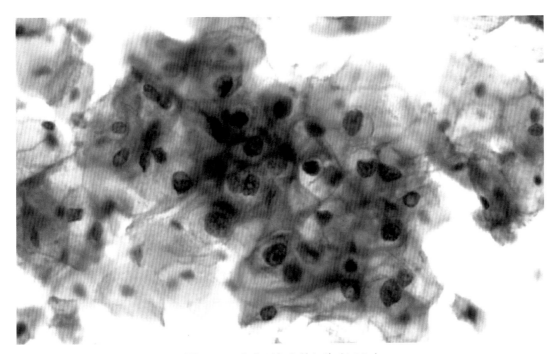

图 5-21　非典型角化前细胞（LSIL）

　　明显的非典型核变化发生在角化前细胞中，核周具有不规则宽幅核周晕，可能为挖空的初期形态，胞质表现为双嗜性，可以确认为 LSIL。液基制片，Pap×400

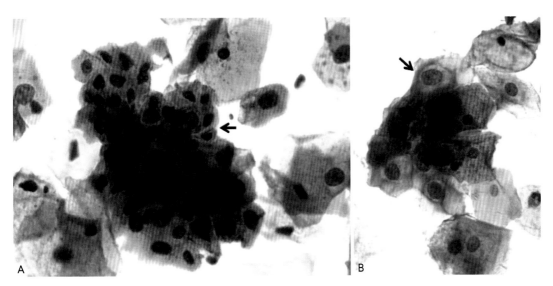

图 5-22　非典型角化细胞的中层细胞

　　A. 非典型角化细胞是诊断低级别病变的依据之一，细胞的体积处于中层细胞，明显的变化是角化红染的胞质和核膜不规整的墨炭状核；B. 与 HPV 感染的初期表现即宽幅"核周晕"细胞相比其核增大虽不如后者，但核的增长很明显，细胞密集处核质比疑似增大，虽然 A 图可判读为 LSIL，而 B 图则宜判断为 ASC-US。液基制片，Pap×400

【诊断标准】

- 细胞散在或成片分布。
- 核畸形一般出现在成熟细胞或表层细胞中。
- 核增大，至少 3 倍于正常中层细胞核，核浆比也增大。
- 核大小、形状不一不易见到。
- 常见双核或者单核。
- 染色质增粗、深染，但分布规则，若感染 HPV 病毒则可能出现变性或呈聚集且分布不均。
- 核仁不见或少见。
- 核膜清晰可见，伴有轻度不规则，也可因染色质呈絮状分布而完全看不清。
- 细胞边界很清楚。
- 部分细胞因过度角化而胞质染橘黄色，双嗜色性很明显，而且这部分的细胞核有异型性。

观察到单个细胞境界清楚，明显的核周空穴及近细胞膜处胞质深染的细胞，还必须具备核的异型性才能诊断为 LSIL，仅是核周空穴，而无核的异型性，则没有足够证据下诊断。

挖空细胞非典型性（Koilocytotic atypia）是一种细胞学改变的汇集，包括细胞核大小形状的变化，核皱缩深染，双核或多核及宽幅核周空晕。核周空晕形状不同，在挖空细胞内常有一个明显的核周透明带，周围有较致密的胞质凝聚。由 Koss 首先提出，组织学上，由于经历多次的脱水过程而致使挖空部位缺损性胞质内的物质消失而表现为仅仅是轮廓性的渔网状改变，这也可能是组织病理学家容易忽略表层细胞的原因之一。低级别鳞状上皮内病变（Low grade squamous intraepithelial lesion, LSIL）则包含了非典型增生的成熟型鳞状细胞、角化不良细胞和挖空细胞，构成了诊断 LSIL 的要素。挖空细胞的发生与发展过程是 HPV 所致的重要形态学过程之一。具有从幼稚期的形态学的活跃性增生但异型性不足或不易辨识（图 5-23）；至中、表层细胞（包括成熟型化生细胞）出现宽幅或不规则"核周晕"，这些细胞的核增大或出现胞质内包涵体（图 5-23，图 5-24A～F）；细胞继续成熟形成典型挖空细胞，核增大、双核细胞增多及挖空细胞胞质角化红染（图 5-24G～J）；部分挖空细胞出现核固缩、核淡染与核消失，直至细胞死亡，形成"空穴细胞"（图 5-24I、J），逐渐淡染，遗留角化物的有形痕迹（图 5-24J）。

【鉴别诊断】 微生物所致的假异型性改变：微生物所致的细胞破坏——"核周晕"（图 5-25），偶见不规则宽幅"核周晕"，与 LSIL 所见的初期挖空所形成的宽幅"核周晕"的不同点在于后者核增大的幅度达到非典型性。同时在微生物所致的"核周晕"变化病例中可以发现微生物的病原体形态，这是两者的重要不同。

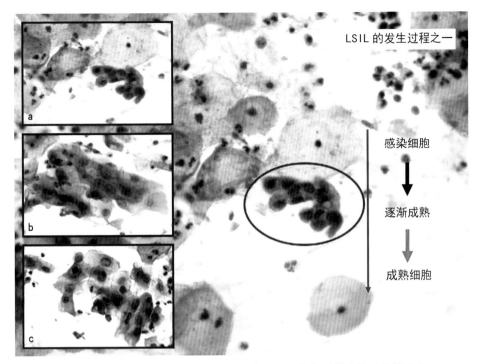

图 5-23　低级别上皮内病变的发生过程——非典型增生的形态学变化

　　HPV 感染的细胞由储备细胞开始，随即开始幼稚型鳞状化生，在此阶段的细胞不易被过多取到，其异型性特点也不明显甚或辨认困难（a）；同一标本中发现的中、表层细胞随着发育过程而逐渐发生异型性特点：核增大（b）、核深染、核畸形及双嗜性胞质（c）。图像由同一涂片内彩图合成，直接涂片，Pap×400

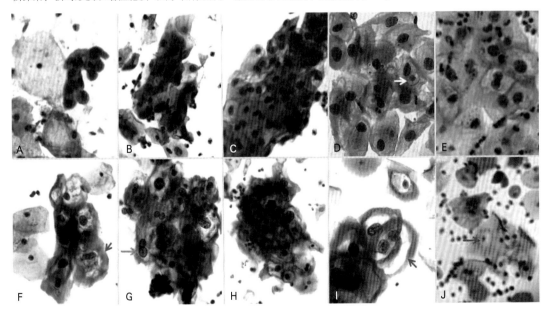

图 5-24　低级别上皮内病变的发生过程——非典型"挖空细胞"的形态学谱系变化

　　A、B、C. 由幼稚的基底细胞到中层大小的细胞开始具有核增大的异型性变化，但异型性变化可能因为轻度而被忽视，此时一般见不到"挖空"的典型变化；D、E. 成熟型鳞状细胞发生宽幅"核周晕"、核增大及少见的胞质内包涵体（D，箭头）；F、G、H. 出现化生型（F，箭头）或成熟型"挖空细胞"、双核细胞增多（G、H，箭头），逐渐胞质角化红染；I、J. "空穴细胞"（I，箭头，无核挖空细胞）逐渐胞质过度角化，核固缩、淡染直至受感染细胞死亡（J，箭头）。图像由不同病例的涂片采集图像合成，液基制片，染色与放大倍数均相同，Pap×400

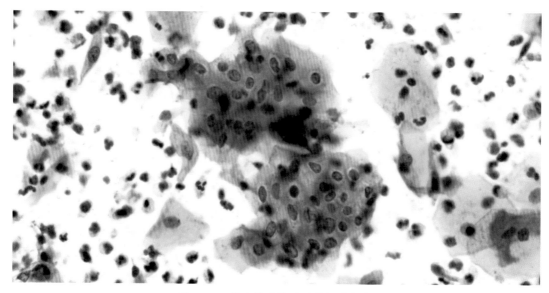

图 5-25　微生物感染导致的细胞损害

　　"核周晕"常发生在微生物感染的上皮细胞变化中，其核略有增大深染但不如 LSIL 细胞的核变化，胞质可以有双嗜性，为阴性改变，可以作为寻找病原体形态的提示。液基制片，Pap×400

四、高级别鳞状上皮内病变

　　高级别鳞状上皮内病变（High-grade squamous intraepithelial lesion，HSIL）（图 5-26 ～图 5-36）。

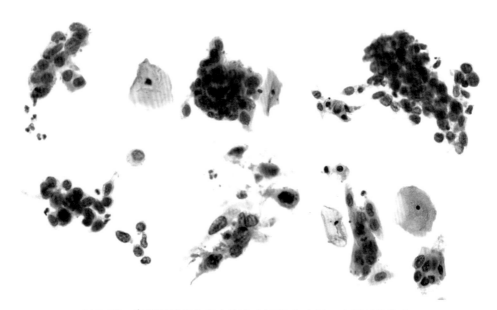

图 5-26　高级别鳞状上皮内病变（HSIL）病例 6 个视野的集中图

　　HSIL 发生在幼稚型细胞，包括高核浆比及胞质略宽的化生型中层以下的细胞，这些细胞胞质稀少，高核质比，小簇样分布。核嗜强碱性，偶见部分细胞的胞质嗜酸性红染，而其他正常部位的表层细胞表现为正常。液基制片，Pap×400

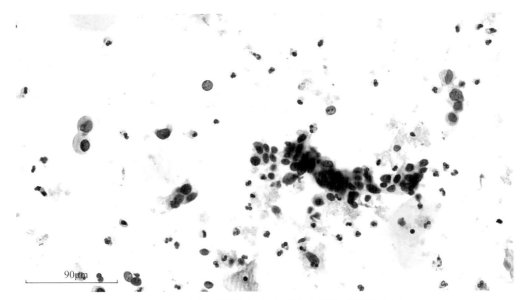

图 5-27　高级别鳞状上皮内病变小簇状或散在分布

　　小簇状或散在分布的、核具有异型性的、胞质稀少和高核浆比形成 HSIL 基本表现，其细胞具有单一性，基本无多形性特点，背景大多较清晰。液基制片，Pap 染色

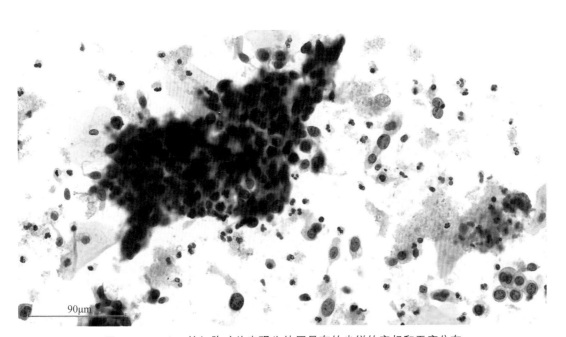

图 5-28　HSIL 的细胞碎片表现为外周具有的尖锐的突起和无序分布

　　细胞碎片排列方式和极性紊乱，外周边缘不规则，并见游离出的单个高核质比细胞。液基制片，Pap 染色

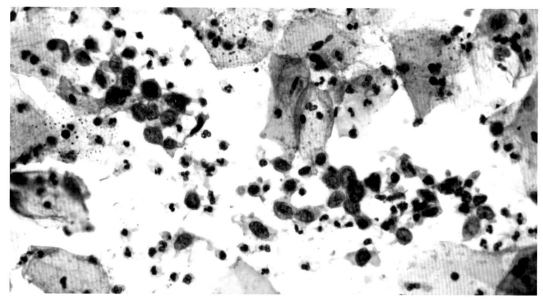

图 5-29　松散分布的高级别鳞状上皮内病变细胞

　　散在或小簇状分布的高核质比细胞，细胞体积小，与成熟型鳞状细胞相比差别很大，细胞缺乏多形性，以单一的小圆形单个幼稚型细胞为主要成分。组织学结果原位癌。直接涂片，Pap×400

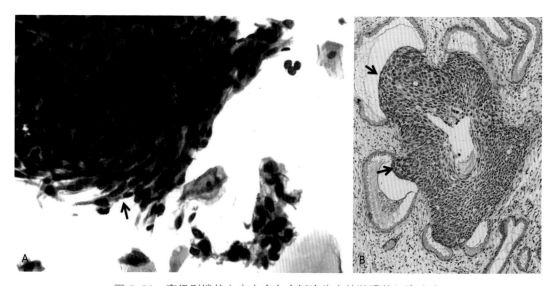

图 5-30　高级别鳞状上皮内病变病例涂片内的漩涡状细胞碎片

　　螺旋状或漩涡状 HSIL 细胞集群（A），细胞呈梭形包裹样，具有方向性，箭头所指为表层部细胞，为鳞状分化的特点之一；小的碎片则少见有方向性排列；组织学所见为直立式梭形细胞至表层出现倒伏状角化细胞（B，箭头）。液基制片，Pap×400

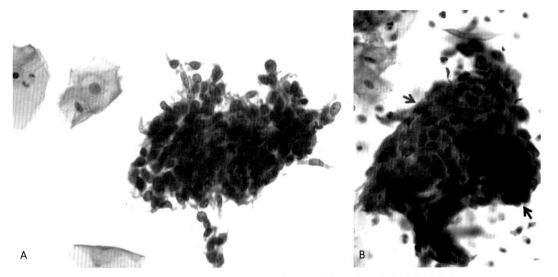

图 5-31　排列紊乱的小簇状碎片为高级别鳞状上皮内病变的典型特点

　　小的细胞碎片呈不规则的无极性排列的特点（A），细胞大多为小梭形，背景清晰。有些细胞碎片显示了组织学上的片段结构，表面细胞疏松呈"倒伏样"（B，红色箭头），其下方的细胞为嗜碱性的密集深染细胞呈"乳突样"是为基底部细胞（B，黑色箭头）。液基制片，Pap×400

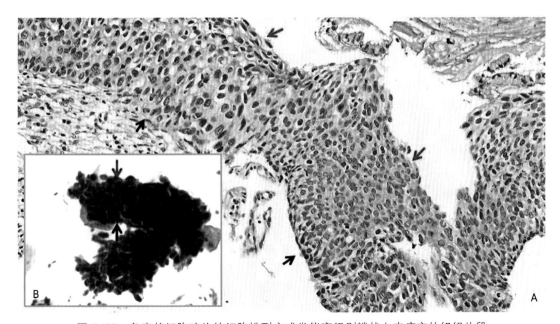

图 5-32　条索状细胞碎片的细胞排列方式类似高级别鳞状上皮病变的组织片段

　　部分条索状集群细胞碎片显示出 HSIL 在组织学上排列方式（A）的片段，甚至表现为表面的细胞平铺状（B，红色箭头）而底层细胞具有直立方向性特点（B，黑色箭头）。A. 组织切片，HE×200；B. 液基制片，Pap×400

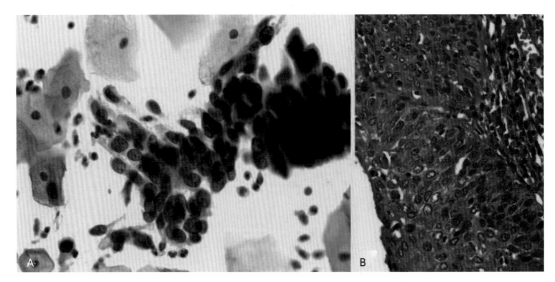

图 5-33　高级别鳞状上皮内病变细胞具有方向性

小簇状或丛状分布细胞表现为直立的方向性（A），与组织学相似（B）并有散在或游离的单个高核质比细胞。液基制片，Pap×400

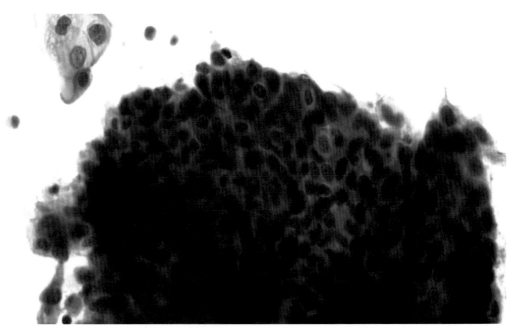

图 5-34　集群方式出现的 HSIL 碎片边缘部不整

细胞碎片的局部显示出不整齐不规则、细胞密集和胞质轮廓细胞呈鳞状分化（核拉长、核位居中、边缘处细胞轮廓、无蜂窝状排列特点等）的胞质等特点。液基制片，Pap×400

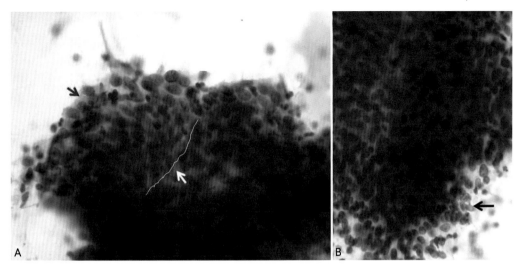

图 5-35　显示鳞状分化结构的 HSIL 细胞碎片

　　高级别病变的细胞碎片显示出鳞状分化的特点：核间距大细胞疏松处为表面部（A，红色箭头），细胞密集处为基底部（A，白色箭头所指细白线带）。细胞碎片的外周细胞缺乏整齐排列而呈零乱状（B，黑色箭头）。液基制片，Pap×400

【诊断标准】

- 病变细胞体积小于 LSIL 细胞且较幼稚。
- 细胞散在，成片、合体或聚集分布。
- 核深染的细胞簇团应认真评价（图 5-30 ~ 图 5-35）。
- 核异型绝大部分存在于未成熟的细胞中，如花边状，淡染或致密化生型胞质的细胞中，偶见胞质是"成熟"和重度角化的。
- 核增大的范围同低级别病变，但胞质变得更少，从而导致显著的核质比增加，但在核质比高的细胞中核增大实际上小于低级别病变的表层成熟细胞的异常细胞。
- 染色质增粗明显，可呈细致或粗颗粒状均匀分布。
- 核仁不常见。偶见核仁的情况常出现于 HSIL 累及腺体时。
- 核边界是不规则的，核轮廓很不规则并常有明显的内凹或核沟。

【液基涂片】

- 异常细胞当散在比成片和合体样排列多见。
- 异常细胞较少。
- 少见染色极深如墨炭状的深染核，这一点不同于 LSIL 或 SCC 的细胞。
- 高核浆比。
- 核膜不规则。

　　高级别鳞状上皮内病变细胞的胞质是"未成熟型"，为淡染或致密的化生型胞质，细胞为圆形，总体上 HSIL 细胞体积要比 LSIL 要小。而正是这个定义解释了原位癌的定义（只有全层上皮均为未分化细胞所取代且无浸润的疾病）中的"未分化细胞"一词的含义，形成了细胞学与组织学接轨执行同一形态学标准的可对照性。这个术语由 Koss 于 1988 年提出，包含了不同程度高级别病变即 CIN Ⅱ 与 CIN Ⅲ 的形态学及其意义。

【鉴别诊断】 虽然 HSIL 细胞为"未成熟型",有可能出现胞质较丰富的旁基底细胞甚至中层细胞样的化生细胞,这是由于其包含了 CIN Ⅱ 状态下出现的胞质量相对丰富的中层细胞,甚至在 CIN Ⅲ 也可有少数这样的细胞,这恰恰符合高级别病变发生的谱系过程。TBS 用语 HSIL 是一个包含有 CIN Ⅱ 与 CIN Ⅲ 两个病理学实体,说明细胞学在两者的区分上有一定难度,也不易掌握,但两者的临床诊治处理上是一致的,属于上皮内病变的中或高级别范围,即可以包容。

在高级别病变过程中,可有少数细胞的退化变性改变,主要为胞质消失而形成裸核(图 5-36),与其前体的高级别病变细胞的分布相同,以小簇状类似气球样细胞碎片为主,散在者很少。与退变的子宫内膜细胞相比,核的染色很深与高级别病变的高核质比的细胞核相同,核内有染色质的点状聚集。退变的子宫内膜细胞核体积更小,核染色质淡染,在涂片中若出现数量较多。

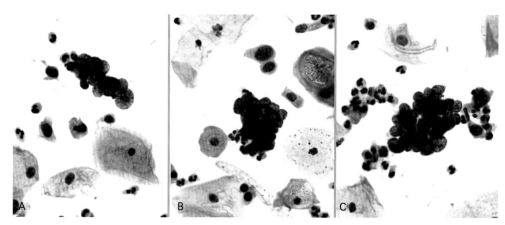

图 5-36　高级别鳞状上皮内病变中的"气球样裸核"

在高级别病变涂片中除了有胞质的高核质比的 HSIL 细胞,有时也可以发现裸核细胞,以小簇状堆积样出现,类似气球群升空相,称之为"气球样裸核"。其实质为高级别病变细胞发生退变而形成。液基制片,Pap×400

第二节　鳞状细胞癌

一、疑侵袭性癌的高级别鳞状上皮内病变

疑侵袭性癌的高级别鳞状上皮内病变(With features suspicious for invasion, if invasion is suspected)(图 5-37～图 5-39)。

【诊断标准】

· 极少数 HSIL 很难与侵袭性癌区分,常出现在多形性明显的 HSIL,伴有角化。

· HSIL 伴有肿瘤性素质(背景中出血、坏死或颗粒状蛋白质性残留物)。

· HSIL 累及腺体可伴有局灶性上皮细胞坏死和小核仁,但背景干净,无裂解的红细胞和炎细胞。

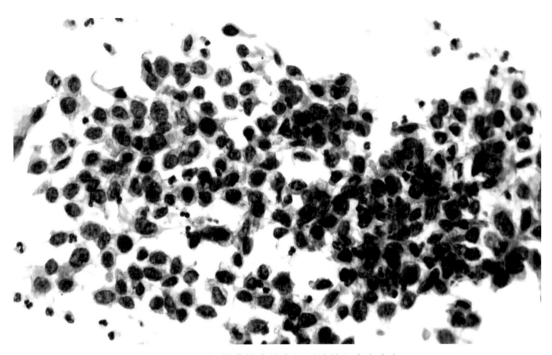

图 5-37　疑侵袭性癌的高级别鳞状上皮内病变

松散分布的大片高核质比细胞，胞质虽为幼稚型，但细胞出现多形性：小圆形、小梭形及小蝌蚪状细胞等，偶见有核分裂象及坏死。鳞状细胞癌早期浸润病例，直接制片，Pap×400

图 5-38　疑侵袭性癌的高级别鳞状上皮内病变

多形性的类 HSIL 细胞异型性特点明显，细胞虽小但很怪异，可见裸核和少许坏死所形成的"伪影细胞"。液基制片，Pap×400

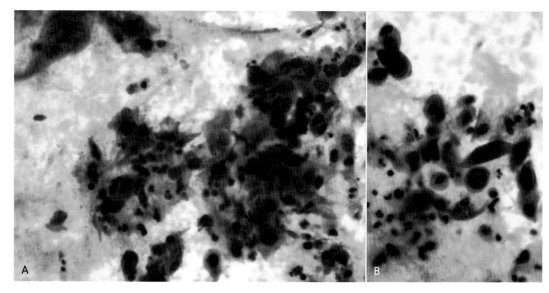

图 5-39　疑似小细胞性角化型鳞状细胞癌

肿瘤性素质背景中见体积小但明显鳞状分化的癌细胞（A），未成熟细胞高核质比（B），成熟型细胞角化红染，显示多形性混合和成熟度不同等特点。Pap×400

二、鳞状细胞癌

鳞状细胞癌（Squamous cell carcinoma，SCC）。

【定义】 向鳞状细胞分化的恶性侵袭性肿瘤。

【诊断标准】

1. 角化型鳞状细胞癌（Keratinizing squmous cell carcinoma）（图 5-40 ～图 5-43）

- 细胞多散在，成团聚集不多。
- 癌细胞大小、形状不同，有梭形细胞、蝌蚪状细胞等，其胞质多为深染的橘红色。
- 癌细胞核在大小和特征上很容易辨认，其中包括大量不透光的核（墨炭状核）。
- 染色质呈粗颗粒状，分布不规则，有透亮的旁染色质。
- 巨核仁也能见到，但不如非角化型中多。
- 核异型性明显的角化过度细胞，具有多形性。
- 见到肿瘤性素质，出血溶血背景。

2. 非角化型鳞状细胞癌（Nonkeratinizing squamous cell carcinoma）（图 5-44 ～图 5-56）

- 细胞单个散在或为聚集界限不清的合体样细胞群。
- 细胞体积比许多 HSIL 的细胞小，并具有 HSIL 的大多数特点。
- 细胞核染色质呈粗块状，分布很不均匀。
- 由核溶解造成的碎片和陈旧性出血构成肿瘤性背景。
- 大细胞型非角化型鳞状细胞癌可显示：嗜碱性胞质，大而显著的核仁。
- 多见肿瘤性素质，背景中见出血、溶血及炎细胞。

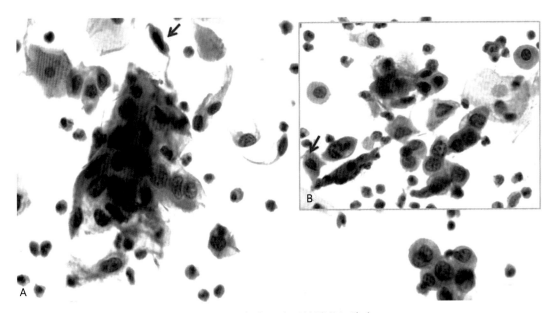

图 5-40 角化型多形性鳞状细胞癌

鳞状细胞癌的癌细胞多形性改变，细胞从幼稚均存在于同一标本中，直至不同步完全角化红染，其中的异型癌细胞为高级别病变所无。成熟型角化癌细胞可见（A、B.红色箭头）。大部分有胞质癌细胞的核质比相对对比高级别病变低。液基制片，Pap×400

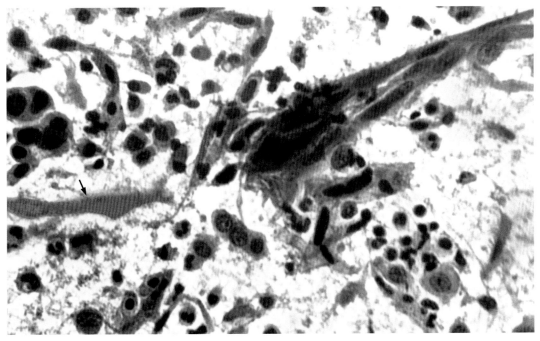

图 5-41 角化型鳞状细胞癌

细胞具有多形性，幼稚与成熟细胞混合但以成熟细胞为主，表现为胞质的高度角化染为橘红色或深伊红色。背景具有癌性素质：坏死所产生的"伪影细胞"（箭头）及其分解的纤维素样蛋白质颗粒状物质。直接涂片，Pap×400

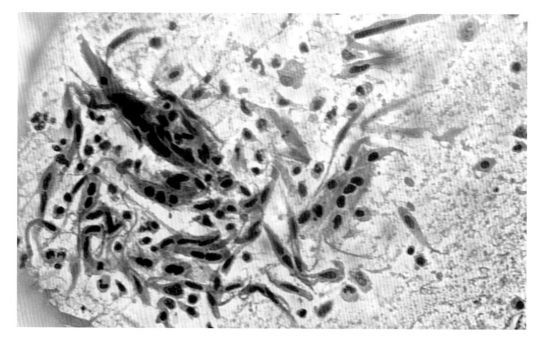

图 5-42　角化型鳞状细胞癌

多量的角化型纤维形细胞是典型的角化型鳞状细胞癌的特征性表现，伴有溶血和坏死等癌性素质。直接涂片，Pap×400

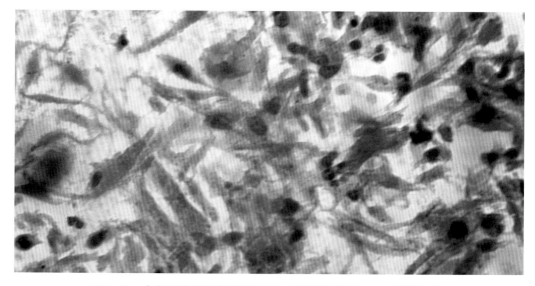

图 5-43　角化型鳞状细胞癌细胞死亡后遗留的痕迹——"伪影细胞"

大量的鳞状细胞癌细胞坏死，遗留有坏死后所形成的"伪影细胞"，大多数无核，有核细胞数量极少，在组织学上被称为凝固性坏死。直接涂片，Pap×400

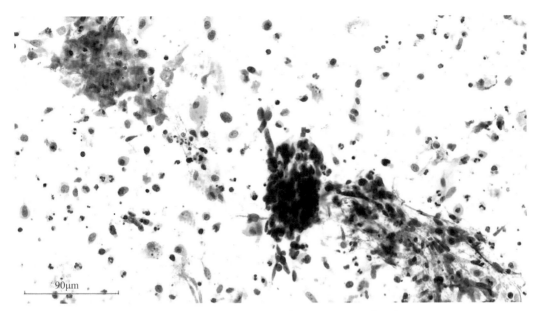

图 5-44　非角化型鳞状细胞癌（模拟涂片截图）

大量的满视野多形性异型细胞，细胞体积小，以嗜碱性癌细胞为主，可有少量的角化型癌细胞和红染的坏死遗留物。液基制片，Pap×400

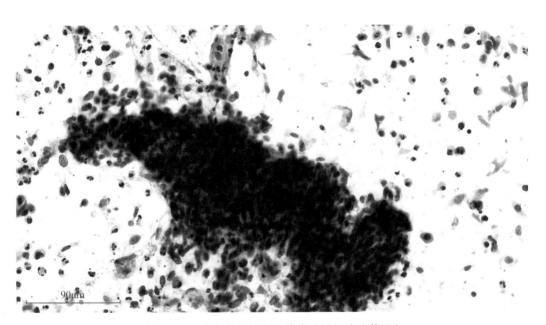

图 5-45　非角化型鳞状细胞癌（模拟涂片截图）

散在的嗜碱性蓝染或嗜酸性红染的癌细胞及其坏死背景中见较大的具有组织结构特点的鳞状细胞癌碎片。液基制片，Pap×400

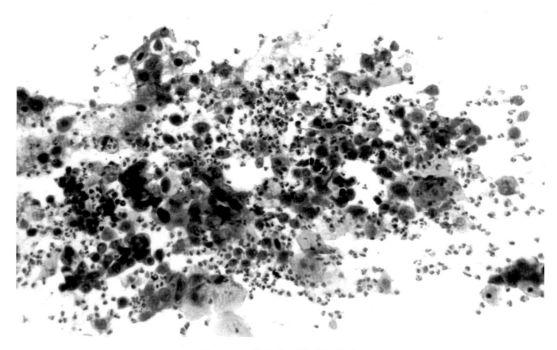

图 5-46　非角化型鳞状细胞癌

散在分布的以单一性嗜碱性细胞为主的非角化型鳞状细胞癌,其体积小,可见胞质为橙红色癌细胞。液基制片,Pap×400

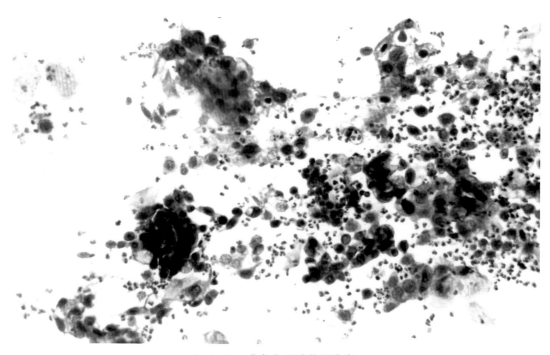

图 5-47　非角化型鳞状细胞癌

小细胞鳞状细胞癌体积小、胞质稀少与嗜碱性,出现少许角化型癌细胞,胞质染为橙红色,可见核固缩或不透光的核。液基制片,Pap×400

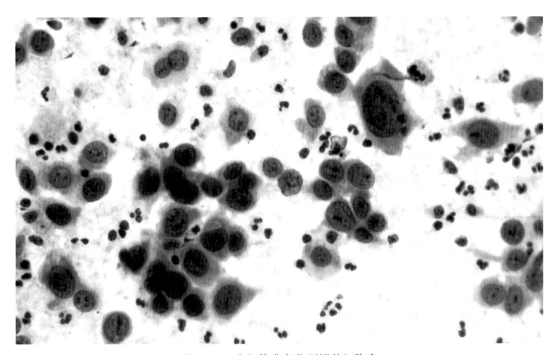

图 5-48　大细胞非角化型鳞状细胞癌

　　体积较大的多边形非角化型鳞状细胞癌癌细胞大小不一，核增大，核染色质粗糙，可见核内有明显的核仁，背景中散布有纤维素样蛋白质颗粒样物质。液基制片，Pap×400

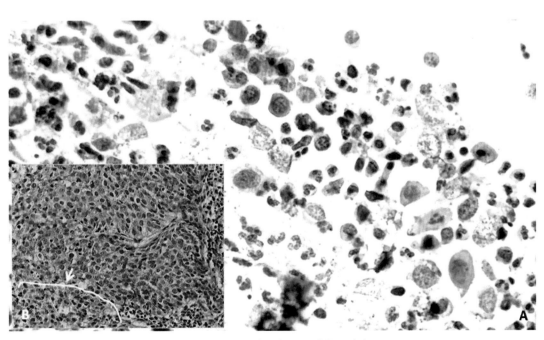

图 5-49　小细胞非角化型鳞状细胞癌

　　胞质稀少类似高核浆比小圆形或小梭形癌细胞伴有大量凋亡、坏死和炎细胞，细胞体积很小，染色深浅不一，更小的细胞具有不透光的核染色质为凋亡的癌细胞（A）；组织学所见坏死区域的癌细胞体积小、核固缩和墨炭状核等（B，箭头所指白色弧线以内区域）与细胞学相同。液基制片，Pap×400

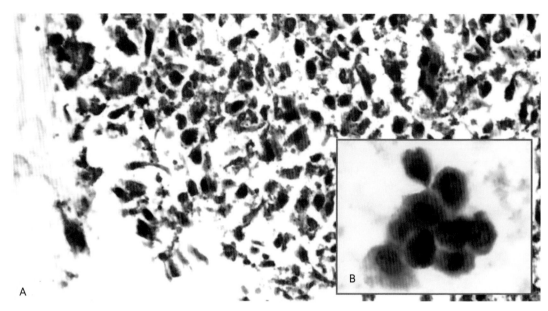

图 5-50   组织学切片坏死区分散的小细胞角化型癌细胞

（A）与细胞学涂片中所见的癌细胞在外形上一致，但在嗜酸性程度上不同（B），细胞学标本巴氏染色在区分上有优势。A.HE×400；B.Pap×400

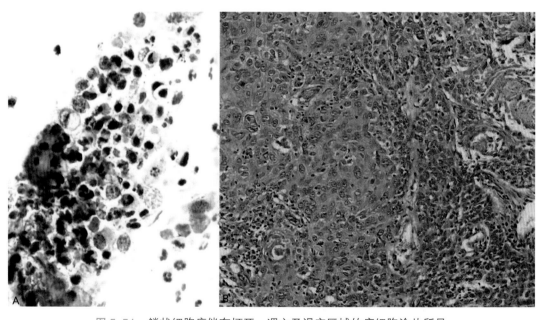

图 5-51   鳞状细胞癌伴有坏死、凋亡及退变区域的癌细胞涂片所见

癌细胞体积小，但形态各异，具有细胞"封入"（包含）、小梭形及三角形等不规整的外形（A），组织学未切到坏死与凋亡区域（B）。A.液基制片，Pap×400；B.HE×400

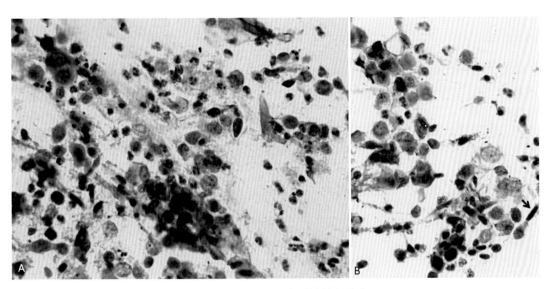

图 5-52　小圆形细胞型鳞状细胞癌

　　细胞以小圆形为主，兼有小梭形，细胞量很丰富。细胞呈退变而淡染，与凋亡的墨炭状核细胞形成深浅不一的对比。液基制片，Pap×400

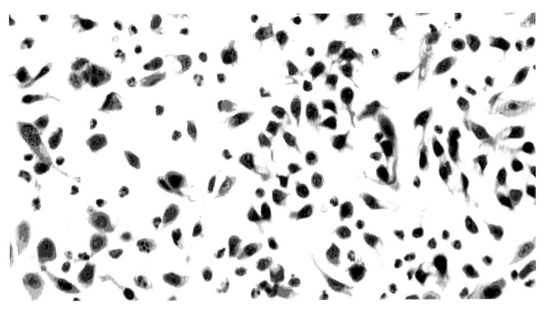

图 5-53　小梭形细胞型鳞状细胞癌

　　以小梭形为主的癌细胞呈散在分布，背景"干净"，这样的情况在直接涂片中很少见，在液基涂片中可见到。胞质一般嗜碱性蓝染，偶见有红染"角化的癌细胞"与核崩解的细胞。这是一种分化很差且容易转移的鳞状细胞癌类型。液基制片，Pap×400

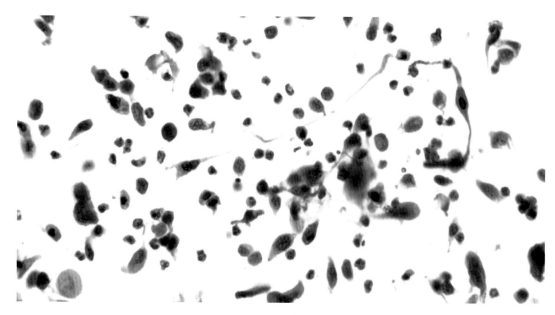

图 5-54　小梭形细胞型鳞状细胞癌

以小梭形细胞为主的鳞状细胞癌细胞中，观察到体积小的纤维形癌细胞，其胞质红染角化与核墨炭化。另见小圆形或椭圆形癌细胞，其胞质很少或呈裸核，后者小梭形癌细胞的退变形式。液基制片，Pap×400

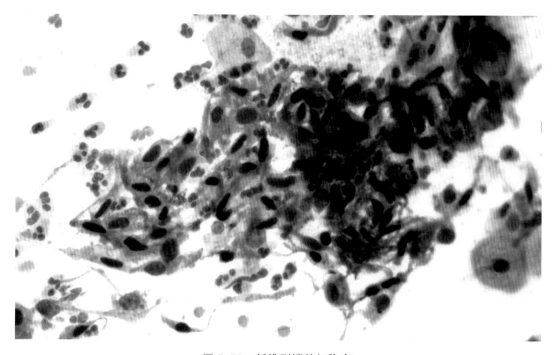

图 5-55　纤维型鳞状细胞癌

以纤维型为主的鳞状细胞癌癌细胞，体积较小梭形细胞稍大，墨炭状核，胞质嗜碱性。这种细胞是角化纤维型癌细胞的前体，常与其他类型的癌细胞混存，涂片中在正常的鳞状细胞之间以小簇状分布，很容易被漏诊。直接涂片，Pap×400

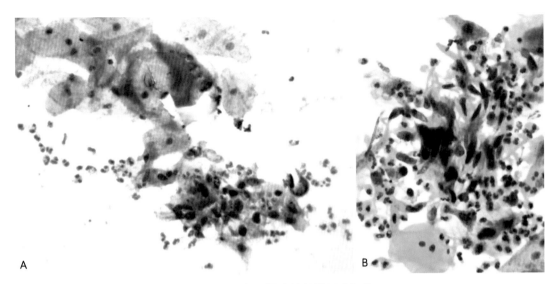

图 5-56　容易漏诊的纤维型癌细胞

　　在正常鳞状细胞中见有一小簇墨炭状核的小体积癌细胞，呈多边形和梭形，涂片中如数量少时很有可能被忽视或漏诊。液基制片，A.Pap×200、B.Pap×400

　　【分类】　在癌组织类型上所谓"角化型"或"非角化型"的分类与细胞学中所见的阶段性或抽样性形态学特点有不同的认识。从理论上所有鳞状细胞或鳞状细胞癌的癌细胞在早期始发时均应该是未分化或幼稚型的细胞，从细胞遗传学上每个未成熟细胞均有向成熟转化的可能性，只是因干扰因素而有一个成熟早晚的次序问题。病因造成细胞的趋成熟或提前成熟，也是循此规律而进行。成熟鳞状细胞在形态学上被描述为胞质的角化或红染。在某个时点上应该具有不同的成熟度，并不代表细胞不能成熟（图 5-57 ～图 5-61）。因此角化红染并不代表角化型或非角化型鳞状细胞癌细胞的类型是一成不变的。由于这个过程是有一定的时间性的，就造成巴氏染色染为淡绿色或淡紫红色的角化样外形但不红染或染为橘红色，不完全或完全角化时，细胞胞质应该为红色或橘红色。巴氏染色是一个能染出成熟程度的染色，完全能够染出同一病变中的细胞不同成熟度的表达效果。因此不能用角化与否来代表细胞的分化好坏或疗效评价，临床医师经常被"分化好的疗效好、分化差的疗效差"与实际情况不一致而困惑。细胞学医师需要与临床医师在这一点上多交流，以增加认识。细胞学上增加了以小细胞或大细胞为描述鳞状细胞癌细胞的客观指标，即如果某一时点的角化型或非角化型鳞状细胞癌，可以分别分为小细胞型或大细胞型 2 种，那么就有了以下分类：

　　（1）角化型鳞状细胞癌

　　①小细胞型。

　　②大细胞型。

　　（2）非角化型鳞状细胞癌

　　①小细胞型。

　　②大细胞型。

　　这样分类即具有客观性又具有实用性，细胞的大小在及时固定和染色好的标本中很容

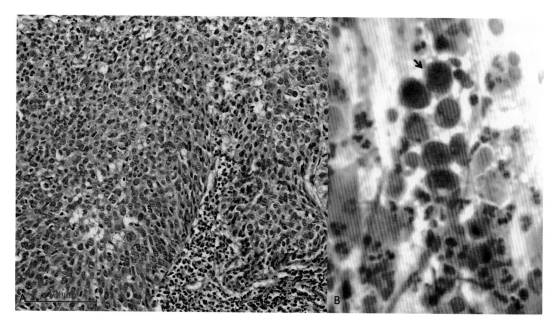

图 5-57 非角化型鳞状细胞癌的高核质比细胞

　　非角化型鳞状细胞癌的细胞类型以小圆形细胞为主（B，箭头），呈高核质比，也有一些细胞类似旁基底细胞样改变，在直接涂片中退变细胞、出血、炎细胞及坏死等肿瘤性素质更多见，少见梭形细胞。组织学呈单一的圆形或椭圆形细胞（A）。组织切片，A.HE×200；B.Pap×400

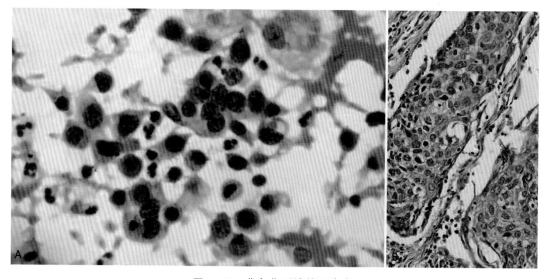

图 5-58 非角化型鳞状细胞癌

　　小圆形癌细胞向多边形癌细胞分化（A），胞质增多，核深浅不一，见有墨炭状核，其体积更小，似有固缩。背景中有出血、坏死等肿瘤性素质。组织切片（B）所见的癌细胞与细胞学所见的小多边形细胞相似。直接涂片，A.Pap×400；组织切片，B.HE×400

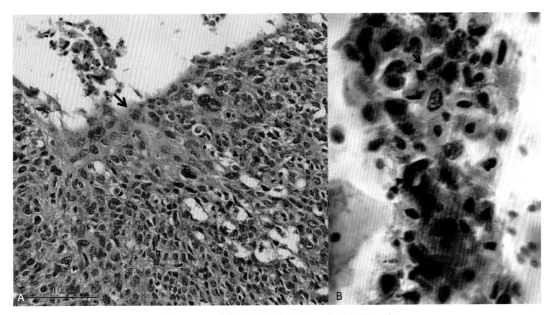

图 5-59　非角化型鳞状细胞癌的角化癌细胞

　　组织学所见的鳞状细胞癌细胞很少见角化型癌细胞（A），而细胞学涂片（B）中可以见到胞质丰富的细胞，甚至多形性角化的癌细胞。组织切片，A.HE×400；直接涂片，B.Pap×400

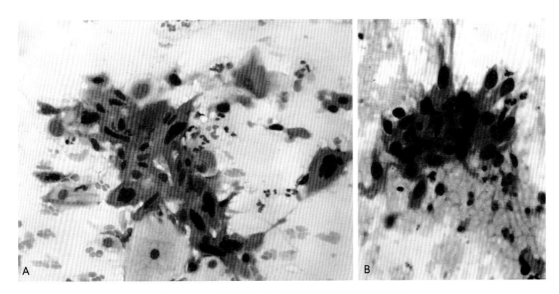

图 5-60　角化型与非角化型鳞状细胞癌的鉴别

　　角化型鳞状细胞癌细胞呈多形性胞质丰富，角化明显，核畸形与墨炭状深染（A）；非角化型鳞状细胞癌以梭形或圆形细胞为主（B），胞质的红染与 A 相比偏紫红色，说明两者的成熟度不同。直接涂片，Pap×400

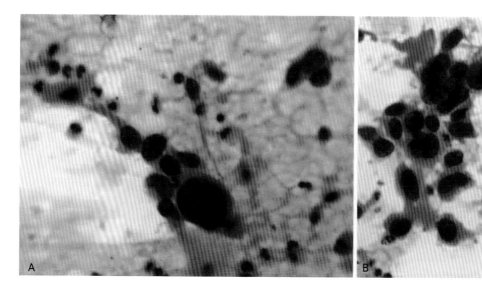

图 5-61　非角化型鳞状细胞癌

　　晚期非分化型鳞状细胞癌细胞核大小不一，相差几倍至 10 余倍，可见瘤巨细胞（A）；虽然涂片中有角化的癌细胞，但仍以幼稚型的高核质比的小圆形细胞多见（B），可与正常范围的基底细胞（B. 箭头）相比较。Pap×400

　　易辨认出细胞的大小和角化程度，又可以用来评价疗效。一般而言，角化型鳞状细胞癌的小细胞型、非角化型鳞状细胞癌的小细胞型和大细胞型为疗效差的类型，而角化型鳞状细胞癌的大细胞型则是疗效好的类型。

　　【鉴别诊断】　鳞状细胞癌的诊断用语是个确定性诊断专用词，TBS-2001 增加了"疑侵袭性癌的 HSIL"这个用语，目的是对单纯使用确定性癌细胞阳性用词的补充。在一些情况下，由于诊断医师的诊断经验欠缺，取材标本中细胞量尤其是问题细胞量少及癌细胞分化良好造成的定性困难与诊断犹豫不决等，会使诊断医师为避免纠纷采取"谨慎"态度而将阳性病例诊断为 HSIL。这种做法将临床处理不同的病例等同，其实质不但不能规避风险，反而增大了纠纷发生的可能性。当一个细胞学诊断确定为阳性的报告到妇科医师手中时，临床诊治规范就要求进一步采取活检证实措施，而不是仅仅依据细胞学报告去处理。这一点是病理医师与临床医师经常沟通交流的重点内容，不可忽视。因此细胞学医师诊断阳性报告时需要 2 个以上的病理医师的观察意见，甚至会诊后综合可虑（行业规范或自律）。将癌细胞阳性与上皮内病变混淆是不可取的。大量的无临界改变的癌细胞以多形性改变出现时，需要采取的思维是寻找其恶性肿瘤的证据而不是采取降低诊断标准，将其判读为上皮内病变。必要时与临床医师联系了解临床情况与阴道镜检查眼观所见，可能有助于报告的确立。

　　鳞状细胞癌与高级别鳞状上皮内病变的区别主要是多形性肿瘤细胞、癌性素质及胞质量等方面的综合考量（图 5-62）。

　　高级别鳞状上皮内病变与非角化型鳞状细胞癌的鉴别（表 5-1），关键点在于细胞的单形性与多形性、高核质比与不同核质比、临界过渡改变（有或无）、胞质的角化（有或无）及肿瘤性素质（有或无）。在非角化型鳞状细胞癌的标本中总能找到分化型癌细胞，同时指出大多数鳞状细胞癌的核质比低于以幼稚型细胞为主的 HSIL 细胞。初学者在掌握这两者之间的诊断标准时往往宁愿退一步判读为 HSIL 而不愿意直接确认为鳞状细胞癌，这是不可取的。

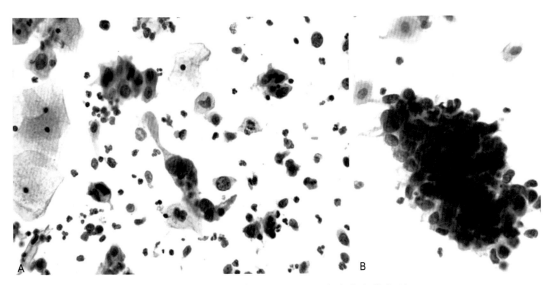

图 5-62 鳞状细胞癌与高级别上皮内病变的鉴别

以多形性异常细胞大量出现的病例多为鳞状细胞癌（A），具有从幼稚型癌细胞到成熟型癌细胞的混合形态中常见角化癌细胞，背景中常见炎细胞或坏死；而高级别病变细胞以小簇状或散在分布，偶见细胞碎片，其边缘部不规则或无序排列，背景"干净"常无炎细胞和坏死。液基制片，A.Pap×400、B.Pap×400

表 5-1 高级别鳞状上皮内病变与非角化型鳞状细胞癌的鉴别

高级别鳞状上皮内病变	非角化型鳞状细胞癌
核染色质分布不均并清晰可见	核深染、墨炭核及深浅不一
核膜薄可有轻度不规则	核膜不规整可有畸形
不同程度异型细胞即过渡形态	基本无过渡形态
小簇状分布或散在分布	细胞合体样呈簇状分布或散在
成熟细胞多为正常表层细胞	偶见角化型癌细胞
短梭形及圆形细胞	多形性细胞
有一定胞质量少量气球样裸核	胞质少或多不等量
一般无核仁或核仁不清	核仁一般不清或有核仁
背景干净无肿瘤性素质	肿瘤性素质

（马博文 金成玲）

第六章　腺细胞病变

第一节　子宫颈腺细胞病变

在 TBS 系统，有关腺细胞病变部分这样描述：这一术语用于子宫颈内膜腺体伴有细胞密集和非典型性，表现出某些但不是所有的 AIS 特征。被分为低级别或高级别两类。强调其是连续性过程，核的非典型性、密集、黏膜丧失、复层化且成簇，有时合并输卵管化生。诊断本身和进一步分类都很难有可靠的可重复性。可伴有鳞状病变，也可独立发生。高级别异型增生很可能是 AIS 的一种形式，大多应诊断为 AIS。

一、非典型腺细胞

非典型腺细胞（Atypical glandular cell，AGC）见图 6-1 ～图 6-6。

【定义】　子宫颈管上皮细胞显示核的非典型性程度超出反应性和修复性改变，但又缺乏明确的子宫颈管原位腺癌和侵袭性腺癌的特点。

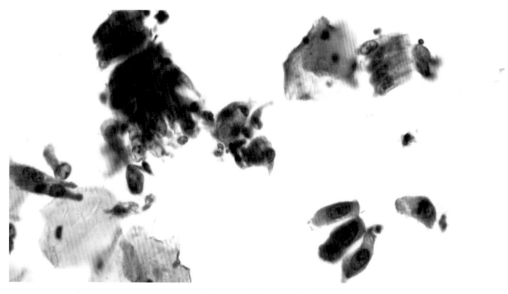

图 6-1　非典型颈管腺细胞

涂片中腺细胞明显增多，其中的一些散在细胞显示出细胞与核体积增大，柱状细胞的尖尾消失呈长方形，核的改变表现在核膜增厚与核仁增大，在带状排列的细胞中核有复层化。液基制片，Pap×400

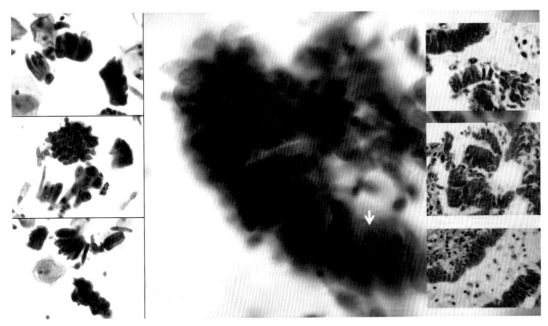

图 6-2　子宫颈管上皮病变的特殊形态特点

病变细胞仍然以柱状细胞的特点为主要形态，但是存在细胞密度、数量及体积特别是核增大的细胞改变，在细胞排列方面则以复层化羽毛状的带状、排刷状或核间距增大的平铺状为主要改变，而腺癌常见的三维团则少见。液基涂片，Pap×400；组织切片，HE×400

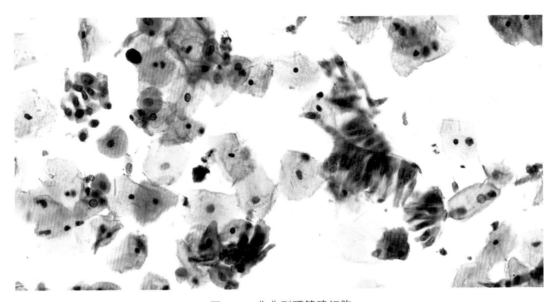

图 6-3　非典型颈管腺细胞

带状细胞的核增大和拉长，显示长方形或三角形细胞，后者又被称"钉子细胞"；染色质颗粒增粗，细胞数量显著增多，细胞表现为增生程度的不一致和具有过渡形态特点。液基制片，Pap×200

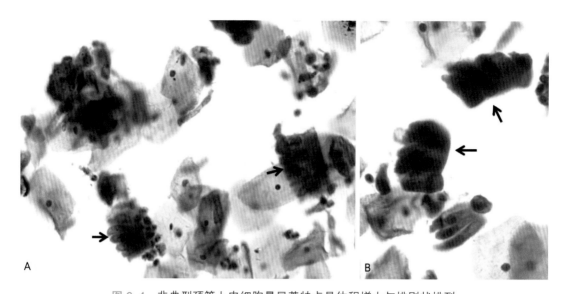

图 6-4　非典型颈管上皮细胞最显著特点是体积增大与排刷状排列

　　带状排列的复层化腺细胞核拉长，尖尾消失，核向外突出，形成羽毛状（A，箭头）；带状细胞碎片中的细胞增大、核增大、核膜增厚及核仁清晰（B，箭头）。液基制片，A.Pap×200、B.Pap×400

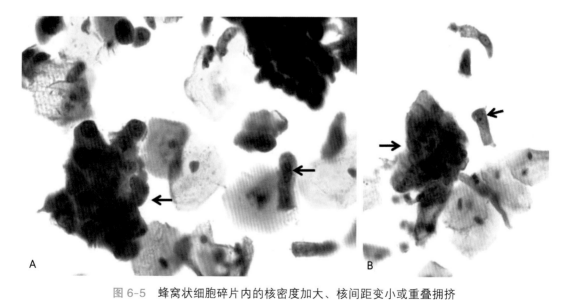

图 6-5　蜂窝状细胞碎片内的核密度加大、核间距变小或重叠拥挤

　　核增大、核密集与核仁大的小型细胞碎片（A，箭头），单个游离的柱状细胞核增大并拉长（A、B，箭头）核仁很明显；细胞碎片细胞排列紊乱、拥挤，核显著增大。液基制片，Pap×400

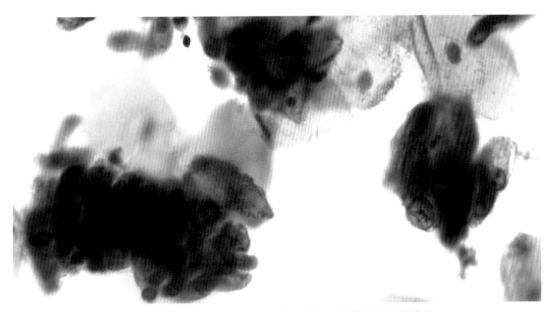

图 6-6　非典型颈管上皮细胞体积增大与核增大是显著特征

复层化排列的柱状细胞与核密度加大，在较小的簇状碎片中核的增大幅度大、核膜增厚核仁增大和染色质颗粒状分布等，显示了细胞的异型性特点，但这样的细胞簇较少，不足以直接诊断。液基涂片，Pap×400

报告语言：非典型子宫颈管细胞，未明示。

【诊断标准】

- 细胞呈片状或带状排列，轻度拥挤，核重叠。
- 核增大，为正常子宫颈管细胞核的 3 ～ 5 倍。
- 细胞核的大小和形状轻度不一致。
- 细胞核轻度深染。
- 少数可见核仁。
- 核分裂不见。
- 胞质丰富，但核质比（N／C）增高。
- 细胞界限清晰。

【液基涂片】　细胞多呈圆形，细胞密集重叠成三维结构，很难看清细胞团中心的单个细胞。

子宫颈管黏膜表面及腺管由单层柱状上皮覆盖，Fluhman 的研究指出，所谓"腺体"实际上是腺上皮深陷凹入的皱褶，形成盲端的管状结构。子宫颈管的上皮细胞主要是黏液柱状细胞，同时也可以见到数量不等的纤毛柱状细胞，后者来源于输卵管内膜样化生。涂片上的子宫颈管上皮的数量取决于取材方法、操作、患者年龄及移行带有无异位。

有关子宫颈管腺癌的发生率曾经报告为约占子宫颈癌的 5%，近年来的报道则认为在 10% ～ 20%。重要的是近年来对子宫颈管原位腺癌及其相关的病变的研究有了进展，研究表明，患者的平均年龄为 33 ～ 48 岁。这就使得巴氏涂片诊断的范围增大，也就有了诊断标准及其语言的问题。TBS 系统的出版正是应用了这些成果，加速了巴氏涂片检测子宫颈癌前驱病变的可能性。但也带来了对腺细胞病变的形态学认识问题和相关经验积累问题。

子宫颈腺细胞非典型增生（Atypical glandular cell）。在 TBS 系统中有关腺细胞病变部分这样来描述腺细胞病变：这一术语用于子宫颈内膜腺体伴有细胞密集和非典型性，表现出某些但不是所有的 AIS 特征，被分为低级别或高级别两类。强调其是连续性过程：核的非典型性、密集、黏膜丧失、复层化且成簇，有时合并输卵管化生。诊断本身和进一步分类都很难有可靠的可重复性。可伴有鳞状病变，也可独立发生。高级别异型增生很可能是 AIS 的一种形式，大多应诊断为 AIS。

【形态描述】 腺性非典型性表现为排列紧密的核拥挤状细胞呈片状，带状或花团状，与原位腺癌相仿。在栅栏状排列的区域里，细胞拥挤聚集和假复层现象不如原位腺癌那么明显。细胞核极性呈中等程度消失，核无密集现象。当细胞密集成片状时，核形一致，仅轻度增大，圆和卵圆形，核膜规则，核形一致，轻度增大，染色质细而分布均匀，轻度至中度深染，见小圆形核仁，散的单个细胞和可大小不一。良性腺性增生合并炎症时，胞核中可出现大核仁，染色质可现凝块状，这些改变可能导致过高估计病变。

• 非典型细胞成片状、带状、玫瑰花形排列，核聚集并重叠，成片排列时，因核浆比的增加、细胞密度加大、核间距加大并重叠及胞质融合细胞界线不清而导致蜂房样结构消失。

• 成簇排列的细胞外围，细胞核呈围栅状排列，非常明显，这是典型特征。

• 核增大，拉长，分层。

• 核大小和形状不一。

• 染色质增多、深染，呈中度糙颗粒样分布。

• 核仁小而不易发现。

• 有丝分裂特征可在细胞中见到。

• 非典型增生细胞在标本中呈不同程度改变，肯定为恶性属性的细胞数量较少，并混合有大量完全良性的腺细胞。

• 巴氏涂片发现重度腺细胞病变在组织学证实纯腺细胞或联合病变中更为准确。

• 腺细胞异常的细胞学报告更应引起临床的重视，美国阴道镜和阴道细胞学会推荐所有 AGC 妇女都应进行阴道镜和子宫颈内膜诊刮术。

AGC 可能是 TBS 系统巴氏涂片中最为困难的诊断挑战，AGC 的设计是指腺细胞的改变超出了良性反应或修复过程，但异常程度尚未达到明显的肿瘤性变化，注意到这一点很重要。AGC 的病理意义比 ASC-US 大得多，20% ~ 50% 诊断 AGC 的妇女有显著的 CIN、AIS 或癌。

二、非典型子宫颈管细胞，倾向于肿瘤

非典型子宫颈管细胞，倾向于肿瘤（AGC-N）见图 6-7 ~ 图 6-10。

【定义】 细胞形态学无论是在量和质上均不足以直接判读为子宫颈管原位腺癌或侵袭性癌。

【诊断标准】

• 异常细胞排列成片状、条带状。

• 核拥挤、重叠。

• 偶见细胞团呈菊蕊状或羽毛状排列。

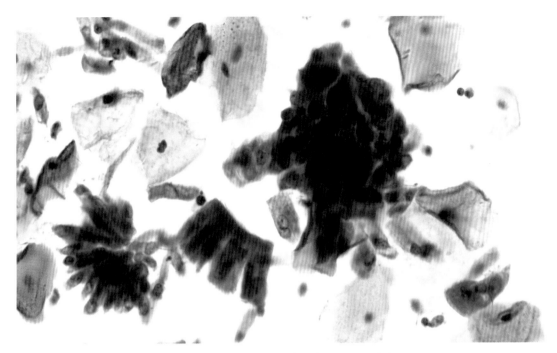

图 6-7　非典型子宫颈管细胞，倾向于肿瘤

片状和带状细胞的核密集化较非典型腺细胞（AGC）明显，但不如原位腺癌细胞的更异型，核的增大明显，核染色质颗粒状质点增多，表现为少数细胞的异型性已经超越了 AGC，诊断原位腺癌尚显证据欠缺。液基制片，Pap×400

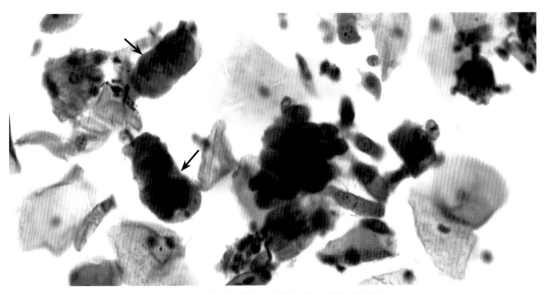

图 6-8　非典型子宫颈管细胞，倾向于肿瘤

少数细胞类似小三维团，其中细胞数量一般有数个细胞组成，此类细胞团在涂片中过少，不宜直接判读为腺癌。液基制片，Pap×400

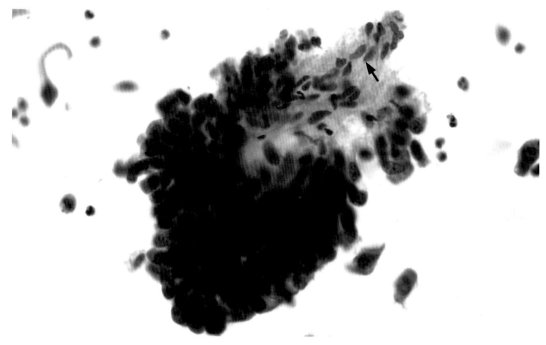

图 6-9 非典型子宫颈管细胞，倾向于肿瘤

　　细胞碎片中的细胞不但密集化，核间距小显拥挤，更重要的是细胞与核体积增大明显，但此类碎片的数量少，细胞碎片的断裂处似有间质存在。液基制片，Pap×400

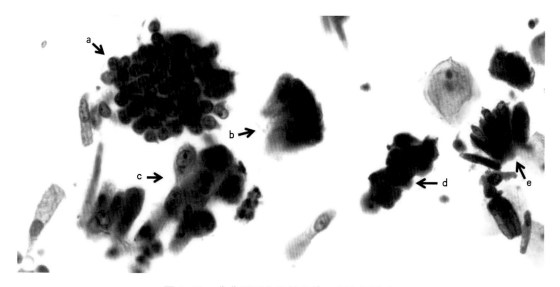

图 6-10 非典型子宫颈管细胞，倾向于肿瘤

　　细胞学具有蜂窝状碎片核增大、核间距小和核仁大（a），核复层化（b），少数细胞簇的核增大、核仁增大更为明显（c），密集核的疑似三维团（d）及带状片段内细胞核拉长（e），均显示肿瘤样病变的属性。液基制片，Pap×400

- 核增大，染色质稍增多；偶见核分裂。
- 核浆比升高。

以上典型变化的细胞数量不足或形态学特点判定困难。

【液基涂片】 细胞团增厚。可成三维结构，复层排列的细胞遮盖住团片中央部分细胞核的细节。

三、子宫颈管原位腺癌

子宫颈管原位腺癌（Adenocarinoma *in situ*，AIS）见图 6-11 ~ 图 6-33。

【定义】 为高级别子宫颈管腺上皮病变，其特征为核增大、染色过深、复层化和核分裂增多，但无侵袭。

【诊断标准】

- 细胞排列呈片状、簇状、带状或菊蕊团形式，核拥挤、重叠，失去蜂窝状结构，传统图片中单个异常细胞少见。
- 部分细胞显示明显的柱状形态。
- 细胞团有呈栅栏状排列的细胞核，核及带状胞质从细胞团周边伸出呈"羽毛状"。
- 细胞核增大，大小不一，呈卵圆或拉长形及复层化。
- 核染色过深，有均匀分布的粗颗粒状染色质。
- 核仁小或不明显。
- 核分裂或凋亡小体常见。
- 核质比增高，胞质量及黏液减少。
- 背景干净（无肿瘤性素质或炎性细胞碎片）。
- 如果同时兼有鳞状上皮病变，也可见到异常鳞状上皮细胞。

图 6-11　排刷状或带状颈管原位腺癌或腺癌细胞

子宫颈原位腺癌的细胞在排列上有一定的特殊性结构，表现为复层化核的带状、排刷样及致密的细胞碎片。细胞的变化包括体积增大，核增大并拉长，核仁明显并增大。但这种形态并非唯一，在颈管腺癌中也是常见的形态。细胞保留高柱状特点，但与良性的柱状细胞不同，刷状缘存在但纤毛残缺不全。液基制片，Pap×400

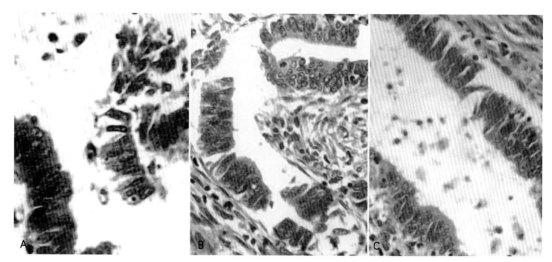

图 6-12　腺细胞病变显示了与组织学排列的一致性

　　组织学与细胞学所见相同，高柱状带状细胞在组织学上常见核复层化、拥挤等表现，这些细胞个体异型性和排列特点的异型性与腺癌相比有一定差距，在程度上低于腺癌，但细胞的这些变化也可以出现在腺癌细胞的表现中。HE×400

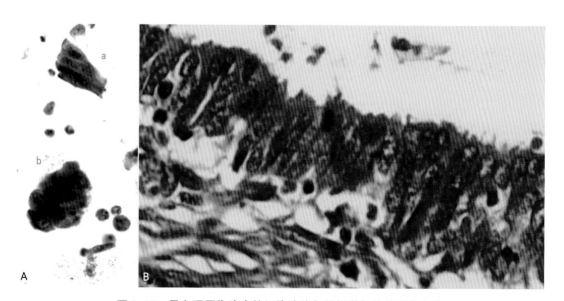

图 6-13　子宫颈原位腺癌的细胞碎片与组织学切片的观察方位

　　细胞学上则以细胞碎片或单个形式出现，小的碎片易观察其形态特点（A中a.几个细胞构成的排刷状、羽毛状或雪茄烟样；b.三维团样细胞簇，核增大与核结构明显）；组织学上这些带状上皮细胞为垂直切面（B），清晰显示了细胞增大、核增大和复层化特点。A.液基制片，Pap×400；B.组织切片，HE×400

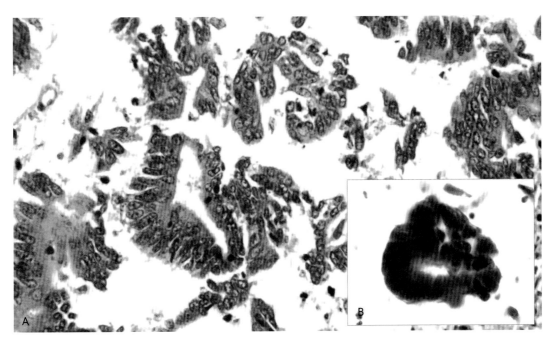

图 6-14　子宫颈原位腺癌（AIS）的菊形腺样结构

　　组织学所见的腺管样开口（A）在细胞学上偶见（B）：由高柱状、核复层化的带状围圈所形成，这与正常腺细胞碎片中所见开口（常于大片蜂窝状柱状细胞中可见）不同，常常以孤立形式出现。A.HE×400；B.Pap×400

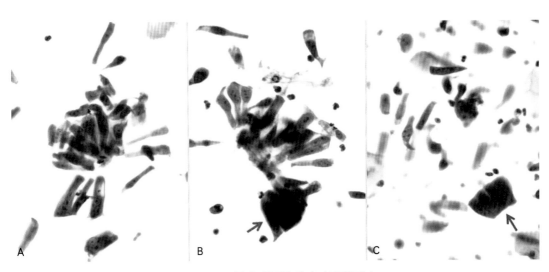

图 6-15　子宫颈原位腺癌（颈管型）

　　以单个或小的带状碎片（B、C）为主要所见；单个细胞以柱状、缺乏尖尾、长方形等形态多见（A、B、C）；柱状细胞的体积增大、核增大、核位置于基底部（下沉至近尖尾下 1/3 处）及核型以长杆状核明显区别于正常柱状细胞。液基制片，Pap×400

子宫颈与子宫细胞病理学诊断图谱

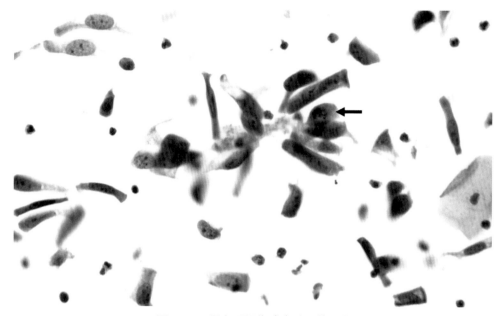

图 6-16　子宫颈原位腺癌（颈管型）

　　单个孤立出现的高柱状病变细胞表现为"雪茄烟样"，细胞增大，核增大，核膜轻度不整，核染色质增粗，核仁增大，并见圆形细胞（箭头）。液基制片，Pap×400

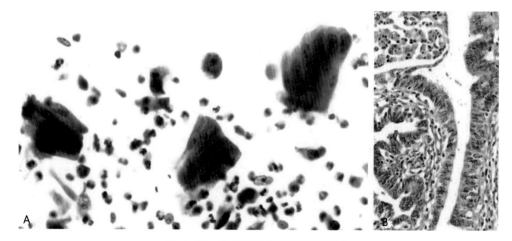

图 6-17　颈管原位腺癌（颈管型）

　　排刷状高柱状腺细胞表现为异型性（A. 核增大、染色质呈粗颗粒状和核仁大），其中的核复层化形成相互遮盖特点，为组织学（B）上的微小细胞碎片剥脱后出现。液基制片，A.Pap×400；B.HE×200

【液基涂片】

- 细胞数量不一，偶见大量异常细胞。
- 较易发现单个完整细胞。
- 核深染、排列拥挤的细胞团，细胞较小，更常见三维结构，伴有较光滑而明确的边缘。
- 假复层细胞条带经常呈"鸟尾"样或羽毛状排列，可能是最突出的形态特点。
- 出现精细的周边部羽毛状、菊形团及细胞条带的结构特点。
- 核染色质可呈粗糙或细颗粒状，常更透亮。

• 核仁可能更易见到。

子宫颈原位腺癌（AIS）的细胞学诊断标准是根据澳大利亚 Ayer 等研究的最大的一组病例制订的。几乎所有的原位腺癌病例都是由历时 12 年余、观察 180 万例子宫颈涂片中筛选出来的。平均年龄 33 ~ 48 岁，无症状或有接触性出血。

【形态描述】 细胞学形态特点显示片状、排刷状或花团状结构，成片的肿瘤细胞由于核重叠拥挤，不能显示正常上皮的典型蜂窝状特点，陷窝的出现可确认其为柱状上皮来源。成片细胞边缘可见细胞呈假复层排列，细胞长轴与边缘垂直。有些细胞因失去胞质，其核构成成片细胞的不规则轮廓，有如鸟翅边缘的羽毛。小的细胞碎片与组织切片结构的片段相仿，带状排列，核重叠如羽毛状;而花蕊团状排列的细胞，相当于组织学所见的腺管切面，其核位于间边（基底部）。单个细胞典型的特点为细胞体积增大，呈雪茄烟状，核增大，直径大于 8μm，核膜规则或略有畸形；核拥挤聚集时核被"拉长"，呈参差不齐，如同鸟翅羽毛状。整个涂片中的核深染，有明显的小核仁。核型不规则，核分裂。可见有少许气球样裸核细胞。原位腺癌的组织学类型分为颈管性，颈管与内膜样型混合型，肠型。

颈管型的片状细胞呈假复层状排列，细胞核呈卵圆形，具有中等的颗粒状染色层，无或有小核仁。子宫内膜样型的细胞可呈片状或花团状，细胞明显显示假复层排列，细胞小，胞质少，可见类似于三维细胞。

腺细胞病变（AGC、AGC-N、AIS）的细胞学特征

• 腺细胞的数量很多。

• 细长的子宫颈内膜细胞散在、 蜂窝或带状分布。

• 核也随细胞走向变长。

• 细胞基底部变钝呈长方形和尖尾部消失。

• 腺细胞核位于细胞基底部。

• 终板存在。

• 纤毛可见， 但残缺不全。

• 可见基底样细胞并核仁清晰可见。

• 细胞呈排倾向， 羽毛状排列的腺细胞。

• 核覆层和拥挤。

• 不规则核周空穴， 与鳞状细胞不同的是柱状细胞的 "挖空" 常呈窄细。

• 核仁增大很显著并有增多。

• 核膜增厚并有轻度不规则。

• 非典型核分裂象。

• 核染质粗颗粒状。

• 显示分化不一。

• 核染色质稀疏分布显透光。

• 胞质颗粒状或小空泡状， 透光。

• 无墨炭状核。

• 可有裸核或双核柱状细胞（指单个细胞内双核）。原位腺癌或腺癌的背景有炎细胞较 "乱"。

（一）颈管型原位腺癌

以上内容并不是所有病例均具有的特征，就 AGC、AGC-N、AIS 而言也不可能只具有一个形态学特征，在病变细胞数量、形态学异型性的程度、诊断依据的多少和典型与否及临床特点诸方面各具特点，是从 AGC、AGC-N 至 AIS 的形态学延伸，因此不能一概而论。采取高数量的经验积累是重要的同时也是必需的，正确把握病变的证据和标准需要证据链的支持，而诊断标准则需要每个诊断医师对诊断标准的理解与理性思维后的判断。

级别越高的腺细胞病变越与腺癌相类似，散在分布是特点之一，这与细胞之间的连接被破坏相关。松散的细胞更容易观察单个细胞的形态特点。颈管细胞的"雪茄烟"样外观；长方形与圆形细胞；三角形细胞与柱状"挖空细胞"；柱状细胞的裸核细胞。单个散在为主呈"雪茄烟样"长方形、三角形或类圆形等，部分细胞胞质与核嗜酸性，巴氏染色为橘红色。细胞核形态"拉长"是非典型腺细胞病变的显著特点，还有包括细胞增大、核增大、明显的核仁增大、增多和具有 2 个或 2 个以上的多个核仁的细胞等。不同大小、类型与异型性的柱状细胞充满视野，细胞量极其丰富。注意其中出现的圆形、印戒样、类圆形细胞及裸核细胞增多现象，包括坏死、凋亡、染色质粗颗粒状和核仁巨大等形态学特点，可能不仅仅是原位腺癌甚或腺癌（图 6-18 ～图 6-21）。背景"脏乱"和炎细胞多见。

【处理指南】 非典型腺细胞的处理推荐，对所有类型的 AGC 和 AIS 都应行阴道镜检查和子宫颈管活检。对于 35 岁以下或不明原因阴道出血的年轻妇女，不应行子宫内膜活检。对 AGC 和 AIS 都不认同采用重复细胞学涂片的方法随诊。目前还不足够的依据证明 HPV DNA 检测对处理这类患者的意义。阴道镜检查未发现浸润癌，对于倾向恶性的 AGC 或 AIS 应采用冷刀锥切。阴道镜活检仍为非典型腺细胞，每 4 ～ 6 个月重复子宫颈细胞学涂片，连续 4 次阴性转入常规筛查。

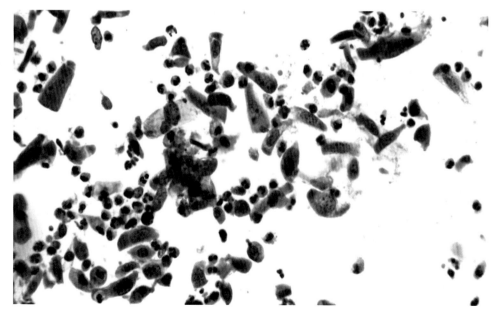

图 6-18　原位腺癌伴有早期浸润病例的涂片所见

单个散在为主呈"雪茄烟样"长方形、三角形或类圆形等，部分细胞胞质与核嗜酸性，巴氏染色为橘红色。细胞核形态"拉长"最为明显的是核仁增大、增多和具有 2 个或 2 个以上的多个核仁的细胞。液基制片，Pap×400

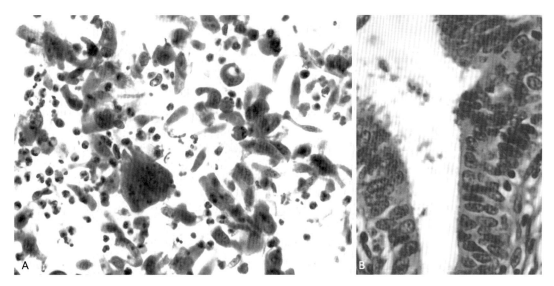

图 6-19　原位腺癌伴有早期浸润病例的涂片所见

　　不同大小、类型与异型性的柱状细胞充满视野，细胞量极其丰富。注意其中出现的圆形、类圆形细胞及裸核细胞增多现象，包括坏死、凋亡、染色质粗颗粒状和核仁巨大等形态学特点，可能不仅仅是原位腺癌甚或腺癌。液基制片，A.Pap×400；组织切片，B.HE×400

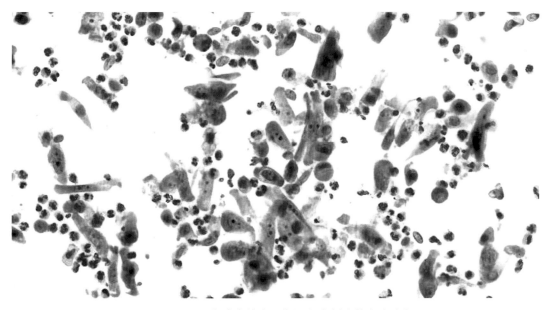

图 6-20　原位腺癌伴有早期浸润病例（数字涂片）

　　以多形态单个细胞散在为主分布于整个视野，伴有裸核、核固缩或凋亡，背景中炎细胞多见这些变化已经超出 TBS 系统中相关原位腺癌的诊断标准的描述。液基制片，Pap×400

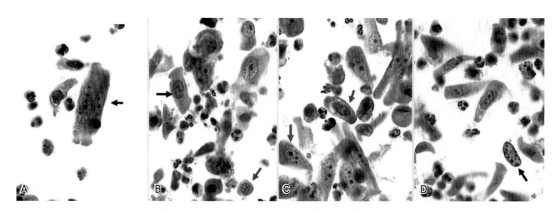

图 6-21　颈管型子宫颈管原位腺癌伴有早期浸润病例涂片中的散在细胞

　　级别越高的腺细胞病变越与腺癌相类似，散在分布是特点之一，这与细胞之间的连接被破坏相关。但松散的细胞更容易观察单个细胞的形态特点。A. 颈管细胞的"雪茄烟"样外观；B. 长方形（黑色箭头）与圆形细胞（蓝色箭头）；C. 三角形细胞（红色箭头）与柱状"挖空细胞"（蓝色箭头）；D. 柱状细胞的裸核（黑色箭头）。液基制片，Pap×400

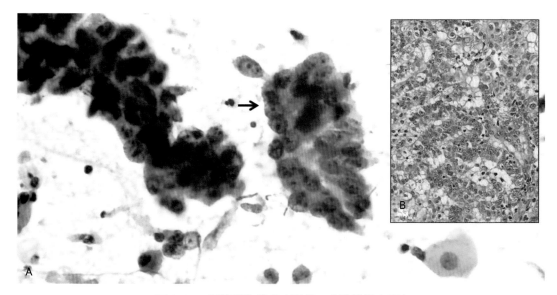

图 6-22　颈管原位腺癌（颈管 - 内膜样混合型）

　　以颈管型原位腺癌细胞的带状排列为主，并出现菊形排列结构（A，箭头），与组织学切片中的形态相像。这种混合性表现常见于颈管原位腺癌的涂片中。直接涂片，A. Pap×400；组织学切片，B. HE×200

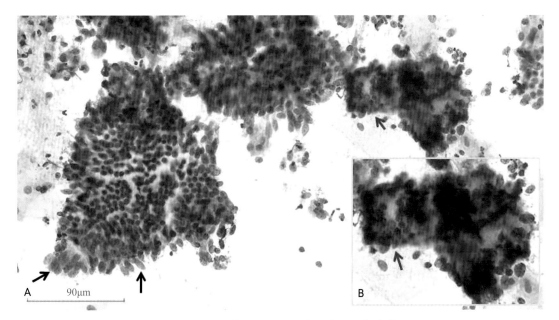

图 6-23 颈管与内膜样型的混合型原位腺癌

成片的子宫颈管柱状细胞边缘部细胞体积增大，核拉长，层次增多，似羽毛状（A，黑色箭头）。核增大明显并更深染的腺细胞呈内膜样，细胞围成腺样，这是典型的内膜样形态（A、B，红色箭头）。液基制片，A.Pap×200、B.Pap×400

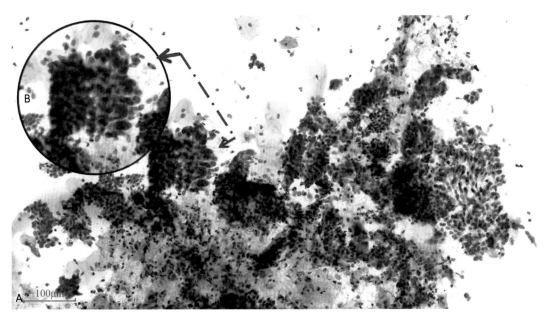

图 6-24 子宫颈管柱状上皮细胞出现时并非程度一致

标本中细胞量极其丰富，以平铺状的细胞碎片为主要排列方式，注意其中外周零乱、细胞与核体积增大的细胞碎片，其核的异型性改变包括核增大、核深染及细胞排列无序等方面与周围正常细胞差别很大。液基制片，A.Pap×100、B.Pap×400

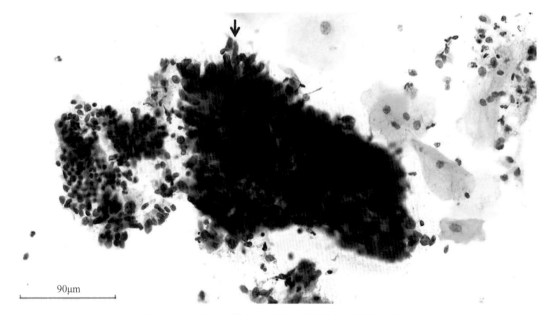

图 6-25　子宫颈管与内膜样型的混合型原位腺癌

细胞碎片的边缘凌乱失去排列极性，呈现密集的复层化与边缘部羽毛状，与邻近细胞相比较，细胞体积增大，核增大，核形拉长。细胞碎片中心的菊形腺样结构是内膜样型的特点。液基制片，Pap×200

　　一种伴有清楚界限的冷刀锥切活检不能保证所有的 AIS 或浸润性腺癌病例不再复发，这个事实加上锥切活检后通过 Pap 涂片难以发现复发。选择性子宫切除术或许是必要的。原则上若细胞学肯定 AGC 或 AIS，则应行阴道镜检，镜下活检及颈管内活检（表 6-1）。

表 6-1　子宫颈细胞学诊断腺细胞病变病例的临床处理

尚未定性的 AGC-NOS	阴道镜（－）	重复细胞学
	阴道镜（＋）	做相应处理
倾向于肿瘤的 AGC-N 或 AIS	阴道镜（－）	冷刀锥切
	阴道镜（＋）	做相应处理

（二）颈管与内膜样型的混合型原位腺癌

　　颈管型原位腺癌是原位腺癌最多见的类型，然而更多见的是其与内膜样型原位腺癌的混合型。

（三）肠上皮化生与肠型原位腺癌

　　子宫颈上皮细胞的肠上皮化生（Intestinal metaplasia）是一个研究热点。肠型化生是子宫颈管腺上皮细胞由分泌黏液的细胞变成类似于肠黏膜中圆形的杯状细胞，偶氮反应显示嗜银。肠型的成片细胞内含有胞质内空泡，与肠黏膜的杯状细胞相仿。有学者在浸润性腺癌病例中观察到肿瘤含有类似于小肠肿瘤的杯状细胞或潘氏细胞。子宫颈管细胞的肠上皮化生病变常伴有腺性非典型增生，原位腺癌或上皮内瘤变（CIN），与小肠黏膜相似，此过程与新生性化生（Neometaplasia）的概念有关，既肿瘤细胞变成一种在正常时该部位所没有的细胞类型。肠分化很少见于非肿瘤性子宫颈腺细胞，但这种表现可能是存在 AIS 的一个信号或线索。

杯状细胞的描述与喝过红葡萄酒的高脚杯内残留的红葡萄酒所形成的凹面感相关，细胞中的黏液以唾液酸黏液为主和少量硫酸黏液，黏液空泡将核挤向基底部并部分遮盖而形成了高柱状黏液型杯状细胞（图 6-26A，箭头）；另一种则类似印戒样型黏液细胞，似立方样细胞呈矮柱状细胞（图 6-26B）。

【形态描述】 由于肠型原位腺癌是一种以肠型化生、增生、细胞内黏液等基本变化为特点并出现异型性改变的子宫颈原位腺癌（图 6-30 ~ 图 6-33），故其形态特点与颈管型和内膜样型的原位腺癌不同。细胞呈圆形或立方样，而没有高柱状特点；散在和孤立的细胞少见，以成片状碎片样致密性细胞团分布为主，这些杯状细胞团周边多"凹陷"；核的增大可能被黏液空泡遮盖而需要转动微调观察，核仁不清楚，核染色更深；胞质是区分类型的关键，为嗜碱性的颗粒状黏液物质，形成大空泡时可将核部分遮盖形成印戒样细胞，即杯状细胞的非典型改变形态，此时细胞的增大与良性杯状细胞相比更明显（图 6-27 与图 6-29病例比较）。

【鉴别诊断】 主要与良性肠型化生的杯状细胞相比较，肠型原位腺癌的细胞密度更大即细胞量丰富，异型性特点也更为突出。更多的是漏掉肠型原位腺癌而不是两者不能区分的问题。另一个鉴别问题在与印戒样细胞癌的鉴别上（图 6-28），后者可以常常是散在孤立的，也有呈微腺体样的印戒样细胞癌细胞团，细胞量增多更甚于肠型原位腺癌，这两点也同时为鉴别点。

TBS-2014 中指出巴氏细胞学检查的初衷并不是为了筛查子宫颈腺上皮病变设立的，并且腺上皮的异常较鳞状上皮的异常来说更加困难。但是，随着这 20 年来检查仪器的发展改进及子宫颈管腺癌患者的数量增加，细胞学医师目前面临着越来越多腺上皮病变及其鉴别方面的挑战。关于原位腺癌的诊断标准没有太大的变化，但在分类中，删除了原位腺癌的肠型分类，其原因是这种肿瘤与原位腺癌不是一类肿瘤。

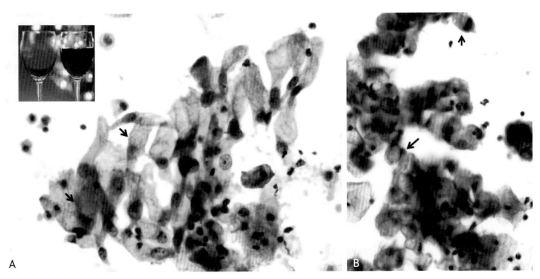

图 6-26 子宫颈上皮细胞的肠型化生

一种黏液细胞为黏液空泡将核挤向基底部或部分遮盖而形成高型杯状细胞（A）；另一种则类似印戒样黏液细胞，似立方样细胞呈矮柱状细胞（B，箭头）

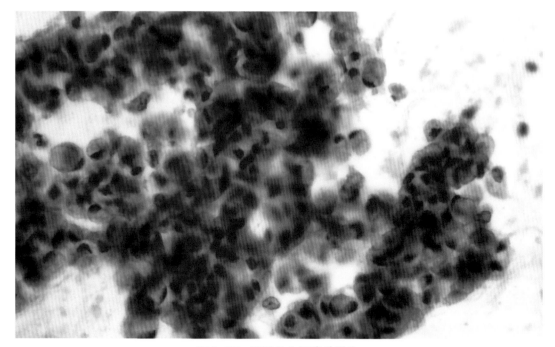

图 6-27　肠型化生细胞并增生

　　松散的条索样团内的杯状细胞呈印戒样，"新月形核"与黏液充满胞质是典型特点，核增大与核异型性不如非典型改变的细胞。直接涂片，Pap×400

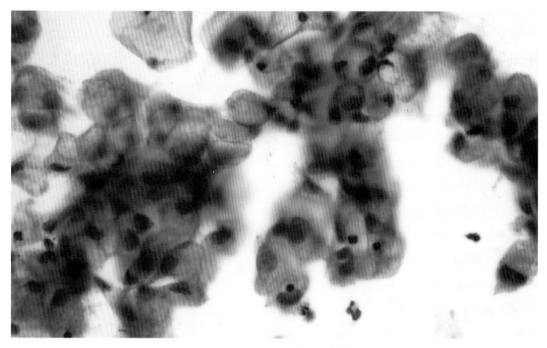

图 6-28　子宫颈肠型化生并增生

　　核位于一端并有核增大，黏液空泡占据了细胞体积的大部，与印戒样细胞癌相比核的染色质颗粒细致分布均匀，核仁不明显。液基制片，Pap×400

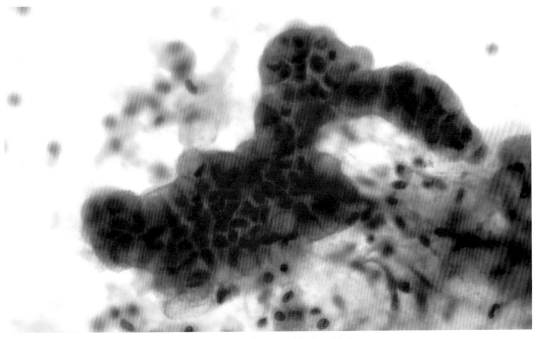

图 6-29　子宫颈肠型非典型增生

成片印戒样细胞组成紧密连接的三维细胞团，其中的凹陷与带状则显示柱状细胞源性的属性，核增大、密集并深染。液基制片，Pap×400

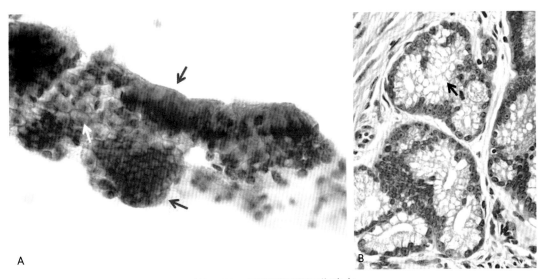

图 6-30　子宫颈肠型原位腺癌

一致性的细胞致密，单位面积内的细胞增多，细胞内黏液丰富核膜清晰可见，见小核仁。直接涂片，Pap×400（病例来自 IASS 网站，致谢）

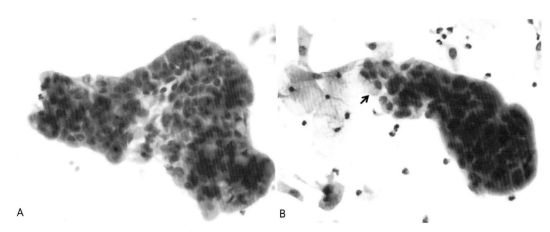

图 6-31　肠型非典型增生，倾向于肿瘤

　　三维团的外周细胞排列较整齐的栅栏样（A），三维团内细胞密度增大，核间距变小密集重叠，边缘部显示印戒样杯状细胞（B，箭头）。直接涂片，Pap×400

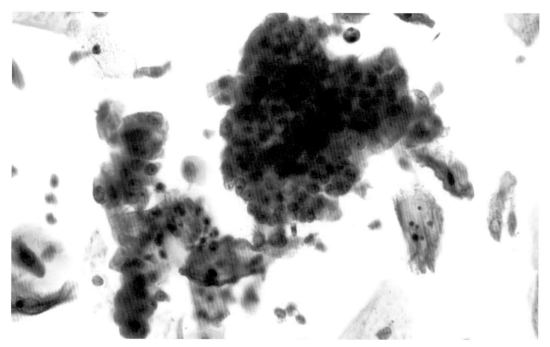

图 6-32　颈管原位腺癌（肠型）

　　细胞高密度存在于细胞碎片中表现为核增大与核仁增大，随微调的变化出现多量的黏液空泡，为肠型颈管原位腺癌的形态学特点，细胞碎片中的细胞不具备高柱状和蜂窝状外形，黏合紧密，无孤立细胞，常常被当作良性黏液细胞。由于细胞碎片较厚，观察黏液或核结构需要轻轻转动微调。液基制片，Pap×400

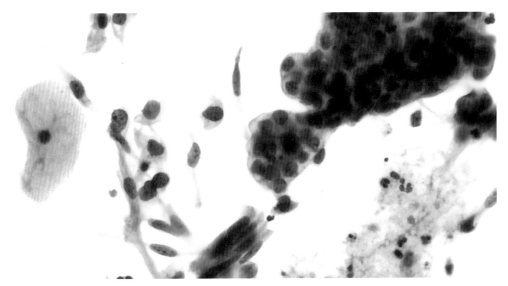

图 6-33　子宫颈肠型与颈管型原位腺癌的混合类型

　　有时在肠型原位腺癌病例的涂片中，可以观察到颈管型原位腺癌细胞，呈高柱状、排刷状或带状、花蕊样细胞；而肠型原位腺癌细胞显示了胞质透明、具有黏液空泡、圆形细胞、紧密三维团、核增大核膜清楚与小核仁。液基制片，Pap×400

四、子宫颈内膜腺癌

　　子宫颈内膜腺癌（Endocervical adenocarcinoma）（图 6-34 ～ 图 6-58）。

　　【定义】　细胞学诊断标准与子宫颈原位腺癌相同，但有侵袭性特征——外周圆弧状界限清楚的三维团多见，为细小分支的乳头状团、链状团、圆形团和胞质内黏液空泡的细胞团等。TBS-2014 指出，细胞学诊断标准与原位癌的标准是重叠的，但可能出现提示浸润的形态。

　　【诊断标准】
- 大量异常细胞，典型的细胞呈柱状。
- 细胞可单个散在，两维片状或三维团结构，合体聚集现象常见。
- 核增大、核多形性，染色质分布不均，显透亮，核膜不规则。
- 可见巨大核仁。
- 胞质通常有细小空泡；可见肿瘤坏死素质。
- 还可出现异常鳞状细胞，表明同时存在鳞状上皮病变或腺癌伴有部分鳞状上皮分化。

　　【液基涂片】
- 三维簇团较常见。
- 更透亮（空泡状）、染色质分布不均，染色质旁区透亮。
- 肿瘤性素质不明显，为黏附于异常的细胞团外周的细胞碎片或凝固性坏死碎片屑。

　　【鉴别诊断】　子宫颈腺癌细胞有着不同于子宫内膜癌细胞的特点：后者细胞个体增大明显，虽然有时细胞也会很小；更重要的是细胞可以构成一些结构特点使两者不同，后者的条索状细胞条与球形密集性"三维簇团"，类似正常的子宫内膜"双轮廓结构"的结构的剥脱而独立存在，条索状细胞条很可能就是"双轮廓结构"的外圈上皮细胞，而球形三维团为子宫内膜间质的表面细胞，也是肿瘤性属性。这些特点与子宫内膜癌的其他（见第二节的内容）结构特点共同构成了两者的区别（图 6-50）。

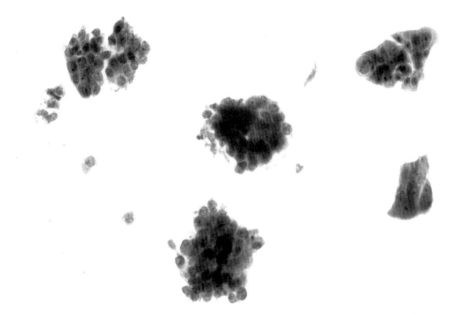

图 6-34　子宫颈腺癌的细胞学结构特点

　　子宫颈腺癌细胞以紧密的三维团结构和带状结构形式出现，并在数量上和异型性特点上高于原位腺癌。常表现为孤立的三维团为主的表现，可见高柱状碎片，有时以条索样高柱状复层化的排刷状细胞学特点为主。液基制片，Pap×400

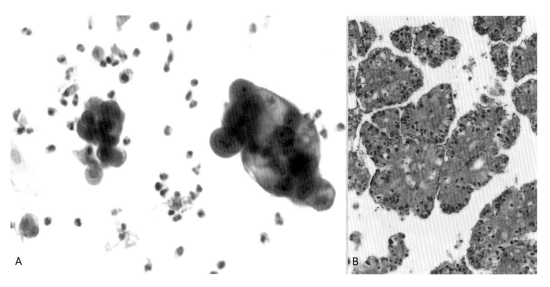

图 6-35　子宫颈腺癌的三维立体团样结构

　　腺样细胞相互黏合紧密形成带有黏液空泡的三维团，其外周圆弧状，极少有孤立的单个细胞出现在涂片中，胞质嗜碱性，细胞为圆形；核增大与核仁增大（A），组织学所见呈团样的癌组织切面（B）。液基制片，Pap×400

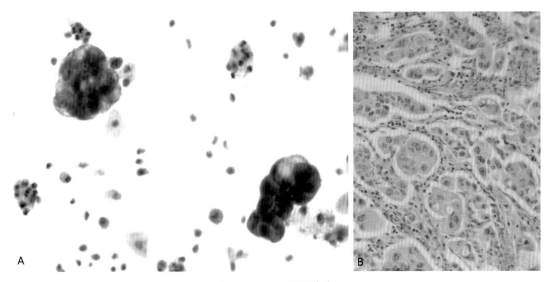

图 6-36 子宫颈腺癌

子宫颈腺癌的三维团立体感强，胞质内具有黏液空泡，在涂片中很显著，与组织学所见的小团状腺癌组织排列相类似。液基制片，A.Pap×400；组织切片，B.HE×400

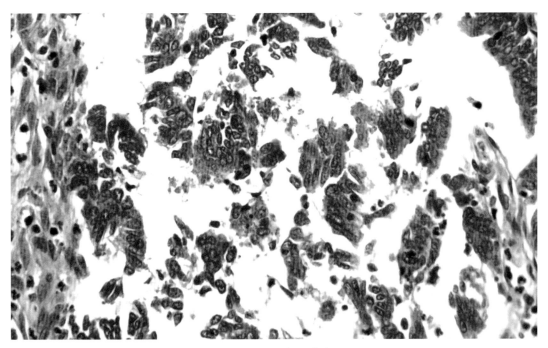

图 6-37 子宫颈腺癌

子宫颈腺癌组织碎片的排列特点，表现为与子宫颈原位腺癌的某些形态重叠，组织之间的黏着力下降，造成了排刷状复层化的肿瘤细胞以碎片形式剥脱甚至孤立分散。核大小不一，核染色质增粗，染色质点增多，核仁明显，细胞量丰富，有坏死。组织切片，HE×400

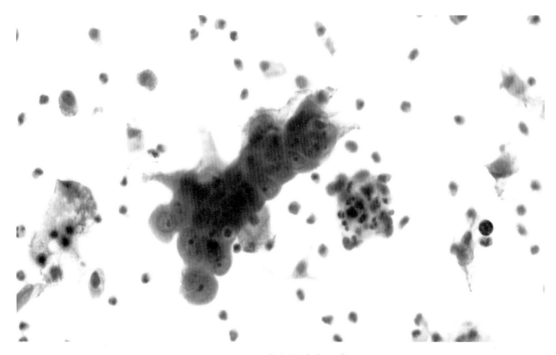

图 6-38　成串的腺癌细胞

　　来自腺管的局部碎片细胞增大、核增大，高核质比，核仁大，胞质嗜碱性，常与三维团存在于子宫颈腺癌的涂片中。液基制片，Pap×400

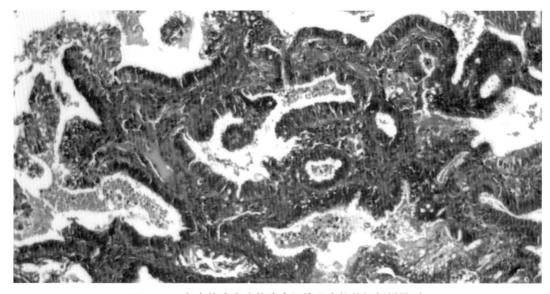

图 6-39　条索状或乳头状腺癌细胞呈高柱状栅栏样排列

　　组织学上显示了与高柱状原位腺癌相类似的乳头状特点，不同点在不保留病变在局部腺体或腺管，属侵袭性生长。在纤维血管中心两侧的上皮细胞为高柱状、高密度与核复层化。HE×200

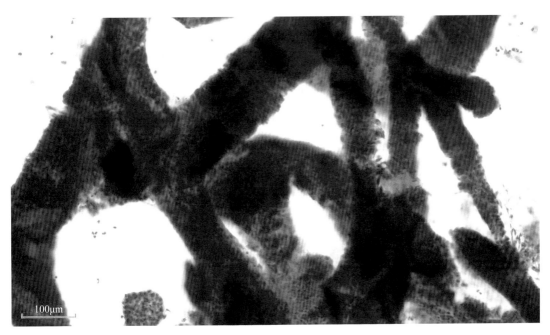

图 6-40　高柱状子宫颈腺癌细胞（数字涂片）

条索样乳头状细胞碎片两侧高柱状致密栅栏样分布，核复层化现象明显，另可见圆形细胞构成的三维团或乳头状三维团局部。液基制片，Pap×40

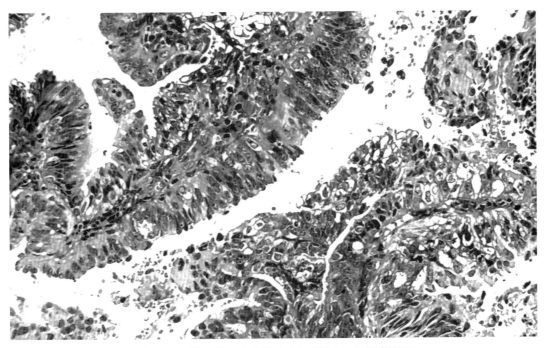

图 6-41　子宫颈腺癌（图 6-23 病例）的组织学所见

乳头状、高柱状、核复层化的腺癌细胞与微小乳头状腺癌细胞混合存在于组织切片所见中，保留部分颈管型高柱状排列特点，但极性紊乱，可见图形屈细胞的侵袭性特点，细胞增大明显。HE×200

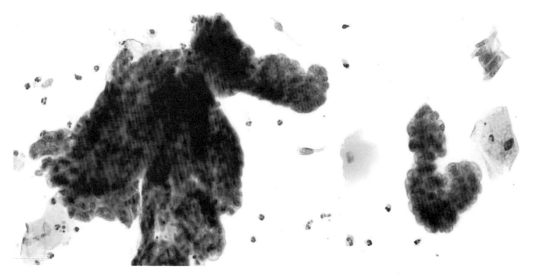

图 6-42　子宫颈腺癌三维乳头状细胞团（数字涂片）

乳头状的小圆形癌细胞呈三维立体条索状乳头状结构，为一致性的致密小圆细胞所构成，细胞有小而明显的核仁。细胞结合紧密，无孤立的单个细胞出现。液基制片，Pap 染色

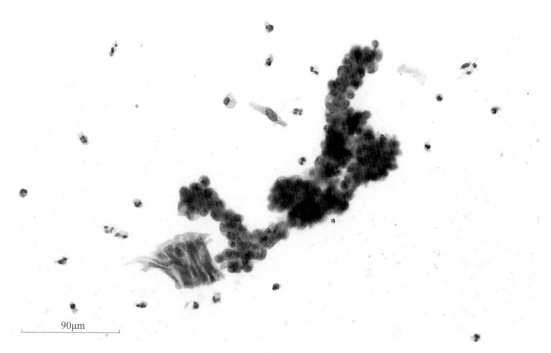

90μm

图 6-43　乳头状腺癌细胞（数字涂片）

三维条索状乳头状细胞团与高柱状排刷样细胞碎片混合是腺癌的特点之一，不要因过度强调高柱状、带状和排刷状复层化核细胞的原位腺癌特征，而忽视对三维团细胞的判读。液基制片，Pap×200

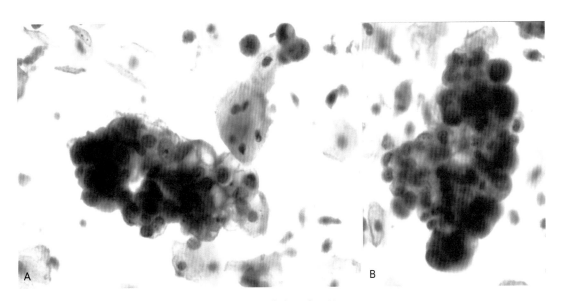

图 6-44　腺癌细胞三维团

混合有黏液空泡的腺癌细胞三维团，团外周圆圆弧状边界清楚，细胞大小不一致，核偏位，核增大和核仁增大，胞质内黏液空泡，细胞碎片中央有"开窗"。液基制片，Pap×400

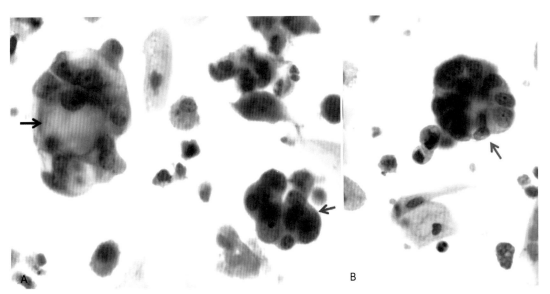

图 6-45　子宫颈管腺癌的腺样三维团

由体积大的细胞构成细胞量少的微型三维团，具有大的黏液空泡（A，黑色箭头）或无空泡（A，红色箭头）；也可以形成菊形腺样团（B，蓝色箭头），核仁明显增大。液基制片，Pap×400

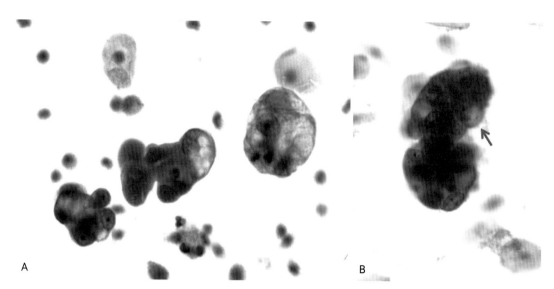

图 6-46　子宫颈内膜腺癌的微型三维团

　　由数个细胞与黏液构成的微型三维团与腺样团在涂片中数量多，与正常柱状细胞相比较很容易辨识出是腺癌的诊断，需要指出细胞核的异型性与三维团的数量仍是定性重要点，IUD 患者内的子宫内膜细胞也可以有少量的"皂泡样团"，但细胞体积小和异型性特点不足以判读为癌细胞。液基制片，Pap×400

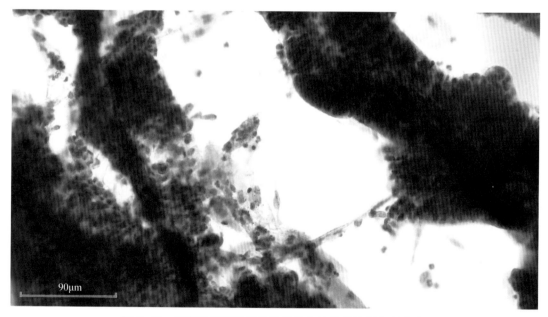

图 6-47　具有某些颈管原位腺癌特点的侵袭性子宫颈腺癌

　　肿瘤细胞极其丰富，在原位腺癌的排列特点上有进一步的形态表现：带状排列上出现圆形弧状凸出，有孤立的圆形细胞组成的球形三维团，细胞趋向圆形外形。Pap×200

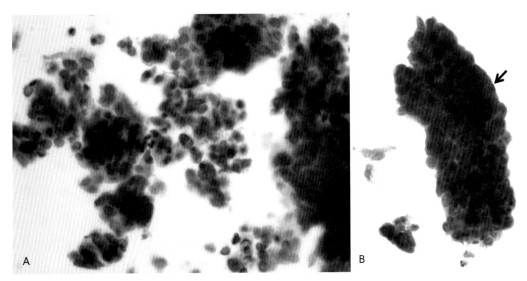

图 6-48　致密的黏附性腺癌细胞三维碎片与子宫内膜腺癌比较

　　A. 取材时用力过度，致使自然形成的细胞碎片破裂，蜂窝状排列消失，细胞重叠和零乱（A. 子宫内膜癌，宫腔内刷取涂片），但并非癌细胞分化差。B. 取材动作细致、手法轻所取的细胞碎片内细胞致密（B. 子宫颈腺癌），边缘部细胞整齐排列，核间距极小，核拥挤，核膜及核仁清晰；边缘部边界清楚，有弯曲的"凹陷"（B，箭头）和外周圆弧状界限清楚。液基制片，Pap×400

图 6-49　子宫颈管腺癌的三维碎片

　　A. 三维立体的细胞碎片内密集的高柱状细胞位于碎片边缘部呈栅栏样；B. 胞质稀少的细胞碎片的边缘部无胞质，核排列无序，核增大明显，细胞间连接紧密，无游离出的单个细胞。液基制片，Pap×400

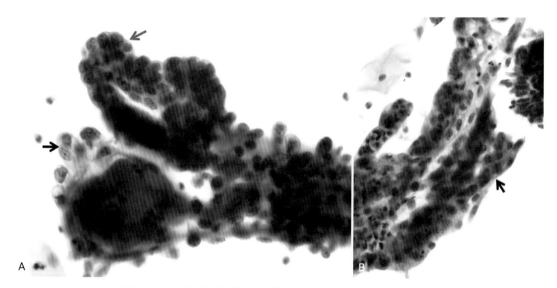

图 6-50　子宫内膜癌的结构特点：条索样碎片与球形三维团

　　圆形腺癌细胞构成条索状细胞带（A），偶见围成 3、4 层细胞的变形了的圈状，其内细胞为圆形；另见球形三维团（深染细胞密集处），部分条索状细胞带中细胞密集合体样长条（B，黑色箭头），细胞核中可见小核仁。子宫颈刷取材，液基涂片，A.Pap×400、B.Pap×400

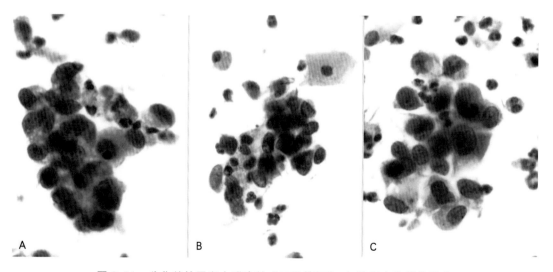

图 6-51　分化差的子宫内膜癌的"三维簇团"：细胞退变和松散游离

　　大小不等的腺癌细胞，腺样结构失黏而松散（A、B、C）；细胞小，无序排列与胞质稀少（B）显示退变；松散的簇状癌细胞具有核仁，核贴边，细胞大小不一（C）。这些细胞均具有一定程度分化差的特点。子宫颈刷取材，液基制片，A.Pap×400、B.Pap×400、C.Pap×400

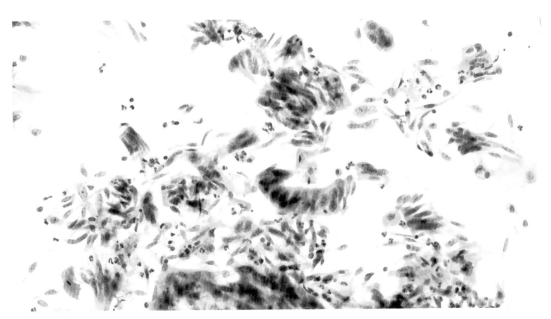

图 6-52　子宫颈管腺癌的带状碎片与散在游离的腺癌细胞（数字涂片）

以散在游离的细胞为主，其中也有不少带状排列的细胞碎片，细胞量极其丰富，偶见细胞量不等的三维团。液基制片，Pap×400

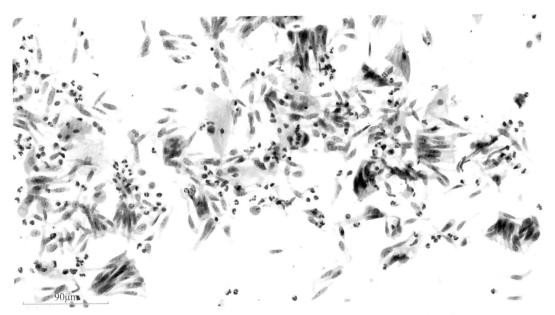

图 6-53　子宫颈管腺癌的带状碎片与散在游离的腺癌细胞（数字涂片）

游离细胞松散分布与细胞间连接失去不无关系，尽管有散在为主，小的细胞碎片仍然不少，呈短小的带状、排刷状，甚至两三个细胞也并排存在，这与正常柱状细胞常呈蜂窝状有显著的不同。液基制片，Pap×400

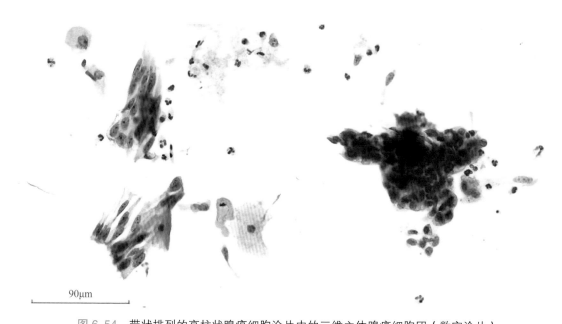

90μm

图 6-54　带状排列的高柱状腺癌细胞涂片中的三维立体腺癌细胞团（数字涂片）

　　小的排刷状碎片视野中见致密细胞构成的三维立体团腺癌细胞，圆形细胞，高核质比，核贴边，这种腺癌细胞三维团内细胞量丰富，多为大的碎片呈乳头状或条索状。液基制片，Pap×400

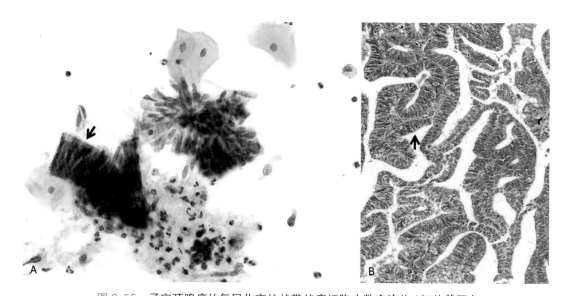

图 6-55　子宫颈腺癌的复层化高柱状带状癌细胞（数字涂片／切片截图）

　　带状复层化柱状细胞与菊形花蕊状细胞排列显示了高柱状特点，带状碎片的实质即是组织学切片上的条索状细胞带的局部片段。液基制片，A.Pap×400；B.HE×200

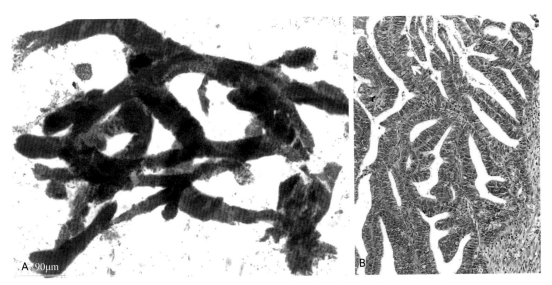

图 6-56 条索样的带状子宫颈腺癌细胞（数字涂片／切片截图）

条索样带状腺癌细胞呈巨型细胞碎片出现在标本中（A），这种平行栅栏样带状细胞可以是以复层化核和单层细胞，也可以以两侧腺细胞带而中心为间质细胞的复层带状形式出现，与组织学切片所见一致，显示了形态学的内容完全符合的特点。液基制片，A.Pap×400；B.HE×200

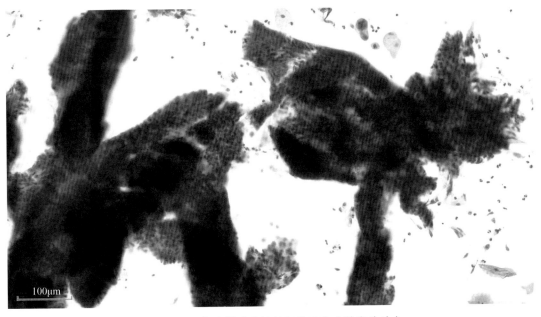

图 6-57 条索样或乳头状细胞碎片（数字涂片）

大量的条索状与乳头状高柱状细胞碎片出现在子宫颈腺癌细胞中，细胞丰富，排列致密。与单个游离的细胞或小的细胞碎片混合存在于涂片中，低倍镜下表现壮观。液基制片，Pap×100

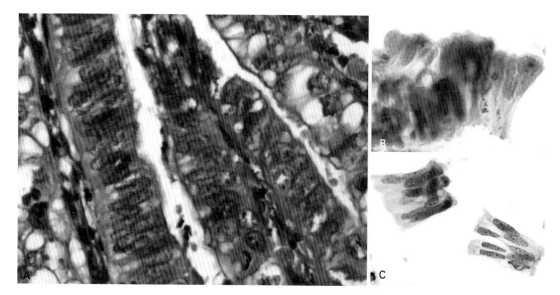

图 6-58　子宫颈腺癌的高柱状癌细胞（数字涂片截图）

组织学所见核复层化和异型性明显的带状条索样细胞排列很显著，部分细胞产生黏液的圆形细胞，其异型性与核密度高于原位腺癌（A）；细胞标本中的排刷状其实就是带状条索样排列结构的片段（B、C）。A.HE×400；B.Pap×400

第二节　子宫内膜细胞与内膜癌的细胞学

一、良性子宫内膜细胞

脱落的子宫内膜细胞常见于从月经周期增殖期取得的标本中，然而，在绝经后的妇女或月经周期非增殖期的子宫颈涂片中见到子宫内膜细胞被认为是子宫内膜腺癌潜在的征兆。出血和巴氏涂片中出现子宫内膜细胞是重要的异常现象（表 6-2）。

表 6-2　子宫内膜细胞与颈管细胞的细胞学鉴别

颈管细胞	子宫内膜细胞
体积较大	体积较小
单层平铺	小簇状或团状
蜂窝状排列	双轮廓团
多核少见	多核可见
核染色较淡	核染色较深
染色质较细	染色质较粗
胞质丰富	胞质较少
细胞保存好	细胞常退变

从月经开始到月经周期的第12天，虽然可遇见几天的变异，在子宫颈阴道涂片中很容易见到子宫内膜细胞，其他的上皮细胞也很容易被误认为是子宫内膜细胞，例如，萎缩的细胞，变性的子宫颈腺细胞，来自鳞状上皮基底细胞的裸核等。子宫下段（LUS）又称子宫颈峡部，由子宫颈的上1/3构成，在组织学上表面覆盖子宫内膜细胞。此区不利于子宫颈刷取材，但是在子宫颈涂片中LUS细胞的出现率约为7%，不熟悉可导致误诊（图6-59）。

（1）子宫内膜细胞不正常脱落（40岁以后）　子宫内膜细胞出现在涂片中不是在月经的前半周期或是在绝经后。TBS系统不要求报告40岁以下妇女子宫内膜不正常脱落，因为在此年龄段发生癌的可能性极小，而绝经后妇女涂片中出现子宫内膜细胞是有意义的发现。大多数子宫内膜细胞的不正常脱落是良性的，但有发生子宫内膜癌的危险，在40岁以后这种危险增加。

子宫内膜癌是发达国家最常见的妇科肿瘤。80%以上的病例为绝经后妇女，典型的病例发生于老年人。大多数的肿瘤为分化型类型，如能及时发现其预后很好。病理上一般分为内膜样癌和乳头状浆液性癌。临床上子宫内膜癌可以累及子宫颈或肿瘤细胞剥脱而进入颈管，从而在子宫颈巴氏涂片中经常被发现子宫内膜癌的细胞。细胞学诊断子宫内膜癌的敏感性在25%～60%（阴道穹涂片敏感性为64%～75%）；特异度99%。取材的适宜时间是月经第15～24天。影响因素：临床分期（Ⅰ期19%，Ⅱ期60%）；组织学分级越高敏感度越高；累及肌层的深度及转移；在子宫体的部位或子宫颈是否被累及等。

自然脱落的正常子宫内膜细胞仅存在于月经的前半周期，常形成三维结构的"双轮廓"细胞团（图6-60），极少有蜂窝状或栅栏状排列。细胞圆形或椭圆形，体积较子宫颈管细胞小。因子宫内膜细胞从剥脱到被子宫颈刷取材具有一定的时间性，故常呈退变。核圆形或卵圆形与偏位核，极少有双核或多核。染色质细颗粒状，均匀分布，常退变。小的染色质集结点可以存在，核仁少见。胞质较少，嗜碱性染色、可以有细小空泡，胞质界不清。

子宫内膜增生典型的是发生在绝经期或绝经后早期，发生的原因可能是与肥胖和外源性激素的使用相关。子宫内膜增生的定义为一种良性非侵袭性子宫内膜增生，其腺体结构排列混乱，细胞密度增加，常具有看似异常的形态，腺细胞的核可表现为非典型的核型。

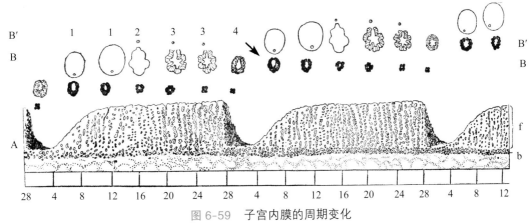

图6-59　子宫内膜的周期变化

A. 子宫内膜的周期变化；B、B′. 卵巢周期；b. 内膜基层；f. 功能层。1—成熟卵泡；2—排卵；3—功能达到高潮的黄体；4—逐渐退化的黄体。基底线下方的数字代表月经周期的日期。（引自：王有琪 . 组织学 . 北京：人民卫生出版社）

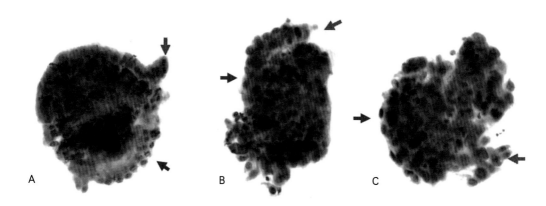

图 6-60　子宫内膜细胞的完整与不完整 "双轮廓结构"

自然脱落的正常子宫内膜细胞仅存在于月经的前半周期,常形成三维结构的"双轮廓"细胞团。可以为完整（A）或不完整（B、C）的外轮廓结构, 红色箭头指向完整部, 蓝色箭头为缺损的外轮廓残余。Pap×200（图像拍摄自中国香港伊丽莎白医院合作项目涂片标本）

确定诊断依靠内膜组织学检查, 所需的组织学标本主要通过内膜活检获得。与普通的内膜活检相比,诊断性子宫腔镜更有助于获得标本；尤其是在普通内膜活检标本未能获得标本或所取标本未能得到诊断时, 其优势则更为突出。如果普通内膜活检发现息肉内或分散的病灶内存在内膜增生, 应该在宫腔镜直视下进行内膜定位活检, 以获得有诊断意义的组织学标本。

子宫颈涂片的子宫内膜病变的评价目标, 首先是良性或增生的子宫内膜细胞（图 6-61、图 6-62）与良性表现的低级别（低恶性度）子宫内膜癌细胞（图 6-73～图 6-75、图 6-83）之间区别；其次是在无症状和高危人群中识别子宫内膜癌, 尤其在癌细胞数量少的情况时, 识别某些与低级别恶性度子宫内膜癌并存的非特异性细胞的困难, 作为恶性病变存在的线索；最后才是低分化子宫内膜癌与其他恶性病变的鉴别等。在此之前初步基础应该是了解周期内膜细胞的变化及其形态, 良性子宫内膜细胞与颈管内膜细胞的区别, 激素治疗患者的子宫内膜细胞的变化及子宫内膜化生、增生和异常的非典型增生细胞的特点。虽然子宫内膜癌的筛查已经开展, 但这些问题并没有完全解决。

（2）间质细胞　表层间质细胞相似于小组织细胞,倾向于形成松散的聚集, 胞质中等量,分界不清, 有细小空泡。核圆形、卵圆形或肾形, 常偏位。深层间质细胞略小于表层间质细胞,梭形或星形,胞质少。核卵圆形或梭形,核膜上常有纵行的核沟。染色质结构相似于组织细胞。

（3）化生　源于米勒系统的子宫内膜可经过化生转化为各种不同的、通常在子宫内膜见不到的上皮（图 6-63）和其他细胞, 有时候甚至发现其分泌物。黏液性乳头状合体物是内膜、间质细胞、黏液在物理力的联合作用而为是一个不常见的现象, 即非上皮性乳头（图6-64）。

此外, 还有透明细胞、鞋钉细胞、纤毛或管状、嗜伊红性细胞等相关化生的情况, 包括子宫内膜炎、息肉、萎缩、增生和腺癌。

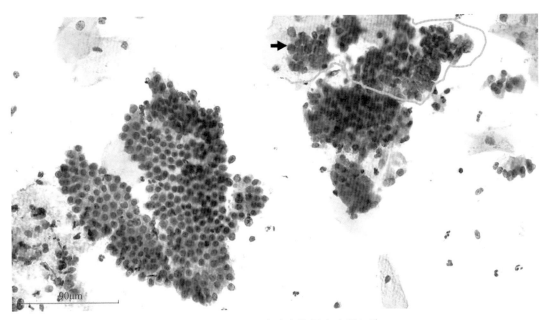

图 6-61　子宫颈涂片中的子宫内膜细胞

　　呈小簇状分布的子宫内膜细胞致密分布（箭头及绿色曲线范围内的细胞），核小而一致，核染色质较左侧的大片蜂窝排列的颈管上皮细胞深染，这是很有意思的发现，这些呈小簇状的细胞为退变的子宫内膜细胞，胞质稀少类似裸核。子宫颈刷取材，液基制片，Pap×400

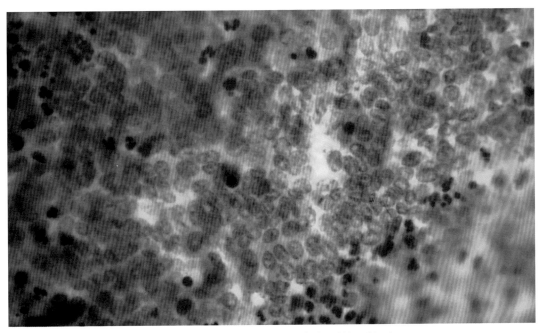

图 6-62　子宫内膜双轮廓细胞中心的间质细胞

　　无上皮样排列的细胞分布紧密和拥挤，大小较一致，小梭形或星形，胞质稀少。核卵圆形或梭形，核淡染，核膜薄，有纵行的核沟。表面深染的为炎细胞。子宫腔刷取标本，液基制片，Pap×400

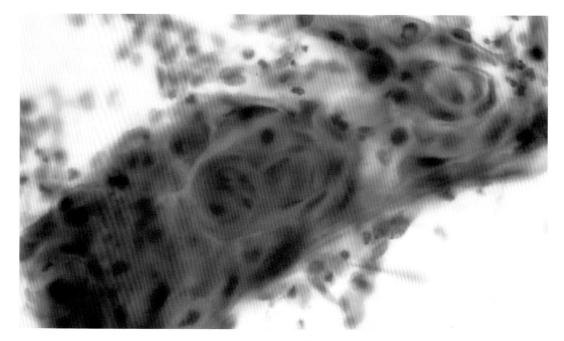

图 6-63　子宫内膜细胞的鳞状化生

　　子宫内膜细胞常受雌激素的作用，而引起细胞的变化，最常见的是鳞状化生，几乎贯穿于增生、非典型增生和癌细胞中，成片细胞中有多个漩涡状结构，为尚未成熟的角化珠形态。这是在复杂性增生病例中的表现。子宫腔镜刷取，液基制片，Pap×400

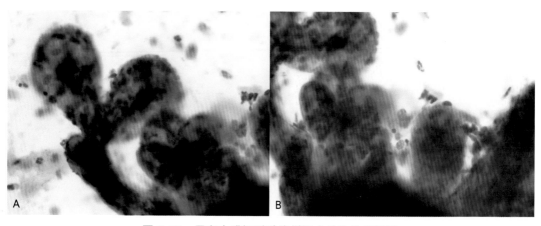

图 6-64　子宫内膜间质黏液样混合性乳头状间质

　　由黏液和间质细胞形成的乳头样黏液间质与内膜细胞在细胞学中少见，未见上皮细胞带状排列在乳头外缘形成整齐的栅栏样，而是由间质和内膜细胞扭曲螺旋样位于黏液中轴部，乳头状黏液外周光滑规整。这种现象可能与制片时的离心、吸引等外力及黏液的黏性混合有关。子宫颈刷取，液基制片，A.Pap×200、B.Pap×400

TBS-2014 对"良性外观子宫内膜细胞"这一术语做了特别解释，目前推荐用于 45 岁以上的妇女虽然在正常女性月经期和增生期中可以发现剥脱的子宫内膜细胞，但是对于绝经后的妇女来说，若出现子宫内膜细胞则需要考虑异常并需要留意子宫内膜肿瘤形成的可能性。因此，TBS-1988 初次会议讨论稿推荐对绝经后的妇女报告"细胞学上外观正常的子宫内膜细胞"以警示临床注意子宫内膜是否存在异常。

子宫内膜增生典型的发生于绝经期或绝经后早期，其发生的原因可能是肥胖和外源性激素的使用，尤其是非对抗性雌激素的使用会增加子宫内膜的增生。

2001 年，由于患者的经期状态经常存在无从知晓、不准确或缺省的情况，TBS-2001 于是便建议这一报告术语应适用于年龄为 40 岁或 40 岁以上的妇女，这样便可以将所有绝经的妇女包含进来，最后交由临床医师结合临床资料综合分析。但在临床工作中对 TBS-2001 的报告进行评价时，发现虽然子宫内膜细胞的检出率增加，但在与 TBS-2001 使用之前的情况相比，筛查出来的子宫内膜增生／癌的数量却减少。在 2012 年的指导意见里，美国阴道镜和子宫颈细胞学会（ASCCP）建议仅针对绝经后的妇女使用子宫内膜的组织病理学检查。在 TBS-2014 更新过程中，专家们经过文献的回顾及公开讨论后达成了共识，即为了提高这一术语的预测价值，细胞学上"良性外观"的子宫内膜细胞必须是针对 45 岁或 45 岁以上的妇女使用，也就是说仅针对绝经后的妇女进行子宫内膜的评价。

良性外观子宫内膜细胞这一术语，目前推荐用于 45 岁以上的妇女。40 ~ 45 岁年龄的妇女仍有正常的生理活动和未绝经，对她们来说出现的腺细胞可能是子宫内膜，也可能是颈管细胞，因此这个年龄被提高至大于或等于 45 岁。虽然在正常女性月经期和增生期中可发现剥脱的子宫内膜细胞，但是对于绝经后的妇女来说，若出现子宫内膜细胞则需要考虑异常并需要留意子宫内膜肿瘤形成的可能性。因此，TBS-1988 推荐对绝经后的妇女报告"细胞学上外观正常的子宫内膜细胞"以警示临床注意子宫内膜是否存在异常。

子宫内膜增生分为两类——无非典型性的子宫内膜增生和子宫内膜非典型增生。无非典型性的子宫内膜增生在 20 年内进展为子宫内膜癌的风险低于 5%，大多数病例均能在随访中自发缓解。单纯性增生通常是单独存在，但有时也与复杂性增生或非典型增生同时存在，如果组织结构为单纯性增生，而细胞学上具有非典型改变，则为单纯性非典型增生。如果组织结构为复杂性增生，而细胞学上具有非典型改变，则为复杂非典型增生。

为获得直接子宫内取材可以通过几种方法，从理论上理解这些方法对子宫内膜癌诊断似乎是理想的做法，但实际上其成功率不足。同时这种操作不但令患者痛苦且在狭窄子宫颈管很难操作，这方面的文献已有很多。

子宫内膜细胞学标本将直接影响标本的质量，导致评定为不满意评价的最重要的因素是"细胞量不足"。细胞学诊断子宫内膜的标本来自两个方面：一是自子宫颈取材中取到子宫内膜细胞，其表现有混合子宫颈管常见的细胞成分，如鳞状细胞、子宫颈管的腺细胞等；二是直接自子宫中取材，这种情况较单纯，子宫内膜细胞或其间质表面细胞，但无子宫颈管细胞对比。申请单上要注明取材途径。

二、子宫内膜细胞的判读标准

无非典型子宫内膜细胞见图 6-65。

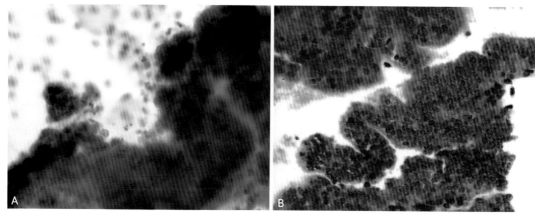

图 6-65　无非典型增生性的子宫内膜细胞（单纯性增生）

单纯性呈良性或无异型性改变的细胞以弯曲的带状黏膜样排列，细胞层次可有简单的复层化，细胞密度增加，但重要的是细胞核型无增大、拉长和染色质质点稀少并细粒状近核膜分部。子宫腔刷取，液基制片，A.Pap×400；B.HE×200

【诊断标准】
- 细胞团小，一般每团为 5 ～ 10 个细胞。
- 核与正常子宫内膜细胞相比，轻度增大。
- 核染色稍深。
- 可见小核仁。
- 胞质少，偶有空泡形成。
- 细胞境界不清。

【液基涂片】
- 核染色过深更明显。
- 核仁更突出。

取材好的子宫内膜涂片中的细胞碎片腺细胞子宫内膜腺体密集，腺体轮廓不规则，腔隙狭窄有"出芽"（A），并有"乳头"深入腔内（A、B）。其核为普通增生型核，可能为良性复杂性增生。但若细胞增大、核的特别增大或大小不一、核型异常、核染色质异常及核仁异常增大等表现。细胞与核的非典型性增加（图 6-66），细胞碎片中高柱状内膜细胞密集度增加并复层化拥挤重叠，核增大并具有染色质的异型性深染，核仁增大并清晰可见。细胞学的异型性也随之更清晰可见，诊断非典型性是成立的。这个表现在分化好的子宫内膜癌中也有表现（图 6-66A，箭头），而且腺腔内有单个细胞脱落及坏死。

三、子宫内膜细胞的非典型增生

（一）子宫内膜增殖病变的相关问题

【定义】　子宫内膜非典型增生为过度增生的子宫内膜腺体存在细胞异型性，但缺乏明确的浸润证据的各种情况（2014 年 WHO 女性生殖器官肿瘤分类）。从理论上，与子宫内膜上皮内瘤变（Endometrial intrapithelial neoplasia）能够更准确地反映这个阶段病变属性。

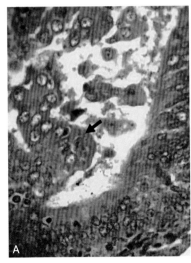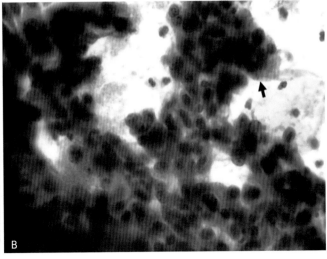

图 6-66 子宫内膜复杂性增生

复杂性增生的子宫内膜腺体密集，腺体轮廓不规则，腔隙狭窄有"出芽"（A），并有"乳头"深入腔内（A、B），内膜细胞密集度稍有增加等，核大并具有染色质的异型性深染，核仁清晰可见 1 ~ 2 个。细胞学的异型形也随之更清晰可见，诊断非典型性是成立的。组织切片，A.HE×200；子宫颈涂片，液基制片，B.Pap×400

25% ~ 60%的病例在诊断性刮宫术或诊断后 1 年后发现子宫内膜癌，显然缺乏对这个阶段的形态学诊断标准的缺陷，因此不得不仍采用非典型增生这个词语。

子宫内膜非典型增生（Atypical hyperplasia）多发生在停经或绝经后的妇女，45 岁以上的巴氏涂片中发现子宫内膜细胞和雌激素水平高的女性，且细胞丰富者，提示子宫内膜吸取物或刮宫标本做细胞学检查，以防止非典型增生以上病变被漏诊。内膜吸取涂片在萎缩的患者非常难以操作，合并增生的背景，细胞碎片增加导致出现小的细胞群落。当细胞群落不规则，边缘细胞不清晰，细胞核呈非典型性，核之间的可比性差，此时提示子宫内膜细胞向非典型性转化。

子宫内膜炎症时，可有多量中性粒细胞出现一般在细胞或细胞碎片之间，但如果出现在大的细胞胞质中，可以是两种情况：一是细胞间的中性粒细胞是吞噬细菌或其他分解物，另一种为吞噬内膜癌细胞的情况，此时需要判断其他视野中的癌细胞是否能够确认。子宫内膜炎的涂片中可以发现腺性修复细胞（或称再生细胞），这种细胞极易当作腺性非典型增生造成误诊。腺性修复细胞与子宫内膜细胞混合存在，即深染的腺细胞的间隙中可见淡染的合体样细胞，这些细胞核膜增厚，核仁增大明显，细胞的染色较腺细胞浅很多。由于细胞成片合体样存在导致细胞的外形观察不完整，甚至被判断为腺癌。

子宫内膜增生或非典型增生，采用国际妇科病理协会（International Society of Gynecological Pathologists，ISGP）的分类：单纯增殖（Hyperplasia，下同），复合型增殖（腺瘤样增殖，无非典型性），非典型性增殖（腺瘤样增殖合并非典型性，包括原位癌）。

（二）子宫内膜增殖病变的细胞学形态

细胞学上，巴氏涂片难以诊断子宫内膜增殖，因为涂片中很难获取子宫内膜增殖的细胞。即使有，也因为细胞退变甚至呈裸核状，使判读不完整。月经周期的前半期可能有子宫内膜细胞，但此时的细胞改变往往不规则，有可能被误判断为子宫内膜增殖。

子宫内膜增殖的一般细胞学特征如下。

- 单纯形态不要做出子宫内膜增殖的诊断，但如果有非典型增殖则可以做出诊断。
- 细胞数量丰富，并有细胞碎片存在。
- 小细胞群落。
- 常见退化变性细胞。
- 细胞改变由正常到具有非典型性改变：核的极性消失、核增大、核染色质过深、核仁明显核大小或形态不一，乳头状排列或其他排列形式。
- 细胞以集群形式存在，相互间黏附性较强，很少有散在孤立细胞的积聚出现。
- 背景清晰，某些腺瘤样非典型增殖的病例涂片中可见有坏死（图 6-66）。
- 雌激素效应（高度成熟的细胞表现）常见于增殖病例。
- 非典型增殖（图 6-67）即腺瘤样增殖强烈提示与恶性病变明显相关。

（三）细胞学诊断子宫内膜恶性相关病变的原则

年龄：由于很少见于 40 岁以前，根据 TBS-2014 提出 45 岁以上（含 45 岁）。

出血：阴道不规则出血常常是首发症状。出血不一定意味着非典型增殖或癌的唯一性。

周期：如果能准确计算月经周期，最好在分泌期进行子宫内膜吸取涂片。

四、子宫内膜癌

【定义】 恶性肿瘤细胞取代子宫内膜细胞，细胞学表现在分化程度上各有不同。

子宫内膜癌（Endometrial carinoma）（图 6-68 ~ 图 6-100）的分类有以下几种：典型的子宫内膜（宫内膜样）癌（伴有或不伴有鳞状分化）、绒毛膜癌、腺鳞癌、黏液癌、浆液性癌、透明细胞癌、鳞状细胞癌、小细胞癌（神经内分泌肿瘤）、混合癌、其他癌和转移癌等。其中内膜样癌占所有子宫内膜癌的 75% 以上。

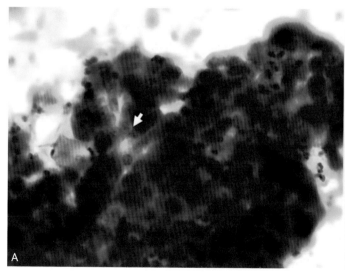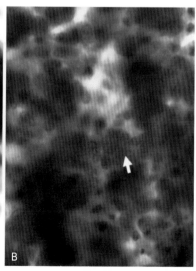

图 6-67 子宫内膜细胞非典型增生

大的细胞碎片边缘见有弯曲或曲折的腺样上皮结构（A）。中心细胞密集重叠，细胞体积与核均有增大并深染，核仁明显增大，可有 1 个或 2 个。对照图单纯性增生（B），细胞分布显得零乱或散在，细胞量较多，但细胞核更小、核间距增大并缺乏核异型性表现，核小，核仁即便有也很小，并无恶性核表现。子宫颈刷取材，Pap×400

TBS-2014 指出，浸润性腺癌应该重视出现的肿瘤性素质、明显的细胞核，不均匀的染色质或巨大核仁，虽然在高分化的病例中，很少会出现肿瘤性素质和巨大的核仁。文献报道过不同组织学类型浸润性腺癌的细胞学形态。必须要重视绒毛状腺癌，因为发生于年轻妇女的这种癌较普通类型的腺癌来说，浸润程度常常较浅。对于这种癌的处理需要遵循低级别肿瘤的原则，适用于某些仍然有生育要求的妇女，因此需要特别给予重视。绒毛状腺癌与高分化癌一样，表现为上皮呈假复层，排列呈粗大的分支状组织片或呈球团状。

在细胞学中，黏液腺癌［微偏性腺癌或高分化黏液腺癌（腺瘤恶变）］可能很难诊断。这类肿瘤显示出肠型分化，而且与 HPV 不相关，因此，其 hrHPV 检测及 p16 免疫组化染色结果均为阴性。腺瘤恶变的细胞核形态温和，核质比低，细胞质可出现丰富的黏液或出现杯状细胞分化，某些病例的细胞质可出现浅黄色，与胃小凹的被覆上皮相似。极不正常的成片细胞、核拥挤、素质、黏液背景及出现罕见的重度非典型细胞团可支持恶性的证据。

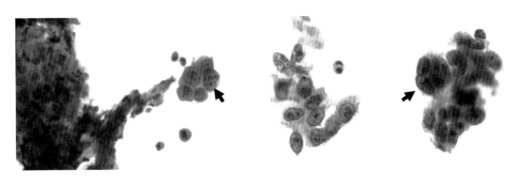

图 6-68　低级别子宫内膜腺癌

子宫内膜腺癌的细胞体积小，细胞丰富，排列呈小的三维立体团（"微腺体"，箭头），有的三维立体团由几个细胞围成花瓣样团。大的细胞碎片常出现在涂片中，细胞核核膜清晰，核仁增大。偶见由鳞化的梭形细胞成链状分布，具有厚的核膜核大而清晰的核仁。子宫颈刷取材，液基制片，Pap×400

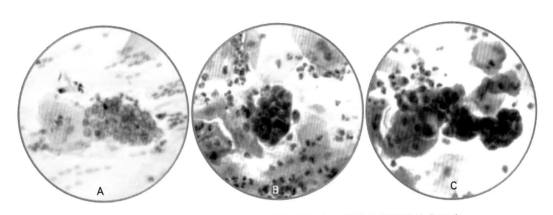

图 6-69　子宫内膜细胞、非典型增生与子宫内膜乳头状浆液性癌细胞

A.在巴氏涂片中的退变子宫内膜细胞；B.致密深染的三维立体团子宫内膜非典型细胞；C.浆液性微小乳头团腺癌细胞。直接刷取涂片，Pap×400

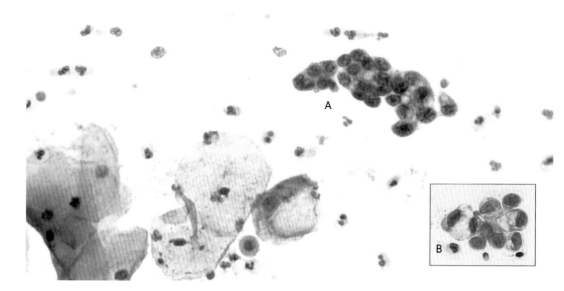

图 6-70　低级别子宫内膜腺癌

　　三维团中的细胞大小一致,胞质中可见较小的黏液空泡,细胞体积很小(A)。IUD所致改变的"皂泡细胞"(B)与子宫内膜癌细胞十分相似,在细胞数量、核膜、核的染色质上是有差别的。直接刷取涂片,Pap×400

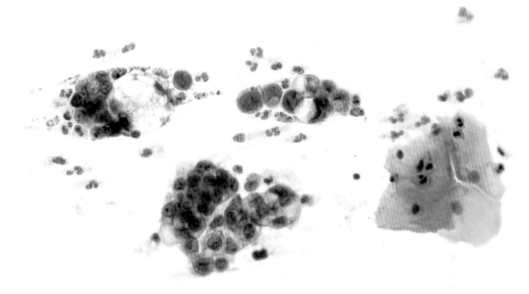

图 6-71　低级别子宫内膜腺癌

　　松散的三维立体团腺癌细胞与鳞状细胞相比,十数个细胞相当于一个表层鳞状细胞。其细胞质内有巨大的分叶状黏液空泡,细胞体积小,胞质稀少并嗜碱性。直接刷取涂片,Pap×400

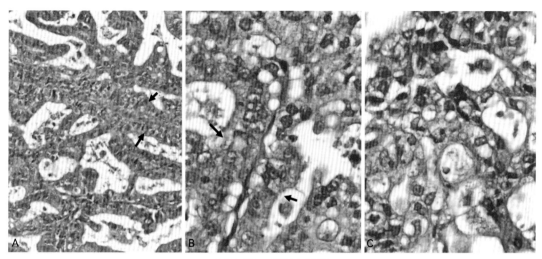

图 6-72 子宫内膜癌

　　肿瘤呈乳头状结构,向腺腔内或肿瘤表面生长,腺体增多、增大,间质少,中央有一纤维血管芯,腺体拥挤"背靠背"排列（A、B,×400）,可见腺体间桥;除纤维血管芯外几乎见不到间质,坏死可见（A、B）;细胞体积增大,细胞极性消失（C,×200）。组织切片,HE

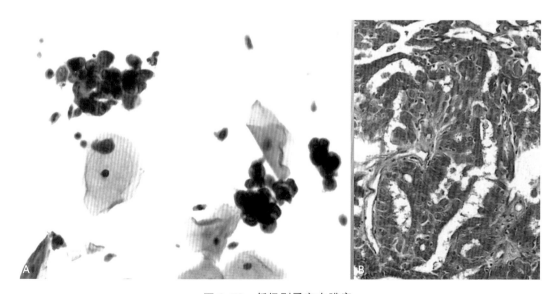

图 6-73 低级别子宫内膜癌

　　小簇状出现的子宫内膜腺癌细胞零乱无规则分布,细胞体积小,大小一致,核染色深,核膜增厚。子宫颈刷取材,液基制片,A.Pap×400;组织切片,B.HE×400

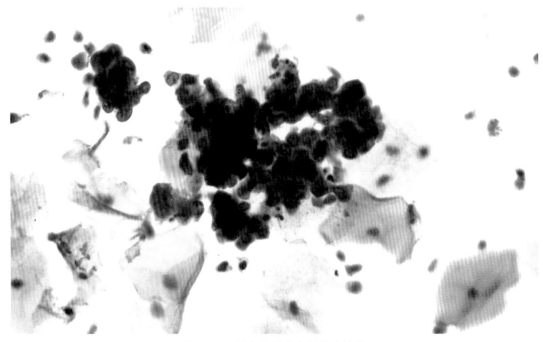

图 6-74　子宫内膜腺癌松散小簇状

　　由多个小簇状分布在鳞状细胞之间的子宫内膜腺癌细胞核深染显得突出，细胞数量丰富。子宫颈刷取标本，液基制片，Pap×400

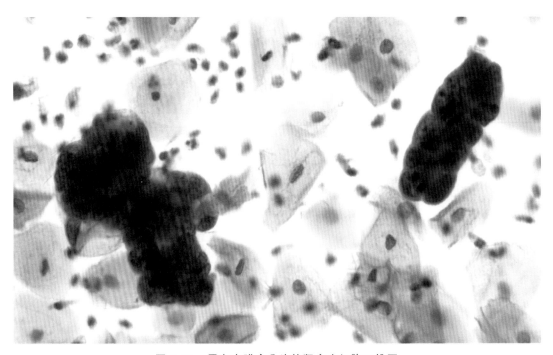

图 6-75　子宫内膜癌乳头状紧密小细胞三维团

　　由小细胞构成的三维团细胞之间紧密连接，胞质稀少并强嗜碱性，这种三维团内细胞大小一致，外部边界清楚，为微乳头状三维团，是乳头状浆液性癌的特点。子宫颈刷取材，液基制片，Pap×400

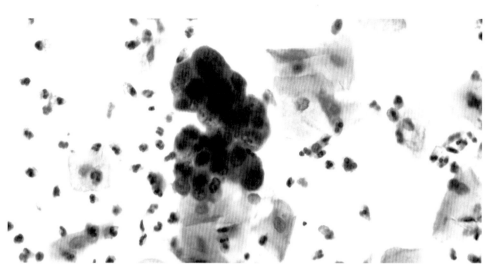

图 6-76　紧密聚集的子宫内膜三维立体团乳头状浆液性癌细胞

微乳头状肿瘤细胞致密和连接紧密，染色深，细胞体积小且大小一致。子宫颈刷取材，液基制片，Pap×400

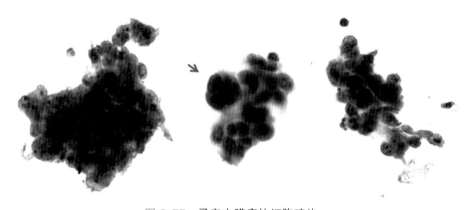

图 6-77　子宫内膜癌的细胞碎片

细胞碎片的类型以密集黏附性强的体积小的肿瘤细胞构成的细胞团，无序排列的小簇状，核仁清晰。其中可见数个细胞组成的微腺体（箭头）。子宫颈刷取材，液基制片，Pap×400

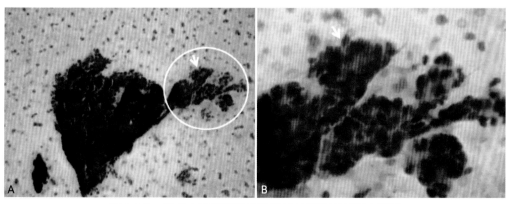

图 6-78　子宫内膜癌腹股沟淋巴结转移灶穿刺标本所见

大型碎片形似多分支的乳头状团，局部细胞稀薄处（A. 白色圈内）细胞展示了微腺体的菊形微腺体特点（B. 放大图像）显示了子宫内膜乳头状浆液性癌的细胞形态学特点。子宫腔吸取，直接涂片，A.Pap×100、B.Pap×400

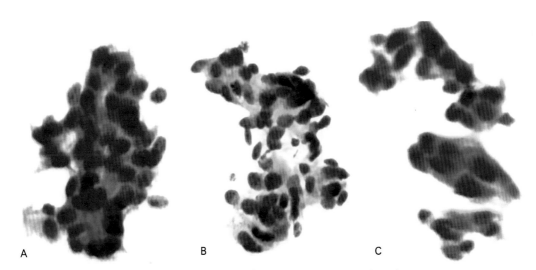

图 6-79　子宫内膜样癌的类型——高柱状的癌细胞

　　除了细胞碎片中的微腺体样结构（A）外有些细胞碎片牵拉得更零碎紊乱（B），类似高柱状的肿瘤细胞很有一些耸立样特点（C）。子宫腔刷取，这样的松散细胞碎片取材多为刮取方式。液基制片，Pap×400

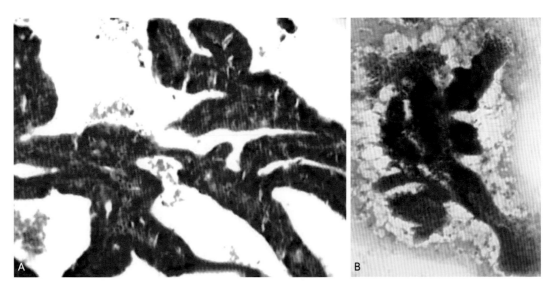

图 6-80　子宫内膜样癌

　　高柱状乳头状三维样带状内膜样细胞碎片，很好地展示了内膜样的形态特点，两侧边缘部细胞呈栅栏样整齐排列（B）与组织切片所见（A）十分相似。A.组织切片，HE×400；B.子宫颈刷取材，直接涂片，Pap×200

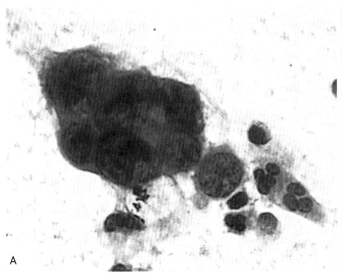
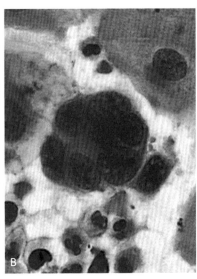

图 6-81　高级别子宫内膜腺癌

　　细胞形成的球形微团结构类似孤立的微腺体，其核增大、核膜清晰、核染色质质点显著增多（在 10 ~ 20 个）。两个病例的细胞同等条件下的对照，外形结构、细胞大小、核型等完全一致。子宫颈刷取，直接涂片，Pap×400

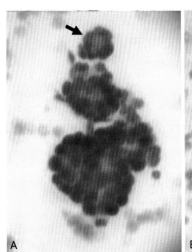
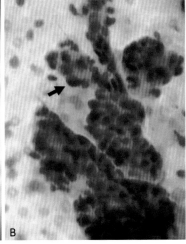
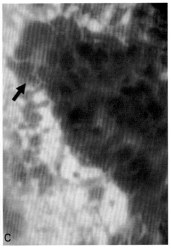

图 6-82　带有微腺体样结构的乳头状细胞碎片

　　细胞构成微腺体（A）样的乳头状结构（B）特点，细胞团基本上是孤立或游离的，可以相对集中（A、B、C），有些可以形成高柱状的带状复层化排列（C），子宫腔刷取，直接涂片，A.Pap×400、B.Pap×200、C.Pap×400

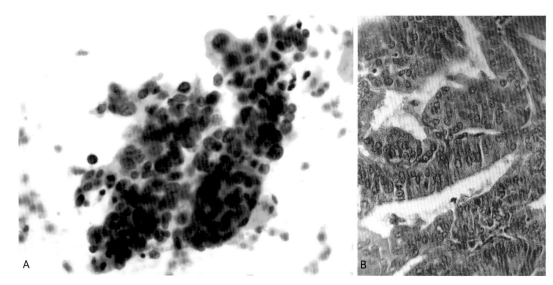

图 6-83　低级别子宫内膜癌

不规则的细胞碎片边缘部不整齐,细胞的大小基本一致,但核有大小不等的特点。细胞核的染色质质点并不多,核仁很明显细胞核有些拉长,与组织学的细胞核一致。A.Pap×400;B.HE×400

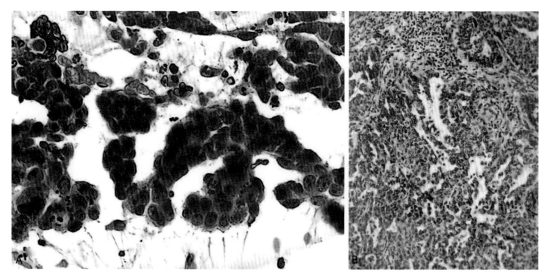

图 6-84　具有乳头状细胞团的高级别子宫内膜癌

条索状细胞碎片弯曲形成腺管状或乳头状（A）,细胞增大明显,核型稍有拉长,细胞增大,核仁清晰可见,碎片内细胞致密拥挤,组织切片内与细胞学所见类似（B）。A.Pap×400;B.HE×200

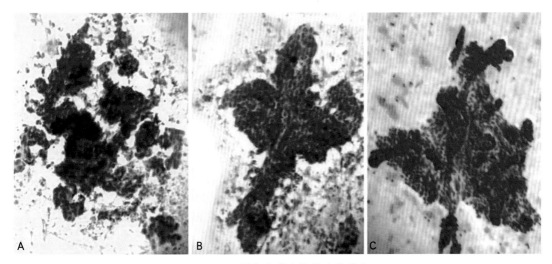

图 6-85 子宫内膜癌的分支状乳头

　　具有丰富细胞成分的细胞碎片大量出现在子宫内膜癌的涂片中，这些细胞碎片表现为乳头状癌的特点，并在涂片的背景中有稀疏的癌性素质，即坏死。子宫颈刷取材，直接涂片，A.Pap×100、B.Pap×200、C.Pap×100

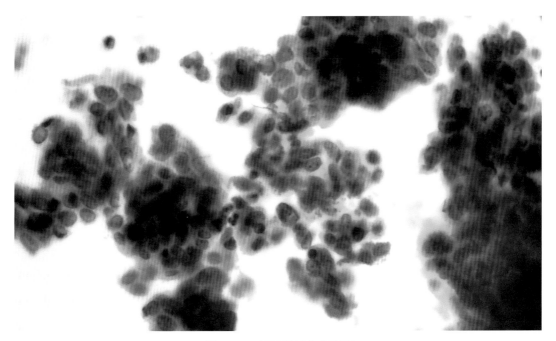

图 6-86 低级别子宫内膜癌

　　低级别子宫内膜癌表现"温良"，但细胞很丰富，细胞密集重叠，部分细胞的异型性表现明显。细胞排列上紊乱蜂窝状少见，大部分细胞呈密集的细胞簇，可有游离出的散在细胞。子宫腔镜吸取标本，液基制片，Pap×200

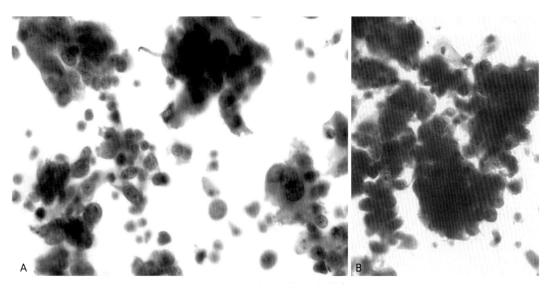

图 6-87　高级别子宫内膜癌

　　子宫内膜癌的细胞分化与内膜细胞相应一致,细胞越小,核内染色质质点越少,分化就越好(A),相反的情况,大细胞的子宫内膜癌,密度越大,核间距越小,核染色质质点多,分化越差(B)。子宫腔镜取材,液基制片,Pap×400

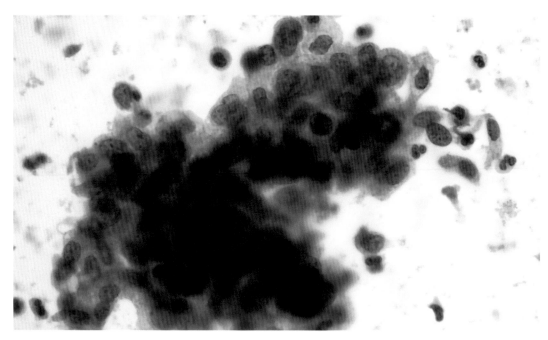

图 6-88　高级别子宫内膜癌

　　明显的细胞学表现为合体样的细胞碎片内的肿瘤细胞体积增大、明显核增大、大核仁甚至多个核仁、排列拥挤而无序,核膜增厚并有锯齿样不整。在细胞学上表现了核的非典型特点。子宫颈刷取,液基涂片,Pap×400

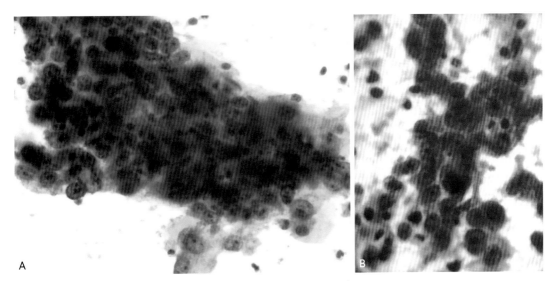

图 6-89 高级别子宫内膜癌

　　细胞表现为低分化,细胞大、核大与核仁增大,细胞丰富密集并未见核仁(A、B)。细胞大小不一,固缩或凋亡,偶有不完全腺体链状,背景中有坏死。子宫腔镜取材,直接涂片,A.Pap×400;B.HE×200

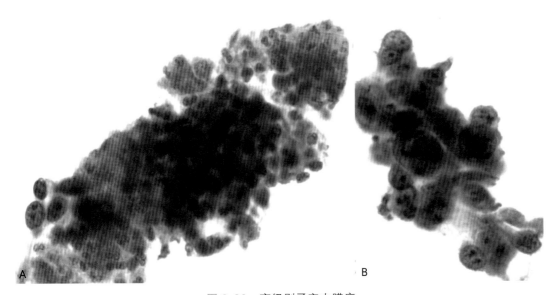

图 6-90 高级别子宫内膜癌

　　高级别子宫内膜癌的肿瘤细胞丰富,细胞大小不等,部分体积小的细胞红染嗜酸性(A)显示了细胞的固缩性,即将死亡的特点,如核淡染与嗜碱性部分截然不同。体积大的细胞,核呈椭圆形,核仁增大并见多个核仁(A、B)。子宫颈刷取,液基制片,Pap×400

【诊断标准】

- 典型的细胞分布是单个散在或呈小而紧密的簇状排列。
- 高分化的腺癌细胞与非肿瘤细胞相比，核仅有轻微的增大，肿瘤级别越高，核越大。
- 核的大小不等，核极向消失。
- 在分化级别较高的肿瘤中，核显示中度染色质增多、增粗和深染，分布不均，染色质旁区空亮。
- 核仁清晰，肿瘤分化级别高，核仁越大。
- 典型的胞质特征：稀少、嗜碱性、可有黏液空泡。
- "水样"细小均匀颗粒状肿瘤性素质不一定出现。

【液基涂片】

- 三维簇团或乳头状结构。
- 核较大，染色质更透亮。
- 肿瘤性素质可能不明显，可见细颗粒碎屑或凝固性坏死碎屑黏附在异常细胞簇团周边。

TBS-2014 对 TBS-2001 子宫内膜癌的细胞学标准做了更精确的修改，并对低级别和高级别的子宫内膜腺癌的细胞学区别、肿瘤性素质和"水样"精细颗粒状物质等关键形态学节点进行了分析和论证。诊断者可以结合 TBS-2001 和 TBS-2014 两个版本的诊断标准进行分析判断。

【新的子宫内膜癌诊断标准】

- 细胞排列呈单个的或小而紧密的簇团是其典型结构。
- 高分化癌的细胞核较非肿瘤子宫内膜细胞可仅稍增大，级别越高核越大。
- 细胞核大小不一，核极向消失。
- 细胞核染色质着色深度一般，染色质清晰且分布不均，此变化尤见于高级别肿瘤。
- 细胞质通常稀少，偏蓝，常有空泡。
- 单个癌细胞或小团状的癌细胞可显示出细胞质内中性粒细胞，常呈"多形核白（粒）细胞口袋（Bag of polys）"。
- 细小颗粒状或"水样"的肿瘤性素质时有出现，这种现象常见于传统巴氏涂片。

子宫内膜细胞很少自动脱落，无论正常或恶性肿瘤细胞几乎均为成团脱落，且胞质稀少、细胞量少、黏液与纤维混杂，使诊断更困难。早期的取材器械较复杂，经过实际使用证明越是简单的取材越能解决问题，最常用的为吸取管取材，如舒仪经使用的金属弯曲吸管、1956 年 Ikle 使用的透明塑料吸管等。直至目前使用的子宫腔镜（Direet intrauterine sample, DIS）直视下刷取、管吸、咬取、灌洗等各种方法取材。有一个条件是必须具备的——有熟练掌握 DIS 取材技术的临床医师和熟识子宫内膜病理学的细胞学诊断医师。吸取细胞技术对子宫内膜癌的诊断准确率一般在 69% ~ 94%，其他方法的准确率相差不多。

子宫内膜腺癌的细胞学发现与癌的级别密切相关。Grade 1 的癌可出现少量异常的细胞，其细胞学仅有轻微的非典型，并可能常被解释为非典型子宫内膜细胞。子宫内膜腺癌的细胞学检查，尤其是在高分化癌时，子宫颈标本仅有少量保存完整的异常细胞，较正常细胞变化小。与可直接刷取的子宫颈管内膜细胞相比，子宫颈细胞学中的子宫内膜腺癌要求在收集的标本中存在脱落的上皮，因此，异常的细胞数量比子宫颈管内膜癌要少得多。此外，自子宫内膜腺癌来源的恶性细胞常体积小，核仁不明显，并且如果出现肿瘤性素质及"水样"或细小颗粒状，诊断更加困难。单个癌细胞或小团状的癌细胞可显示出细胞质内中性粒细胞，常呈"多形核白（粒）细胞口袋（Bag of polys）"。高级别的子宫内膜浆液性癌，如乳头状碎片、大细胞体积及明显的核仁等在形态上与来源于卵巢的相似。子宫内膜浆液性癌 hrHPV 为阴性。

（1）子宫颈涂片中的子宫内膜癌细胞　子宫内膜癌细胞因取材不同而形态表现稍有不同。通过子宫颈刷取材的癌细胞黏附力好，很少由"逃逸"（孤立散在）细胞，以小细胞碎片形式出现的很多，很好地保留了微小腺结构及其他排列方式。采取细胞要保存细胞的结构膜式这是对任何一种取材方法最起码的要求，近年来已经从要求展示细胞的内结构到包括观察细胞排列结构特征的细胞学诊断依据。能够很好地展示子宫内膜细胞特点效果的取材方法，应以吸取法和子宫颈刷取为较好，而刮宫术随临床医师的手法决定效果的合格与否，这方面细胞学诊断医师有足够的判断评价。

（2）鉴别诊断　子宫颈管腺癌与子宫内膜癌在形态学上均是腺癌，特别是两者均具有内膜样癌的特点，经验不足者容易混淆需要区别，概括起来有表 6-3 所列举的鉴别点。

表 6-3　子宫颈腺癌与子宫内膜癌的鉴别

子宫颈腺癌	子宫内膜癌
•细胞丰富，直接取材	•孤立的细胞群，细胞脱落
•细胞保存好	•细胞的保存程度不同
•细胞和细胞群通常较大	•细胞和细胞群通常较小
•丰富的黏液颗粒状胞质	•胞质少、空泡状，内有中性粒细胞
•背景干净细胞外黏液少	•"水样"细颗粒样肿瘤性素质
•可以见到 AIS 过渡形态	•成熟或萎缩性背景，可见渗出液样坏死

【子宫内膜癌亚型的细胞学描述】　除了上述子宫内膜癌或子宫内膜样癌的描述外，一些子宫内膜癌的亚型也很具有细胞学特征，如透明细胞癌及来源与滋养叶细胞的绒毛膜癌等。可惜在这方面收集或保存的资料很少，以至于缺乏高清晰图像而舍去，甚为遗憾。

（1）子宫乳头状浆液性癌（UPSC）　为不常见的子宫内膜癌的亚型，与卵巢的同名肿瘤相类似，常有肌层、淋巴管、腹膜受累等侵袭性临床过程。患者平均年龄 66 岁。镜下为复杂的乳头状结构，细胞或乳头可能大量脱落，在子宫颈刷取的巴氏染色涂片中可被检出。UPSC 诊断性细胞以单个松散分布与涂片中，小细胞的 UPSC 细胞与内膜癌细胞大小相差不多，细胞之间具有一定黏附性，以细胞连接为微乳头、微腺体或链状形式的细胞碎片（图6-91）。细胞大的 UPSC 可表现为细胞大于子宫内膜样癌的细胞，且大小不一致，巨型细胞可见，核染色质颗粒状分布不均，核仁可见，有时核仁染色为红色，为 UPSC 的特征。胞质可从稀到致密，可见透明的胞质，为数较少。缺乏子宫内膜样癌常见的胞质中充满中性稀细胞的空泡。有些 UPSC 中可见砂粒体。后者与低分化子宫内膜癌中存在相当数量的重叠（图 6-91）。

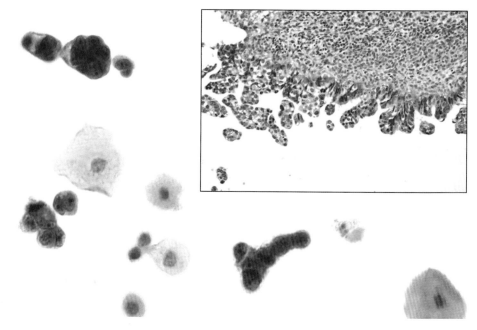

图 6-91　子宫乳头状浆液性癌的微小乳头

由微腺体样微型团、串状组成的微乳头与组织学所见的微乳头相类似。细胞虽小核仁增大很明显。子宫颈刷取材，液基制片，Pap×400（病例由山东省聊城市第一医院病理科任玉波主任提供）

（2）透明细胞亚型　一种不常见的子宫内膜癌类型，只见于老年女性。预后较差。电镜观察证明子宫内膜透明细胞癌非中肾管起源，肿瘤内可见不同的异型细胞，细胞具有多潜能性，发病与孕激素无关。

细胞学上，表现为分化好的腺癌样，可以有乳头状形态（图 6-92～图 6-95）。细胞碎片呈片状排列。有丰富的均细黏液样颗粒胞质，内含丰富的糖原。部分细胞边缘界限不清，单个细胞或小的细胞团表现为微腺样（图 6-93），胞质内细颗粒状黏液空泡并胞质嗜碱明显（图 6-92A、B），核圆形或椭圆形大小稍不等，核偏位或居中。核染色质细，淡染，有清晰的核膜，偶见空泡状核样。核仁大而清晰，偶见双核仁。背景中可见嗜碱性黏液。特殊染色 PAS 阳性。

（3）子宫绒毛膜癌(Choriocarcinoma)　是一种滋养叶细胞肿瘤，特点是滋养细胞高度增生并侵入子宫肌层，转移至子宫颈、阴道、输卵管或阔韧带内，甚至转移至肺及脑部。由于化学治疗技术的改进，疗效显著提高。临床特点为：流产或正常产后阴道持续不规则出血。在细胞学标本中少见可能与取材少有关。近年来由于从子宫颈细胞学延伸至子宫内取材以分析子宫内膜的细胞学变化，可能会发现此类肿瘤。组织学上，肿瘤性细胞表现为多形性表现，巨大的合体滋养叶细胞呈单核或多核（图 6-96～图 6-98），小滋养叶肿瘤细胞则表现为一致性的梭形、圆形等形状。

（4）分泌型癌　实质是对孕激素有反应的高分化子宫内膜癌，多见于育龄期妇女，卵巢功能正常，有黄体发育。组织学上，腺管腔内有分泌残余（Secretare residue），也可见核下空泡。上皮细胞胞质内空泡（图6-99），覆衬柱状细胞有核上或核下空泡，单层或假复层上皮，少量核非典型。

细胞学上，被涂片诊断的分泌型癌的病例很少，特别是与高分化癌不易区别。细胞数量多，类似分泌期子宫内膜；细胞碎片中的细胞显示胞质内明显空泡，核具有非典型性（图6-97），核大小不一；单个细胞的空泡形成核被分叶状空泡所环绕（与分化好的内膜样癌表现有重叠）。以上表现可能提示分泌性癌的可能性。

（5）黏液癌　子宫的黏液癌罕见，推测起源于颈管样化生细胞，分化不好的黏液癌以单个孤立存在，胞质的黏液呈嗜碱性的颗粒状，类似印戒样（图6-100A）。细胞外黏液很少，这与乳腺的黏液癌不同。后者细胞内、外均有黏液，特别是细胞外的黏液成"湖"，黏液性癌的小群漂浮在黏液湖中。而子宫内膜分化好的黏液癌，类似微腺体样（图6-101B）。细胞学上，肿瘤细胞的胞质中具有明显的嗜碱性颗粒状黏液并将核推向细胞外周，高度偏位核（图6-101），细胞核大小不一致，多核、巨核可见，核仁增大明显，核具有异型性特征。虽然细胞的表现具有嗜碱性黏液在胞质中，但不是"印戒样细胞癌"的印戒样细胞的散在（图6-100B），这与组织学不同。切片中常见的胃肠道印戒样细胞癌细胞的切面为核偏位、胞质中含大的黏液空泡。子宫内膜的黏液癌似乎与呼吸道的杯状细胞癌更相似，微腺样。

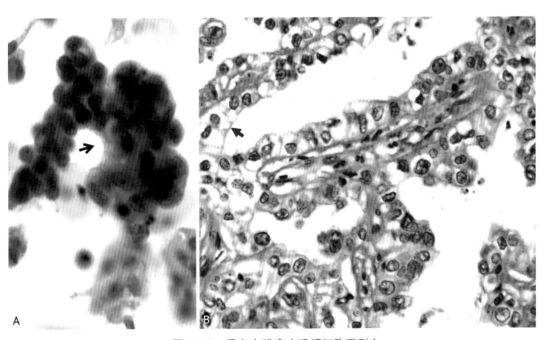

图 6-92　子宫内膜癌（透明细胞亚型）

组织学细胞胞质透明（A），同样的情况在细胞学标本中类似乳头状的细胞碎片内胞质是嗜碱性颗粒状（"凹陷"处箭头所指），细胞并没有显示明显的透明，这一现象可能与胞质内糖原物质在组织脱水处理过程中丢失相关。组织切片，A.HE×400；液基涂片，B.Pap×400

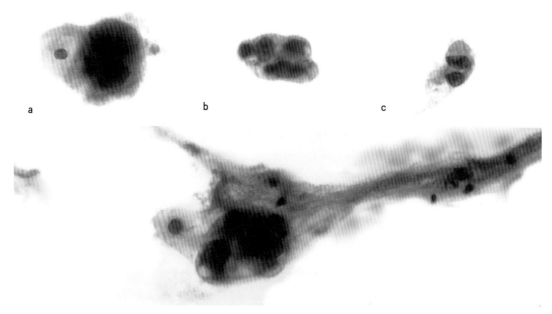

a   b   c

图 6-93   子宫内膜癌（透明细胞亚型）

细胞以小团状小腺体样和分散孤立的肿瘤细胞为主。胞质内有透亮区，但更多的是具有淡淡的均细黏液样颗粒状物质。不同于组织学上的细胞表现的原因是组织脱水时间要长于细胞的短暂脱水，乙醇可以使糖原物质溶化，因此有更多透明细胞。背景中有黏液分布。子宫颈刷取，液基制片，Pap×400（病例由福建省妇幼保健院许淑霞医师提供）

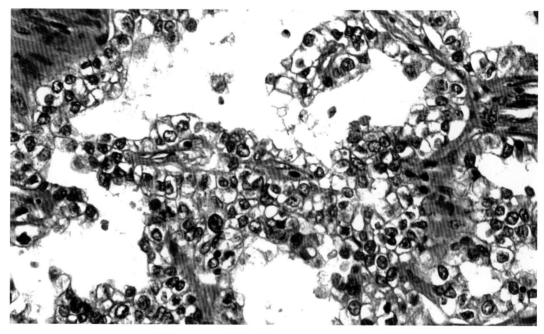

图 6-94   子宫内膜癌（乳头状透明细胞型）

细胞的胞质呈透明状，核仁小而清晰，核膜增厚。由肿瘤细胞和血管形成细长的小乳头。HE×400

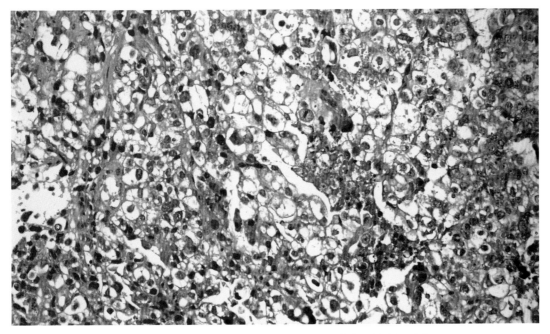

图 6-95　子宫内膜分化差的实性透明细胞癌（数字切片）

多数情况下呈实性结构，血管分隔不明显。胞质呈宽幅的空晕状，有些细胞胞质内富含糖原，着色为红色嗜酸性物质，核的大小不一致，深染并具异型性。组织切片，HE×200

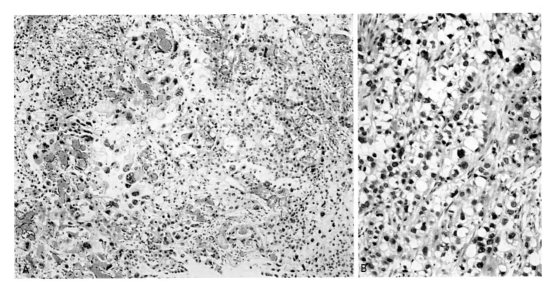

图 6-96　子宫颈或子宫的绒毛膜癌

绒毛膜癌细胞显示多形性，肺组织中发现多形性的合体样滋养细胞（A）和小细胞性肿瘤细胞（B）。其中见巨大的合体滋养细胞，细胞体积明显大、核增大、核深染、多核，小的肿瘤细胞也是肿瘤性的滋养细胞。A.HE×100、B.HE×400

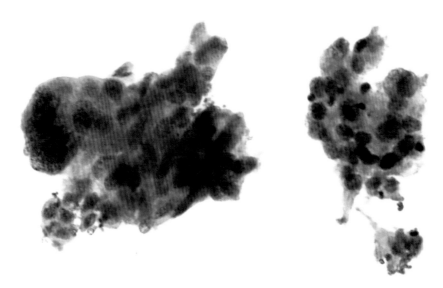

图 6-97　子宫颈或子宫绒毛膜癌

　　合体样细胞碎片中的细胞大小不一致，染色深浅不一，有些细胞核内空泡样类似包涵体样。滋养细胞密集拥挤的多核大细胞与梭形的墨炭状核的细胞形成多形性变化。部分细胞位于边缘形成腺样排列。液基制片，Pap×400

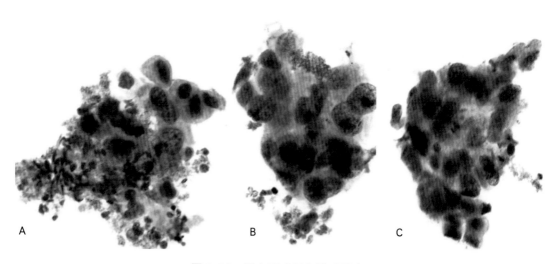

图 6-98　子宫颈或子宫绒毛膜癌

　　如合并出现炎性细胞时，可能出现细胞以松散的方式即小簇状分布（C），个别细胞可具有鳞状化生的墨炭状核、中位核、胞质嗜酸性等特征（A、C）。以腺样结构的三维团往往有断裂处的不整或零乱痕迹。子宫颈刷取材，液基制片，Pap×400

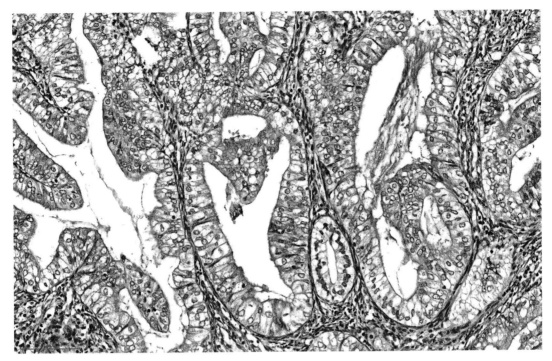

图 6-99 子宫内膜分泌型癌

腺管腔内有黏液分泌残余，可见核下空泡。上皮细胞胞质内空泡，覆衬柱状细胞有核上或核下空泡，单层或假复层上皮，少量核非典型。组织切片，HE×200

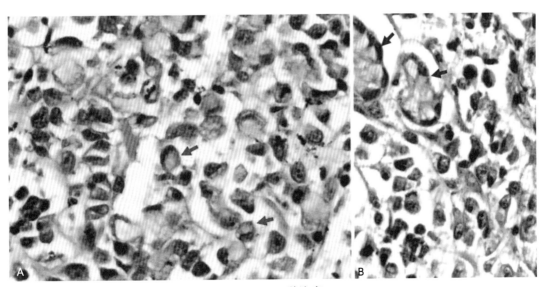

图 6-100 黏液癌

分化不好的黏液癌以单个孤立存在，胞质的黏液呈嗜碱性的颗粒状，类似印戒样。细胞外黏液很少，单个细胞有一些类似杯状细胞（A，红色箭头），呈微腺体样的肿瘤细胞核位于外周似新月形（B，蓝色箭头），中心由黏液空泡充实，分化差的黏液细胞的排列紊乱，不构成腺体样形状。组织切片，A.HE×400、B.HE×400

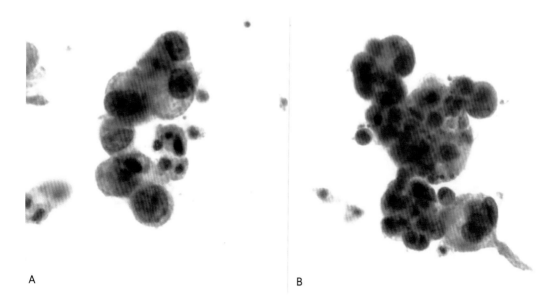

A   B

图 6-101   子宫内膜癌（黏液癌）

癌细胞圆形核被黏液挤向一侧，形成偏位核，核膜较薄。胞质内具有细颗粒状黏液（A、B），似有分泌，黏液空泡可呈分叶状。细胞碎片内的细胞数量少，子宫颈涂片，液基制片，A.Pap×400；B.HE×400（由中国香港伊丽莎白医院提供交流对比的病例涂片）

（6）黏液表皮样癌　与涎腺的黏液表皮样癌同名肿瘤，罕见，多发生于 70 岁以上妇女。发生在子宫的肿瘤起源尚不明确。肿瘤由两种细胞构成：低级别非典型的鳞状细胞（或称中间型细胞，图 6-102A、B，白色箭头）与典型的黏液性腺癌细胞（或称黏液细胞，图 6-102A，蓝色圈内）混合存在，为确认子宫内膜黏液表皮样癌的两要素。

细胞学上，两种肿瘤细胞均表现类似非恶性病变的形态，如果无诊断经验，很可能被当作良性病变而误诊。满足诊断要求的基本点是判断是否符合细胞特点的是这样的细胞的数量多。一般而言，类似鳞状细胞的中间细胞的恶性特点更不太符合癌病变，而黏液细胞比较好辨认，胞质内充满了分叶状黏液空泡或大空泡。肿瘤细胞整体看较"温良"（图 6-103）。

（7）鳞状细胞癌。单纯的鳞状细胞癌发生在子宫极为罕见，一般为伴有鳞状细胞化生，有时将颈管的鳞状细胞癌侵犯子宫当作子宫内膜的鳞状细胞癌诊断，是错误的。临床上，原发于子宫内膜鳞癌，不易侵犯附件。子宫内膜鳞癌的恶性度很高，预后不良。

细胞学上，子宫内膜鳞癌细胞与子宫颈的鳞癌稍有不同，主要以化生型细胞小、短梭形和小圆形为主，胞质的嗜酸性特点是与肉瘤区别的主要特点。少数未成熟细胞呈角化不良，整体看子宫内膜鳞状细胞癌细胞的分化差的病例远多于子宫颈鳞状细胞癌，后者以分化型较多（图 6-104）。

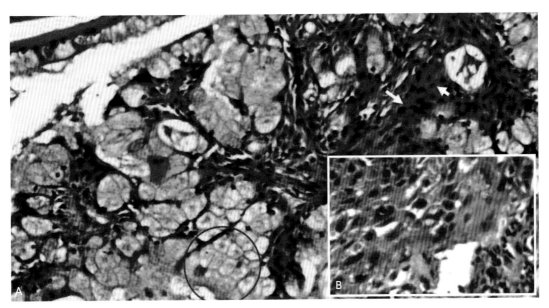

图 6-102　子宫黏液表皮样癌

　　肿瘤由两种细胞构成：低级别非典型的鳞状细胞（或称中间型细胞，A、B，白色箭头）与典型的黏液性腺癌细胞（或称黏液细胞。A，蓝色圈内）混合存在，为确认子宫内膜黏液表皮样癌的两要素。组织切片，A.HE×200、B.HE×400

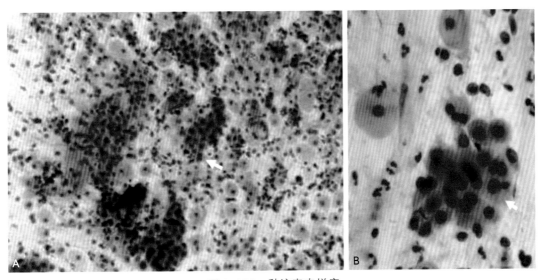

图 6-103　黏液表皮样癌

　　丰富的细胞数量，从另一个侧面说明富于细胞的肿瘤属性，呈簇状或散在的细胞分为两种细胞成分构成肿瘤的特征（A），中间细胞类似鳞状细胞的基底细胞（B，白色箭头）、旁底层细胞和中层细胞（B）。细胞整体表现较"温良"。涂片内见细胞外黏液。直接涂片，A.Pap×100、B.Pap×400（山东聊城市华美医院陈冰提供）

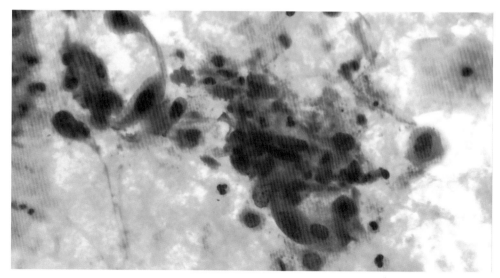

图 6-104　子宫内膜鳞状细胞癌的细胞学

子宫内膜吸取取材的细胞涂片中的鳞状细胞癌细胞分化较差：肿瘤细胞有丰富的橘红色胞质，在巴氏染色中染色脓集、双嗜、显厚，细胞小或大小极不一致外形怪异。背景中见有稀薄的水样颗粒状坏死，显示癌性素质。诊断时要有一个真实的取材方法与部位。子宫颈刷取，直接涂片，Pap×400

第三节　其他腺癌——子宫外腺癌

子宫外腺癌（Extreauterine adenocarcinoma）在诊断之前需要有一明确的病史背景，而且细胞形态特征与子宫颈内膜癌有显著的不同，在此基础上转移性腺癌就要考虑。累及或侵犯子宫颈或子宫的腺癌有乳头状浆液／黏液性卵巢癌、转移性乳腺癌、子宫内膜癌、直肠癌及胃癌等。

一、卵　巢　癌

卵巢癌（图 6-105）来自卵巢的浆液性或黏液性乳头状囊腺癌是最常见的侵犯子宫颈的腺癌之一，其特点是瘤细胞呈乳头状或梁状，具有明显的三维立体结构的细胞团，常见砂粒体，这是与颈管腺癌细胞的不同点。卵巢癌常见的类型为浆液性或黏液性乳头状囊腺癌，这两者类型均有腺样团癌细胞的层状坏死形成的砂粒体所产生的"树木截面的年轮样"或钙化样"砂粒体"（图 6-105）。在子宫颈标本中可以取到这种砂粒体和乳头状癌细胞并被辨识出其来源部位。

二、直　肠　癌

直肠癌（图 6-106，图 6-107）大部分为中到高分化的腺癌，高柱状瘤细胞呈菊形放射状，胞质红染。由于解剖关系，直肠癌大部分侵及阴道和颈管的可能性很大，较多女性直肠癌患者在中、晚期已经有累及子宫颈的情况。其形态学所见为：高柱状的密集重叠细胞的细胞碎片，可以显示密集蜂窝状碎片，其中或有菊形腺开口；高柱状复层化的带状碎片；菊形内膜样腺体等。

图 6-105　卵巢浆液性乳头状囊腺癌（数字涂片）

　　卵巢癌的常见类型浆液性乳头状囊腺癌侵及子宫。形态学表现为乳头状细胞团和砂粒体（箭头），诊断有一个病史存在更可靠。吸取涂片，液基制片，Pap×400

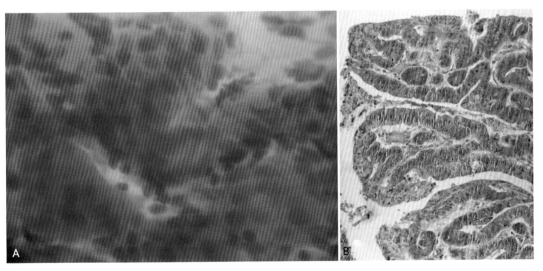

图 6-106　直肠癌侵及阴道和子宫颈

　　中分化、高柱状片状、带状或菊形结构显示直肠腺癌的形态学特点，细胞表现"温良"。组织切片显示高柱状细胞呈带状或菊形中分化腺癌特点。子宫颈刷取直接涂片，A.Pap×400；B.HE×200

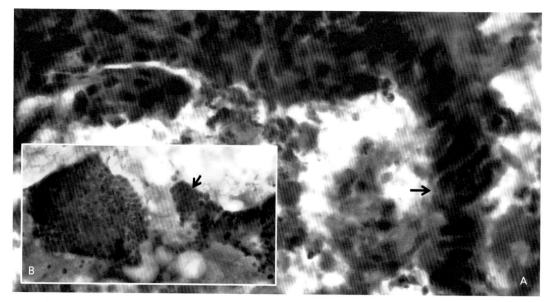

图 6-107   左腹股沟淋巴结穿刺标本：直肠中分化腺癌

高柱状细胞以蜂窝状、带状（A、B，箭头）为形态学特点的细胞碎片在淋巴结或腹部皮肤手术切口处多有皮下转移。穿刺标本中常见，大多伴有坏死。直接涂片，A.Pap×400、B.Pap×100

三、子宫恶性混合性中胚叶肿瘤

子宫恶性混合性中胚叶肿瘤（Malignant mixed mesodermal tumor，MMMT）（图 6-108，图 6-109）来源于米勒（Müllerian）管衍生物中分化最差的子宫内膜间质组织，能够分化成黏液样组织、结缔组织、软骨组织、骨骼肌组织及平滑肌组织等，可同时含有恶性的上皮成分和恶性的间质成分即癌和肉瘤成分。如果癌和肉瘤两种成分都是来自子宫原有的组织成分为同源性恶性米勒管混合瘤；若肉瘤中含有子宫以外的组织成分如骨骼肌、软骨、骨等，为异源性恶性米勒管混合瘤。对此肿瘤的命名甚多，以往称为癌肉瘤。

严格意义上讲，MMMT 不属于腺癌范畴，为一种上皮 - 间质的混合性恶性肿瘤，因其具有腺癌形态而本书归入此章简介其形态特点。MMMT 是一种发生于子宫颈的不常见的高度侵袭性癌肉瘤，肿瘤呈双向分化，由恶性上皮性和间叶性的成分组成。上皮性的细胞类似于子宫内膜样腺癌；间叶性细胞可以是多间质性：成纤维细胞性或平滑肌的肉瘤样，偶见异源性成分：横纹肌肉瘤、软骨肉瘤或骨肉瘤，本质是癌的变异型。涂片中常见细胞是类似于子宫内膜腺癌的三维团细胞，而类似梭形细胞者较少见。

【形态描述】   涂片中至少有两种类型以上的细胞，其中最常见的为形态类似腺癌细胞和所谓"未分化细胞"两种细胞构成的肿瘤（图 6-108，图 6-109）。腺癌样细胞呈三维立体团或合体样细胞碎片，细胞紧贴外周以圆弧状胞质，外周界限清楚并完整。较少或无游离散在的细胞。细胞圆形，核增大明显，多核，核内空泡，核仁巨大。"未分化细胞"呈松散的合体样簇，边缘部零乱不整，有孤立的单个细胞；这些细胞体积小，梭形或椭圆形；核型也类似梭形或椭圆形，核膜薄，核仁很少被观察到。"未分化细胞"的碎片，可做免疫细胞化学标记，用来分析其来源特点。背景呈萎缩至高雌激素效应。

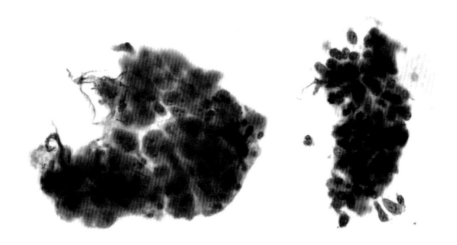

图 6-108　恶性混合性中胚叶肿瘤

同一视野中的两团不同形态的细胞：细胞体积大的肿瘤类似腺癌细胞却又松散不紧密。核与核仁均大；另一团小梭形细胞也较松散，胞质稀少或呈裸核状，显示分化差特点。这类肿瘤细胞类型不定，多种类型细胞本身就是特点，诊断时要注意。子宫颈刷取材，液基制片，Pap×400（中国香港伊丽莎白医院合作项目友情提供病例）

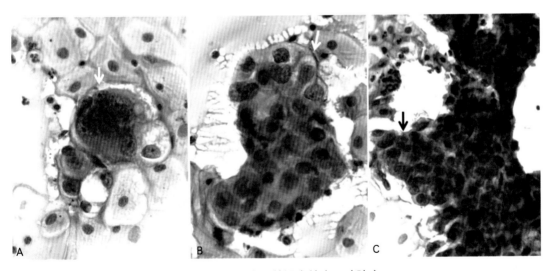

图 6-109　子宫恶性混合性中胚叶肿瘤

巨大的多核瘤细胞（A）、腺癌样三维团（B）、"未分化"肿瘤细胞（C）等细胞碎片混存,巨大的多核异型细胞（A）与腺癌样细胞中等体积大（B）；核染色质颗粒状稀疏分布使核的透光度好和结构清晰。小体积肿瘤细胞密集合体样,其体积大小一致,梭形。胞质稀少与高核质比,核深染,细胞密度大而重叠呈巨大的细胞碎片。手术结果:癌肉瘤（恶性混合性中胚叶肿瘤）。子宫颈刷取材，直接涂片，Pap×400

（马博文）

第七章　其他肿瘤

第一节　恶性黑色素瘤

　　恶性黑色素瘤（Malignant melanoma，MM）（图7-1）子宫颈部位少见，而阴道或外阴却不少见，有时会累及子宫颈。

　　【基础细胞】　黑色素细胞或神经嵴细胞。

　　【形态描述】　细胞学特点是形态多变的异型性瘤细胞的胞质内可见黑色素颗粒，此时较易判读；在少色素或无色素的病例中则很少看到色素颗粒，除了细胞学的指标外，可能还要依靠特殊染色或免疫化学染色来判断，一般MM细胞HMB45、S-100为阳性表达。

　　• 以散在分布较常见，也可见到堆积状细胞群"细胞簇"。

　　• 细胞类似腺癌，又非腺癌。

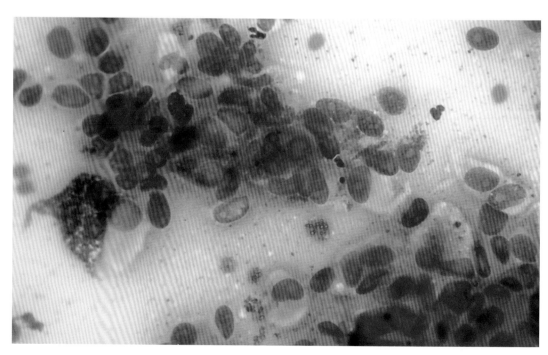

图7-1　子宫颈恶性黑色素瘤

肿瘤细胞以散在或小簇状分布，胞质透明，关键的诊断性证据是胞质中的黑色素和肿瘤细胞的异型性特征。无色素的肿瘤细胞需做ICC标记证实。刮取物直接涂片，Pap×400

- 细胞种类较多，不宜确定 MM，尤其是在无色素性 MM。
- 通常会出现肿瘤性梭形细胞。
- 当形态特点与常见肿瘤形态不一致时，应当考虑。
- 肿瘤细胞的核分裂象显著增多。
- 核内包涵体样空泡。
- 肿瘤细胞的胞质内发现黑色素时能确认 MM。

【免疫细胞化学】 　S-100 蛋白是恶性黑色素瘤较敏感的标志物。它的特异性不如 HMB-45，但 HMB-45 对恶性黑色素瘤的敏感性相当低（约 50%）。在梭形细胞型恶性黑色素瘤中其结果通常为阴性。

第二节　恶性淋巴瘤

子宫颈的恶性淋巴瘤（Malignant lymphoma，ML）（图 7-2，图 7-3）十分罕见，不同于其他部位的淋巴瘤，病变在黏膜浅层，腺体无明显破坏。瘤细胞多为活跃的中心型大 B 细胞或 B 免疫母细胞。诊断要满足两个条件：一是肿瘤性淋巴细胞必须具备异型性即幼稚性，而是肿瘤细胞具有种类相对单一性或一致性。单一类型的幼稚型淋巴细胞是其肿瘤细胞，且无吞噬或嗜碱性易染小体。

【基础细胞】 　具有淋巴细胞分化潜能的幼稚细胞或淋巴细胞。

【形态描述】 　单个散在分布，但不呈小簇状存在的非典型的淋巴细胞，细胞大小可有不同，有时退化变性，核呈多形性且体积变异较大，细胞凋亡较多，同时较少见粒细胞和巨噬细胞。最为重要的是细胞的类型单一性和异型性（在淋巴瘤或被称为幼稚型），单一性有笔者称为

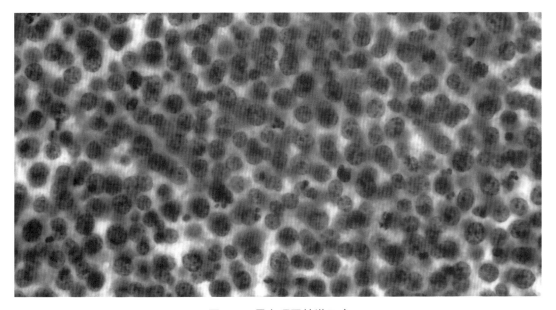

图 7-2　子宫颈恶性淋巴瘤

单一性或一致性的幼稚型淋巴细胞为肿瘤细胞，细胞互相之间没有连接关系，散在或重叠零散分布。核肥大饱满，核仁增大，细胞类型单一，为弥漫性大 B 细胞型淋巴瘤的特点。直接涂片，Pap×400

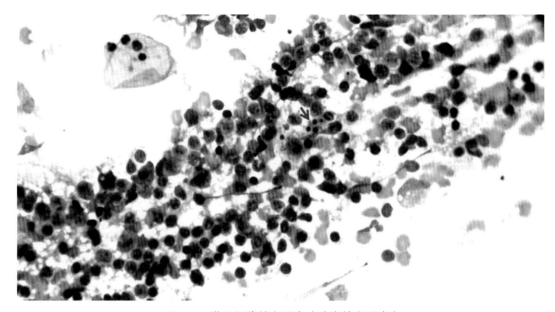

图 7-3　淋巴细胞性宫颈炎（滤泡性宫颈炎）

多量的淋巴细胞出现在鳞状细胞背景中，其种类为小淋巴细胞、大 B 淋巴细胞及免疫母细胞等显示多克隆性。大 B 细胞和免疫母细胞集中的区域有可能被误认为是淋巴瘤。存在有组织细胞吞噬细胞碎片的"易染小体"（蓝色箭头）可以确认滤泡性宫颈炎。图中可见血管内有红细胞。直接涂片，Pap×400

单克隆性，强调细胞类型单一，而异型性则是肿瘤细胞的恶性形态特征。

　　与小细胞癌不同的是，恶性淋巴瘤中没有椒盐状染色质，没有"融合"或者"聚集"，在液基制片标本中更显分散的特点。也没有细胞之间黏合或连接特点，在没有判断把握的情况下，应该用白细胞共同抗原和嗜铬粒多肽免疫组化给予鉴别。

　　【鉴别诊断】　滤泡性宫颈炎也可以有多量的淋巴细胞，因此在诊断上要极其慎重。文献报道淋巴细胞性（滤泡性）宫颈炎虽然不是衣原体感染非常敏感的标志，但有滤泡性宫颈炎比非炎症者更常伴有衣原体培养性。因此如果确定为滤泡性宫颈炎就应在报告中指出这一所见可能伴有衣原体感染。有时可以看到有个别淋巴细胞的核内出现类似包涵体样的变化，因此要考虑此种可能性。建议做衣原体培养就有其必要性。

　　直接涂片中大量多形性的淋巴细胞，伴有或没有易染小体的巨噬细胞，淋巴细胞呈无序堆积状或水流状分布，后者位于黏液之外。液基涂片的背景中可以看到成簇的淋巴样细胞及较多散在的单个淋巴细胞。淋巴细胞性宫颈炎是慢性宫颈炎一种不常见的形式，可在子宫颈上皮下形成成熟的淋巴细胞。滤泡性宫颈炎的细胞学表现就是在鳞状细胞的背景中出现大量的转化期淋巴细胞，以 B 淋巴细胞为主，组织学上有的可以形成淋巴滤泡，其中的淋巴窦组织细胞有吞噬作用。吞噬的嗜碱性颗粒状物，被称为易染小体，在 PAS 染色中显示阳性，除伯基特淋巴瘤外大多数情况下为良性改变。淋巴细胞随转化的阶段形态而显示不同的形态和大小，也就是说细胞成分杂，从小淋巴细胞、前 B 细胞到大 B 细胞、免疫母细胞及浆细胞等的形态一般可以辨认，细胞的体积从小到大均有。特别是在出现大 B 细胞和免疫母细胞时，给人一种幼稚或异型的感觉，一般会考虑恶性淋巴瘤的判读提示，这时的鉴别诊断的思路：细胞是否单一？幼稚的淋巴细胞核的染色质模式是否符合恶性？同时要考虑到子宫颈淋巴瘤的罕见性的情况，全面衡量从细胞数量、异型性、单一性、症状体征、疾病史、治疗史及内镜检查的情况等。

第三节　神经内分泌癌

神经内分泌癌(Neuroendocrine carcinoma)是一类来源于神经内分泌细胞的恶性肿瘤，发生在肺、支气管较为多见，其他部位则较为少见，如子宫颈、卵巢等。在电镜下，可见肿瘤细胞内存在神经分泌颗粒，免疫细胞化学示其对神经内分泌标志物 NSE、嗜铬粒蛋白及突触素有特异性反应。通常所见的小细胞癌属于低分化神经内分泌肿瘤。

子宫颈神经分泌肿瘤(Neuroendocrine tumours of the cervix)是一种发生在子宫颈、与神经内分泌密切相关、少见的高度恶性肿瘤，占所有子宫颈上皮性癌的 0.5% ~ 5%。发病年龄范围广，可发生于 40 ~ 80 岁，以 40 ~ 50 岁多见。临床表现同一般子宫颈癌，如阴道排液、白带多、出血，尤其是性交后出血。Albores、Saavedra 等（1971）首次将其作为子宫颈类癌报道，由于诊断名称不一，致使此种罕见病种的发生率、组织学诊断标准、生物学行为和最佳治疗方案难以确定。1996 年美国病理学院和美国国家癌症研究所（NCI）对子宫颈内分泌癌（NEC）提议一种新的分类：包括典型类癌（Typical carcinoid）、非典型类癌（Atypical carcinoid）、大细胞神经内分泌癌（ImSe cell neuro-endocrine carcinoma）和小细胞癌（Small carcinoma）四类。

子宫颈神经内分泌癌病因不明。由于正常子宫颈内膜含有 20% 的嗜银细胞，类似内分泌细胞，故认为子宫颈神经内分泌癌可能来源于此种细胞。子宫颈神经内分泌癌常表现为非神经内分泌分化，提示该瘤可能由原始干细胞多方向发展而来。

诊断上本瘤临床表现无特征性，必须依靠组织病理学及免疫组化检查确诊。形态学诊断标准和小细胞肺癌相同。免疫组化研究证实，CD56 是诊断子宫颈小细胞癌的良好标志物，若能联合其他种类的神经内分泌标志物，还可提高小细胞癌的诊断率。组织学上免疫组化有助于本瘤的诊断和鉴别诊断，十分有效，使之成为唯一诊断手段。

由于神经内分泌癌发生在特定的细胞，其表面被覆上皮性细胞如鳞状细胞、腺细胞和厚厚的结缔组织（图 7-4）情况下是不能够透过这些覆盖层取材做细胞学诊断，只有在肿瘤向上浸润生长，破坏上皮层细胞并造成溃疡或溃烂面才会被发现，此时临床医师才会取活检做病理组织学诊断，常常不是考虑做细胞学诊断，因为细胞学在此病的诊断经验尚缺乏形态学经验，如果出现则有被漏诊的可能。发现 2 例，其中 1 例患者 43 岁因接触性出血症状就诊，发现颈管有一微小溃疡，接诊妇科医师采用刷取取材，做液基涂片。另 1 例因制片效果不佳，而未采用图像。

【基础细胞】　神经内分泌细胞或其前驱细胞。

【形态描述】　类癌细胞形态温和而均一，排列松散，连接不紧密，可形成条索样细胞簇。细胞体积小，细胞核精细，核仁小或不明显，细胞质稍嗜碱性。细胞学上肿瘤细胞与小细胞癌相比较看起来较温良。

类癌细胞分布散在孤立、松散簇状，合体样细胞簇或呈索状、巢状、带状或菊形。高核浆比或少而难以察觉的胞质，核型圆形、椭圆形或其他不规则形，椒盐状染色质，核染色质均匀密高度，不透光核是重要特点；核仁小或不明显；直接涂片可有因牵拉所致核物质因核膜破裂而核物质外泄，呈嗜碱性丝状拉长物，形成嗜碱性的 DNA 条丝，组织学上常被当作组织挤压。

在液基片中细胞排列更为松散孤立，常见核分裂。细胞簇状排列，核稍增大并可深染，核染色质为低密度椒盐型(图 7-5)核仁。小簇状或合体样或假菊形结构。细胞形状除圆形外，多见梭形细胞，细胞质稀少呈短梭形，个别细胞可呈长梭形。液基制片的细胞由于及时固定使细胞得到很好的保存，因此基本不存在变形情况。液基片中所见的肿瘤细胞以小圆形或椭圆形细胞为主，细胞间常见的核切迹（图 7-6）是一种连接结构；还可以见到微小的以数个细胞围绕形成的假菊形(图 7-7)分裂象较直接涂片为多见。细胞大小或类型显示一致性，细胞小圆形或立方形，核圆形或卵圆形，核膜光滑，核染色质椒盐状，染色质质点一般为 4 个，核仁少见，无核物质外泄，胞质较少或不定，淡染或透明，少见核分裂象，无核碎裂，无坏死。总体看细胞呈轻度异型性改变，感觉不"恶"。背景中可见少许鳞状细胞或柱状细胞。

小细胞癌属神经内分泌癌中恶性程度最高的类型，少见。细胞在外形、核分裂象、细胞之间的关系等方面与类癌有所不同。小细胞癌细胞圆形、细胞间连接核切迹更多见（图 7-8）、椒盐状染色质更清晰颗粒更大、核分裂象更多见、预后更差。

【鉴别诊断】

（1）滤泡性宫颈炎　分散的和成熟的滤泡中心淋巴细胞，其胞质内偶见包涵体样改变。淋巴细胞之间见由易染小体、组织细胞构成的吞噬泉；病期长的病例所见的淋巴细胞中见较多的浆细胞；无核形变与核碎裂；无坏死。

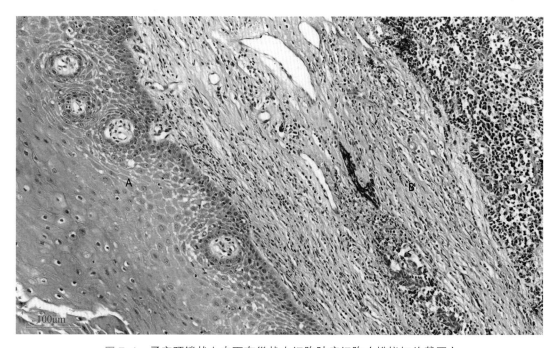

图 7-4　子宫颈鳞状上皮下有巢状小细胞肿瘤细胞（模拟切片截图）

在厚厚的鳞状细胞层（A）和疏松的结缔组织（B）下见有小细胞巢，一般情况下肿瘤细胞不会被取到细胞做涂片。HE×100

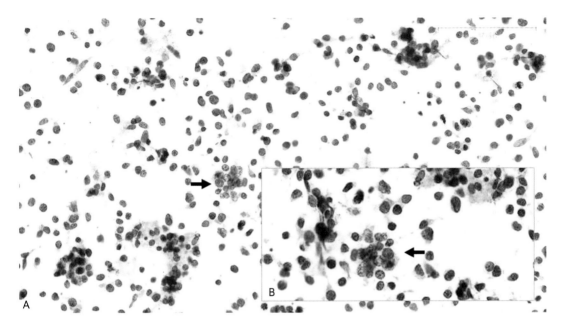

图 7-5 散在或小簇状分布的小细胞肿瘤细胞（模拟涂片截图）

肿瘤细胞体积小，以梭形或小圆形细胞为主散在或小簇状分布，数量极多，而鳞状细胞或腺细胞数量极少。在细胞集中的小簇状细胞群中细胞核结构清晰可见，染色质呈"椒盐状"（箭头），染色质质点少于 4 个。液基制片，A.Pap×200、B.Pap×400

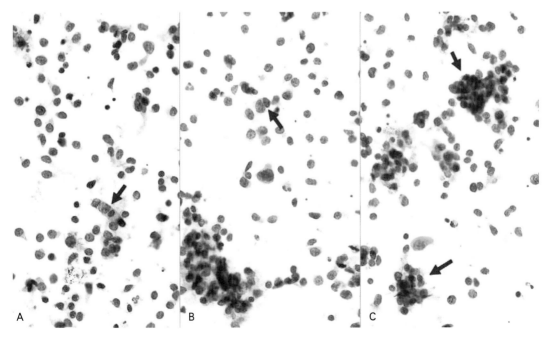

图 7-6 类癌细胞之间的连接关系（模拟涂片截图）

小细胞肿瘤细胞散在中具有一定的连接关系：A.串状连接（箭头）；B.核切迹（箭头）；C.小簇状（箭头）。液基制片，Pap×200

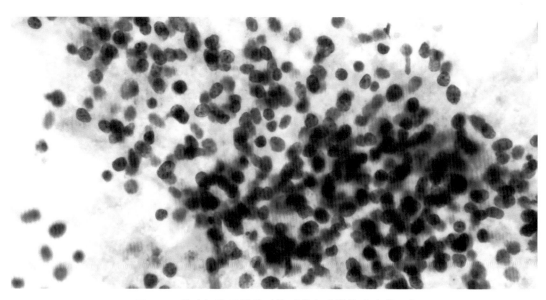

图7-7　类癌细胞呈假菊形排列特点（模拟涂片截图）

　　细胞比较集中处显示数个细胞围圈现象为假菊形结构，是神经来源肿瘤的特点，既代表了细胞之间的连接关系，又代表了结构特点，在淋巴瘤中无此结构。液基制片，Pap×400

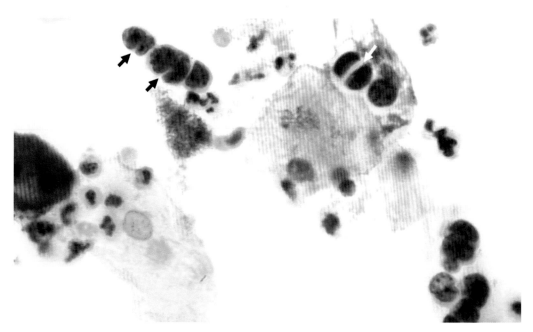

图7-8　子宫颈小细胞癌

　　子宫颈小细胞癌与类癌均属小细胞神经内分泌肿瘤，具有神经内分泌肿瘤的分化和标志物，形态学上注意小圆细胞小簇状分布，两个细胞之间的连接结构为核切迹或镶嵌状结构。Pap×400

（2）小细胞癌 与小细胞癌不难鉴别。典型类癌"三无"，即无核挤压现象，无坏死现象，无核分裂象活跃现象。典型类癌染色质更为粗糙，椒盐状染色质更明显。

（3）低分化癌 细胞孤立松散簇状或于无结构组织碎片中，细胞稍大于小细胞癌，核圆形或卵圆形，胞质稀少和高核浆比，核膜光滑到轻度不规则；粗颗粒状染色质，核仁明显或不明显，核分裂象常见，坏死可见。

（4）恶性淋巴瘤 分散的未成熟淋巴细胞相互不连接，无聚巢倾向；体积大而具有异性型；无滤泡中心细胞或易染小体组织细胞，可有小或大的核仁；细胞凋亡可见；核碎裂，坏死偶见。淋巴细胞或淋巴样细胞一般不形成细胞簇，即使有也是制片过程中人为所致。淋巴细胞或淋巴样细胞之间的缺乏连接关系而小细胞癌细胞之间则呈镶嵌样结构，显示细胞间等距切迹也就是其透明胞质的幅度。

【细胞学诊断】 神经内分泌癌，建议活检。

【组织学诊断】 小细胞肿瘤，圆形或短梭形肿瘤细胞体积小，并见肿瘤沿子宫颈内膜下结缔组织向颈管腺上皮生长并局部取代柱状上皮细胞，诊断小细胞肿瘤建议行免疫细胞化学标志（图7-4，图7-9，图7-10）。

【免疫细胞化学】 基本上所有的小细胞癌都可表达CK、EMA，大约90%的小细胞癌可表达TTF-1和神经内分泌标志物，如突触素A（Synapthysin，Syn），嗜铬粒蛋白（Chromogranin，CgA）均表达阳性。

本例EMA+-；CK+-；Syn++；LCA-；Actin-；Vimentin-；S-100；Ki-67（90%+）；CgA+；NSE+；CD20- 等。其中突触素与嗜铬细胞粒蛋白阳性表达，支持神经内分泌癌诊断。

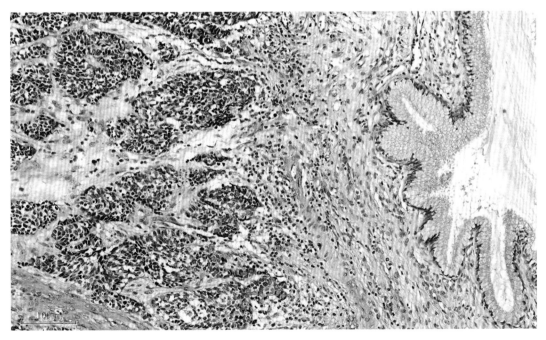

图 7-9 子宫颈管内膜下的小细胞肿瘤呈巢状分布（模拟切片截图）

包括子宫颈管内膜及内膜下的疏松结缔组织下见巢状小细胞肿瘤细胞，这使得这种肿瘤取材做细胞学检查比较困难。HE×100

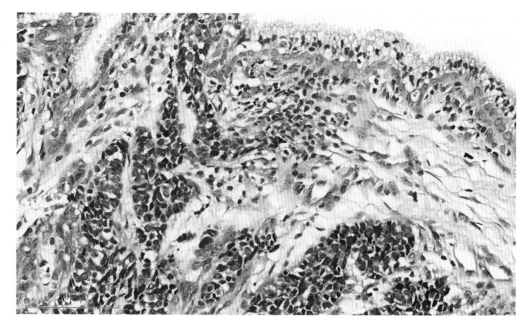

图 7-10　肿瘤细胞向黏膜层侵袭性生长（模拟切片截图）

侵袭的肿瘤细胞可取代子宫颈管黏膜上皮，上皮缺如形成溃疡或溃烂，此时容易被取到肿瘤细胞做细胞学涂片。HE×400

【随访】　细胞学检查送检标本时间：2010 年 12 月 24 日细胞学报告。2011 年 1 月在某医院活检，病理组织学报告小细胞肿瘤，经免疫组化标志突触素（Syn）（图 7-11）及嗜铬粒蛋白（CgA）阳性表达。后转院治疗，B 超和 CT 发现肝占位，考虑肝转移。2012 年 4 月复查子宫颈涂片，细胞学涂片中仍能发现肿瘤细胞（图 7-12）。目前正在继续随访中。

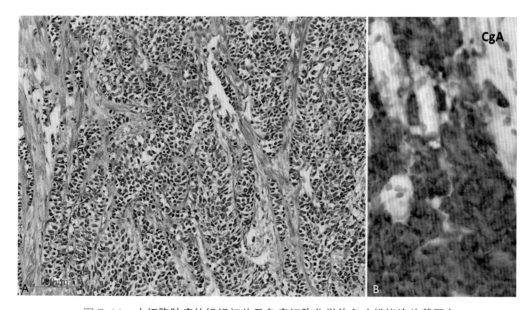

图 7-11　小细胞肿瘤的组织切片及免疫细胞化学染色（模拟涂片截图）

肿瘤细胞大部分为小梭形细胞（A），浸润性生长，侵犯结缔组织、血管和黏膜。免疫细胞化学染色嗜铬粒蛋白阳性（B）。A.HE×100；B.CgA×400

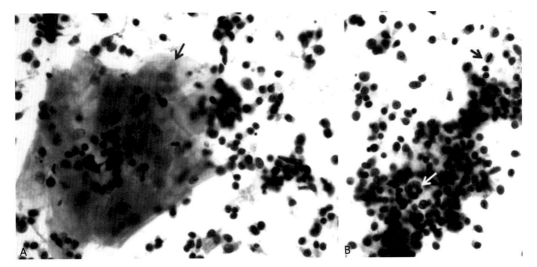

图 7-12　1 年后复查的子宫颈涂片所见

6 个月后随访再取材做液基涂片，在子宫颈成熟型鳞状细胞（A，蓝色箭头）的周围间隙发现仍然有大量体积小的肿瘤细胞，散在或小簇状，在细胞密集处可见微型假菊形（B，白色箭头）和一字形核分裂象（红色箭头）。液基制片，A.Pap×400、B.Pap×400

第四节　子宫内膜间质肉瘤侵及子宫颈

子宫内膜间质肉瘤是由子宫内膜间质组成的肿瘤，临床上较少见。发病多为中年妇女，不同病例组的平均年龄在 39～58 岁，大多数发生在 50 岁以下。常见症状为不规则阴道出血、月经过多或绝经后阴道出血、下腹痛，偶可触及包块。具有子宫内膜间质肿瘤表现的肿瘤可见于子宫颈等器官。

【基础细胞】　子宫内膜间质细胞。

【形态描述】　肿瘤由一致性的小细胞构成，形态类似于子宫内膜间质细胞，以小梭形细胞为主（图 7-13，图 7-14）。肿瘤细胞可以有向上皮样发育的倾向，成片的细胞类似腺样细胞实性团块（图 7-15）。甚至在细胞涂片中可以见到平滑肌分化的细胞，与病理组织学上相关讨论相近。

- 小梭形细胞散在或呈碎片状分布。
- 核呈椭圆形，胞质稀少，部分可为裸核。
- 核染色质稀疏分布，染色质质点一般在 4 个以下，核的透光性好。
- 核膜清晰可见，部分细胞核拉长，体积增大，染色质均匀细致，胞质增多，类似平滑肌样。
- 细胞碎片积聚多量细胞时可发现类似上皮样分化表现。
- 肿瘤细胞总体感较为温和。

【免疫细胞化学】　波形蛋白总是阳性表达，肌动蛋白常为阳性。角蛋白和结蛋白可局灶性阳性，但不稳定，S-100 蛋白普遍阴性。

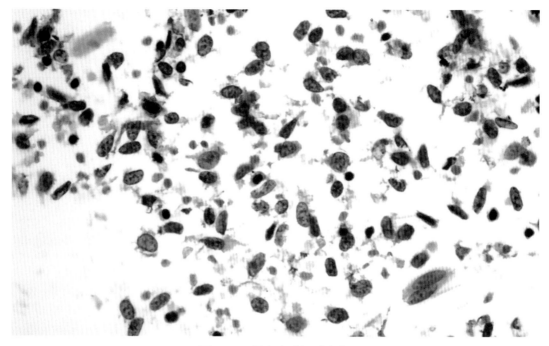

图 7-13　子宫内膜间质肉瘤

单个散在的肿瘤细胞呈梭形，核膜增厚，染色质质点有 3 个左右，核呈椭圆形；核染色淡的细胞胞质量增多，细胞增大为平滑肌样分化细胞，总体看肿瘤细胞较"温良"。HE×400

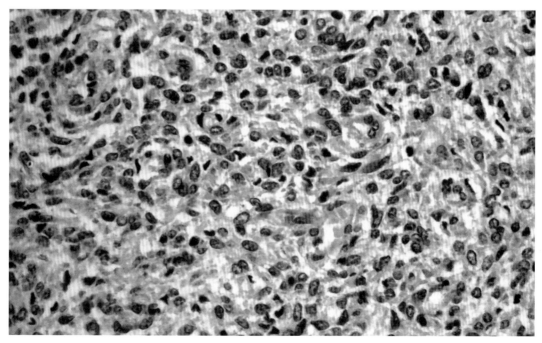

图 7-14　子宫内膜间质肉瘤的组织学

一致性的小梭形细胞区，不是所有细胞均排列成束状，可以见到非典型核分裂象。HE×400

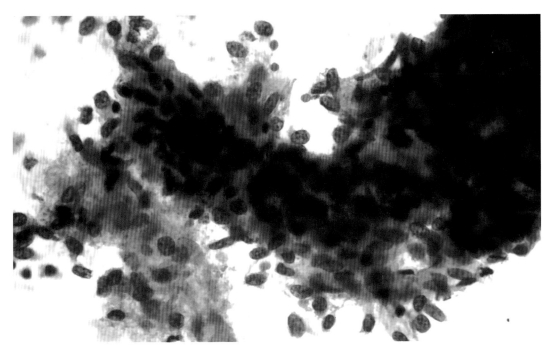

图 7-15　子宫内膜间质肉瘤

　　合体样分布的细胞密集碎片中细胞致密重叠，其中似见菊形腺样结构，但较零乱。细胞的胞质量增多，但界限不清，呈合体样。HE × 400

（马博文）

第八章 子宫颈细胞学报告的用语与诊断质量控制

TBS系统既是子宫颈细胞学判读的标准，又是细胞学报告的规范化用语，这对细胞学诊断具有很重要的意义。TBS-2001对诊断用语做了明确的规范，严格地规定了子宫颈／阴道细胞学的诊断内容和语言，这种诊断语言是在充分地考虑了从细胞病理学家、妇科医师到保健医师、律师、社保界甚至患者的意见后制订的，因而也是代表了各个学科的规范的、人道的和可行的共识标准。但一些医疗单位或细胞病理医师在操作上各行其是，不规范的报告很常见。由于因细胞学误诊而发生的医疗纠纷近年来有增加的趋势，TBS就是应运而产生的规范化诊断用语。因此在发出诊断报告时就不能使用组织学用语或临床用语，换句话说就是不要使用不科学、不精确或不规范的语言。

第一节 细胞学申请单的基本资料

临床检查是细胞学检测的前提，只有临床医师认为有必要行细胞学检测，才能开具细胞学检测申请单，申请单（图8-1）必须具备的内容应当包括以下内容。

一、基 本 情 况

姓名、年龄、门诊或住院病历号、申请科室、通信地址、联系方式和患者自述末次月经或绝经等情况。

简明病史或与症状、体征有关的因素的情况。

以上基本情况由临床医师仔细询问、检查并一一填写。下面是表格的模式。

二、阅片时的记录项目

• 样本质量评估。

• TBS描述性诊断语言。这些语言已印制在申请单上，在使用TBS诊断语言时不要另用其他专业所使用的语言，以免混淆。

• TBS语言不限制采用建议语言，但要适当使用建议用语，能够确定的语言就不再建议，因此临床上有对确定性项目的处理应对。如"HSIL，建议活检"、用药建议、手术建议等。应当由临床医师决定相关的规范处理决策。

• 双病变项目的报告结果要十分慎重，尽可能由多个细胞病理学医师会诊后发出。低级别病变合并有高级别病变时要以高级别病变为先报告项目，高级别病变合并腺细胞病变要先报告腺细胞病变，后列出鳞状上皮内病变，腺癌合并有鳞状细胞癌时要先报告鳞状细胞癌项目。炎性坏死退变的中性粒细胞，根据估计数不精确、不科学，一般不做评估和建议。

液基薄层细胞学检测申请单 ＿＿＿＿＿＿＿＿＿＿＿＿ 医院

(以下内容由临床医师填写)　样本采集日期：　年　月　日　液基标本申请号：＿＿＿＿＿

→ 患者资料：＿＿＿＿＿＿

　　姓名：　　　年龄：　　　病历号：　　　　　申请科室：□妇科 □病理科

　　通信地址：　　　　　　　　　邮编：　　　　电话：

　　末次月经时间：　　　年　　月　　日　　绝经：□是 □否

→ 患者病历：(请选择相符合的项目)　　　　　　→ 以往涂片检查日期及结果：

　　□口服避孕药或避孕针　□子宫金属环　　　　日期：　　　　结果：

　　□子宫切除术后　□人乳头瘤病毒 (HPV)　→ 简单病史：＿＿＿＿＿＿＿＿＿

　　□非正常出血　□妊娠期　□哺乳期　　　 → 临床症状：□瘙痒 □白带增多 □白带异味

　　妊娠＿＿次 产＿＿胎 末始时间＿＿＿＿　　　　　　　□下腹部疼痛 □其他

　　□其他　　　　　　　　　　　　　　　→ 临床检查情况：□出血 子宫颈糜烂 □轻 □中 □重

→ 临床检查情况：＿＿＿＿＿＿＿＿＿＿＿＿＿＿

　　　　　　　　取样医师：＿＿＿＿＿＿＿　　申请医师：＿＿＿＿＿＿＿

(以下内容由诊断医师填写)

→ 样本质量：　□标本品质优良，可判读。　　□标本品质不良，无法判读。注明原因：＿＿＿＿＿

　　　　　　□红细胞 □子宫颈管细胞 □经期样本 □化生细胞 □炎细胞 □< 50% □50%～75% □> 75%

→ TBS 描述性诊断：

　无上皮内病变或恶性改变：＿＿＿＿＿＿＿　　上皮细胞异常：

　●微生物　　　　　　　　　　　　　　●鳞状细胞

　　□阴道滴虫　　　　　　　　　　　　□非典型鳞状细胞：

　　□类似 Candida (白念珠菌属) 的真菌　　　□意义不明确的非典型鳞状细胞 (ASC-US)

　　□细菌生态变化，可能患有细菌性阴道病　　□不能排除高级别鳞状上皮内病变的非典型鳞状细胞 (ASC-H)

　　□类似 Actinomyces (放线菌属) 的细菌　□低级别鳞状上皮内病变 -LSIL

　　□类似疱疹病毒所致的细胞改变　　　　□高级别鳞状上皮内病变 -HSIL

　　□类似巨细胞病毒所致的细胞改变　　　□疑侵袭性癌的高级别鳞状上皮内病变

　●反应性细胞变化，可能和下列状况有关　　□鳞状细胞癌

　　□感染包括典型修复　　　　　　　　●腺细胞

　　□放射治疗　　　　　　　　　　　　□非典型腺细胞：

　　□子宫内避孕器 (Intrauterine contraceptive, IUD)　□非典型子宫颈内膜细胞，未明示 (AGC-NOS)

　　□子宫切除后，发现腺细胞　　　　　　　□非典型子宫内膜细胞，未明示 (AGC-NOS)

　　□阴道萎缩　　　　　　　　　　　　　　□非典型腺细胞，未明示 (AGC-NOS)

　　□其他　　　　　　　　　　　　　　□疑肿瘤的非典型腺细胞：

　　　□在 40 岁或 40 岁以上妇女发现子宫内膜细胞　　□疑肿瘤的非典型子宫颈内膜细胞

　　　　　　　　　　　　　　　　　　　　□疑肿瘤的非典型腺细胞

　　　　　　　　　　　　　　　　　　□子宫内膜原位腺癌

　　　　　　　　　　　　　　　　　　□腺癌

　　　　　　　　　　　　　　　　　　　□子宫颈内膜腺癌　　□子宫内膜腺癌

　　　　　　　　　　　　　　　　　　　□子宫外腺癌，亦即由外部直接侵袭或转移的腺癌 □未明示腺癌

　　　　　　　　　　　　　　　　　　□其他恶性肿瘤

→ 医师建议及诊断：＿＿＿＿＿＿＿＿＿＿＿＿＿＿＿＿

　　　　诊断医师：＿＿＿＿＿　审核医师：＿＿＿＿＿　　日期：＿＿＿＿＿

图 8-1　细胞学申请单

第二节 报告单的内容

一、报告单首项目

报告单（图8-2）是一严肃的医学检查的结果报告文书，在很多情况下可以是一个具有法律效力的文件，单首的项目是不能缺少的。只有医疗机构才有权力发出病理组织和细胞学的报告，因此在报告单的最上面要有医疗机构的名称，也有将具体的发出报告科室的名称一并列出，并且要有地址、邮编和电话等联系方式，还要有报告单的名称，以注明是哪个项目的报告单。更为重要的是要有细胞学的编号，这是今后查找病历档案的重要依据，正常的医疗门诊或住院病历的细胞学检查必须要进行编号。有图文报告软件的可以自动生成报告打印的日期。

二、基 本 项 目

包括姓名、年龄、取样日期或送检日期、住院号或病历号及何种检测方法等要明确列出，特别要指出的是年龄要明确，不能采用含糊地以成年、老年等替代确切的年龄数字。

三、镜下分析项目

可由细胞学医师与软件开发商协商列出重要的有参考意义的几项分析项目，如细胞项目、微生物项目和标本满意度评价等。

四、报告医师意见

医师报告的诊断意见是报告单的最重要内容，要按规范化语言正确报告，采用TBS系统诊断用语的医师必须严格按最新版本的诊断语言报告，可以由软件生成报告，但诊断用语不能随意更改或采用TBS以外的语言混杂使用。如无软件报告设置，则必须用手写TBS的规范用语。在用TBS语言报告时，要完整写出报告内容。如上皮内病变和恶性改变阴性：阴道滴虫。再如上皮细胞异常：低级别鳞状上皮内病变（LSIL）等。根据TBS系统的要求，医师在用规范化语言发报告时，可以提出简短的建议意见，建议的内容要合情合理，不可超越职权范围，这方面可参考TBS系统的内容。

五、报告医师签章

报告医师签章是病理细胞报告单的必备手续，也是必需的具有法律认证的带有法律效力内容，字迹必须工整，在医院相关主管部门留有签章备案。

六、报告签发时间

发报告的时间与签章均是具有法律效力的必备内容，缺乏签发时间的报告单是无效的报告单。一般在发报告的当日签名和签时间，经验证无误后确认签字。

子宫颈液基薄层细胞学报告

××××医院

抹片编号：TF901320

TF9   报告日期：2003-02-13

姓名：×××	取样日期： 2003-02-11
证件/电话： 妇儿科 +17	住院号： 29053
年龄： 44岁	最后行经日期：

检验方法：   3   （1.计算机检片；2.薄层细胞电脑检片；3.薄层细胞检验）

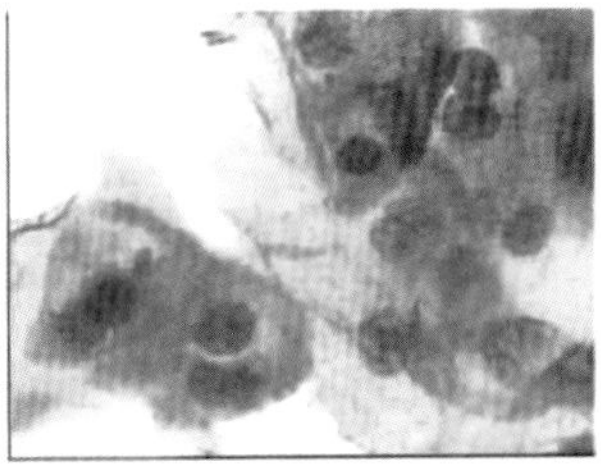

涂片分析：   **低级别鳞状上皮内病变（LSIL）**
（AutoPap）   轻度感染

细胞项目：   有鳞状细胞
                  有子宫颈细胞

微生物项目：   未见念珠菌
                  未见滴虫

病毒项目：   未见疱疹病毒感染
                  类似乳头瘤病毒感染

涂片质素：   满意

炎症细胞/遮盖比率*：   低于50%
                  （* 这比率表示遮盖物如炎症细胞在抹片上的数量。如低于50%为正常或轻度感染；
                  在50%～75%为中度感染；高于75%为重度感染。）

报告医师意见：   上皮细胞异常-低级别鳞状上皮内病变

报告医师签章：_____
              地址：××××× 电话：××× 邮政编码：×××

图 8-2 细胞学报告单

第三节 制片技术的质量控制

　　子宫颈巴氏涂片的报告系统 TBS 的上皮内病变与组织学类型（CIN）相对应，采用的是病理学方法研究分析细胞、结构及其组成变化。诊断者必须拥有一定程度的组织病理学基础，才能面对所有或大部分疾病的形态学证据做出较为准确的判断，而不仅仅是停留在找到或未找到癌细胞的水平上。细胞病理学诊断是一项重要的形态学诊断，其阳性结果不能被忽视，由于具有很强的可操作性和可重复性，准确性是很高的，做好细胞学诊断工作是当前必须面对的问题，无论你对它有何种看法，它已深入到病理科诊断项目中。问题不在于它的敏感度与组织学相比有何不足，而在于如何使这项诊断技术得到发展。当然，如果归入病理诊断范畴并得到充分的重视，细胞学诊断将会发挥更加有利于临床诊断和专业发展的作用。国内细胞学界要努力学习，赶超国际先进水平，争取在一个较短的时期把我国的细胞学诊断水平提高到一个崭新的阶段。

从 1991 年版 TBS 正式颁布至今已近 30 年。期间分别有两次出版了修改版本(TBS-2001，TBS-2014)。TBS 从诞生之日起立即引起学界的关注，它整合了近年来细胞学的进展、病理组织学的新发现新观点和临床诊治的新规范、细胞学诊断本身的特点等，形成了既相互联系、取长补短又各具特点的诊断系统。在中国，自 1994 年引入后，1995 年在上海召开的中国抗癌协会临床细胞学术会议上提倡使用以来，大多数医院已逐渐普及开展。经过近年来的使用，已证实其实用性、可操作性、诊断的到位性及其科学性和严谨性，强调严格按系统标准诊断各种病变，不能随意解释其含义是至关紧要的。

我国是一个人口众多的国家，细胞学作为诊断和筛查的卫生适宜技术发挥着重要作用。但专业不受重视和专业技术人员的待遇低等因素制约专业的发展，加之长期以来没有一个规范的约束和指导，使得细胞学诊断无规范可依。目前急需组织国内细胞学专业人士编制两部重要的、包括技术操作与诊断标准用语在内的、适合我国国情的和具有很强的可操作性的"规范"。《细胞病理学技术操作规范》包括从标本收集到制作、使用、保存、检索等；对细胞学工作人员的资格审定、考试再教育等；对细胞学诊断的报告形式及要求；关于细胞学敏感度和特异度统计的标准化等；对细胞学实验室工作的全过程进行规范化，做出明确的要求及规定。《细胞学诊断规范用语与标准解释》包括对各部位每种细胞学诊断提出简要的诊断标准，并且附图说明。虽然经过努力于 2009 年推出了《细胞病理学技术制作规范及质量控制（草案)》，后又在中华医学会病理学分会细胞学组成员中多次讨论，但仍存在诸多待改进的地方，特别是可操作性尚有一定不合理之处。虽然在操作及质控程序上形成文字，但这些文字能否形成执行力尚待时日。在制订诊断标准和质量控制程序时，要更广泛动员广大专业人员参与，整合全专业的智慧，特别是要有在细胞学专业有杰出造诣和长期的技术操作及诊断经验的老专家的参与。应经过反复讨论、修改，使之得到广泛认可，尽快形成文字和图谱出版。

一、制片方法的选择与质量的关系

一个标本取材的质量决定诊断的准确性，细胞学涂片的质量要求是无论怎样强调也不过分的。细胞学涂片质量与诊断质量密切相关，这包括两个方面的质量要求：一是取材的要求，二是制片及染色的要求。为取得足够诊断的细胞数量及定点取样的合格率，就必须要求取样的规范化。

（一）标本的细胞数量是诊断质量的决定性因素

在 TBS-2001 中明确规定了评估标本质量的分级，将其分为满意与不满意两部分。后者是指不能对上皮细胞异常做出满意的评估，而前者则是对所取的细胞是否达到在细胞数量及固定部位的细胞类型的出现等方面的评价。讨论的结果要求在细胞数量必须在一定范围以上：液基制片约为 5000 个细胞以上或传统涂片最低 8000 ~ 12000 个保存完好和形态清晰的鳞状细胞。通常在涂片中央区的涂片范围内用 40× 视野观察最少应拥有 10 个视野，估算出每个视野平均细胞数量。而且在遇到空白区时，应估计出这些缺少细胞区的百分数。在 FN22 目镜／40× 物镜下，总数量熟为 5000 的涂片中每个视野细胞数量应当是 3.8 ~ 9.0 个细胞。一个初步研究报告提出，在液基涂片中细胞数量超过 20000 个时，对高级别病变有更高的检出率，可见关于细胞数量的敏感性的研究是有用的。因此提出细胞数量在 40000 ~ 80000 个时诊断所要求的质量绝大部分是无疑义的。

在取材过程中，临床妇科医师是一个重要环节。传统的子宫颈涂片过去均是由妇科医师取材并制成涂片的，因此涂片的质量和刮取部位等影响诊断结果的因素也就掌握在妇科医师的手中。就是在采用液基制片的今天，虽然将制片这一过程交由实验室操作，妇科医师仍在起着重要作用，不可忽视的是熟练采用取材工具和准确细致定位并刮取细胞这一重要环节。

除了细胞学诊断医师的素质和水平外，过去曾夸大了细胞学医师阅片的准确率欠缺的现象，使临床医师产生对细胞学诊断的不信任感；而对临床妇科医师的取材的准确率则很少引起足够的关注，但这是重要的。仅有细胞学医师的经验是不够的，妇科医师的经验值、取材技术的熟练程度与认真度等具有特别重要的意义，取材的精确性与否影响着细胞学诊断的敏感性。

许多研制开发商均规定了或强调了取材刷置入子宫颈管内口转5圈以上的附加说明，这是很有意义的做法。取材问题是长期困扰巴氏涂片准确性的一个问题，通过液基细胞学技术得到一定程度上的解决。取材采用扫帚式刷子按规定手法操作，旋转式（顺时针转动5～8次）刷拭，不留死角，刷头全部进入细胞保存液，不会丢失细胞标本，可做多张涂片。经保存液与工作液混合后抽样制成的涂片均匀一致，其内的细胞具有代表性。与按部位用活检钳夹取活检相比，细胞学取材的发现率显然高于活检。

（二）取材部位决定"问题细胞"的出现率

所谓"问题细胞"是指具有形态学特点的诊断性或依据性细胞，它的出现意味着镜下的决定已有证据和取材的合格。反之，如果镜下无"问题细胞"而患者却是有此病的，未取到病变部位的细胞的可能性很大。那么病变部位到底在哪里呢？文献报道指出，90%以上的子宫颈癌来自子宫颈管鳞-柱状细胞交界处的细胞。取到交界处的细胞，即应包括增生的储备细胞、化生或增生的腺上皮细胞等。一张合格的涂片就应该有其中的至少一种细胞，看不到这些细胞就意味着未能评价该部位是否患病的情况。为取到这些细胞，就要求妇科医师必须认真而准确地细心操作取材，否则就将会造成因取材不准确而漏诊。

（三）涂片制作方法

涂片的制作方法由于取材的不同而不同，这里也包括两个方面：一是取材和制片的执行者不同，二是制片方法的不同。前者由于专业性质和各单位具体情况而决定，后者则是由制片的人工或机器的不同而决定。这个问题的实质并不重要，重要的是取材和制片的质量因素。

（1）直接涂片制作方法　直接涂片又称传统涂片或手工涂片。妇科子宫颈涂片的取材均是由妇科医师在进行妇科检查时所完成的。过去曾用木制刮板取材，然后将刮取物直接涂抹在载玻片上，故称之为涂片或抹片。木质工具与玻璃载玻片均是硬质物，相互间的涂抹过程具有物理的着力，使细胞受挤压和牵拉，发生细胞的变性，而且涂抹的均匀度很差，薄厚不均，造成观察困难。其他脱落细胞由细胞学实验室进行涂片过程，一般在正规实验室技术人员指导下制作的涂片质量是基本有保证的。

（2）液基制片方法　液基制片又被称作液基薄层细胞制片技术，在20世纪末被引进国内。目前所用的液基制片装置都是被用来制作细胞学涂片的，其在原理上有所不同。一般分为自然沉降法、膜式法、垂直离心法和水平离心法4种。共同点是均可以将液基保存液里的细胞标本转移到载玻片上，然后加以固定和染色，制成涂片标本。液基制片的优势在于其涂片固定及时、染色规范、细胞结构（特别是核结构）显示清晰、背景"干净"、抽样标本混合均匀及每张涂片上的细胞能反映病变标本的基本素质及减少诊断医师的劳动强度，有助于减轻医师阅片疲劳度。

二、染色方法的选择与规范

除了细胞学诊断规范方面的进展推广外，染色方法的统一也是需要做大量的工作，如果不能做到染色方法的统一，就不能统一诊断质量的评价和质量控制。在子宫颈涂片方面，国内外推荐巴氏染色（Papanicolaou stain），但国内在长期的诊断工作中，由于参与者的不同而产生不同的染色方法并存现象很普遍。病理医师大多习惯于 HE 染色，而检验师则擅长采用血液染色，巴氏染色并不很普及，建议采用统一的巴氏染色，有利于交流和统一标准，同时也建议厂商开发成品化生产巴氏染液，以适应医疗单位的需求。

（一）巴氏染色是细胞学的唯一规范化染色法

人体的细胞是透明的，本来没有颜色，尤其是胞质非常透明。在核被染上苏木精色以后，可以透过胞质清晰地显示核的结构，而胞质也可着上一层淡淡的鲜艳色彩，并不影响对核的观察。细胞着色的原理，至今尚无很好的解释，只是推断与理化或触媒作用有关。生物化学可能是因素之一。含碱性离子（K^+、Na^+ 等）的染色剂易于使胞质着色，如伊红、EA^{36} 等，被称为酸性色。含酸性离子的染色剂易于使细胞核着色，如苏木精、瑞氏染色剂等称为碱性色。细胞周围环境的酸碱度也可能与着色有关：偏碱，细胞内带正电离子就增加，可使酸性着色较重；在偏碱性环境时，细胞内带负电荷的离子增加，可使碱性着色明显。

细胞膜是一种具有高度选择性的半透膜，可通过细胞内外渗透压差，使染色剂进入细胞内，也可有吞饮作用，允入染色剂。细胞膜内有蛋白质分子形成运转管道，沟通细胞膜与细胞质。核膜的结构显示核膜上有许多小孔，称为核孔，为物质交换通道。这些通道的存在为生物染色剂进入细胞内或核内打开了方便之门。

巴氏染色是诊断细胞学的很好的染色方法，具有迄今为止任何其他染色方法无法相比的优点：细胞核细微结构清晰，能辨认染色质的模式；细胞质透明多彩；显示细胞分化程度，因此，巴氏染色是细胞学中最经典的基本染色方法。

1. 巴氏染色的主要优点

• 清楚显示细胞核（Definition of nuclear detail）的结构及其染色质模式。

• 胞质透明（Cytoplasmic transparency）与核的染色形成反差，对比度好。

• 显示细胞的分化（Cell differentiation），呈现细胞从强嗜碱性到强嗜酸性的各个阶段的多种色谱的着色，易于辨认细胞的分化程度。

除上述特点外，巴氏染色还具有：

• 着色度牢固，不易掉色，有利于细胞涂片的长期保存。

• 由于 CCD 摄像头对红色过度敏感，HE 片在拍照时红色过度显示，影响对细胞的观察，也不利于图像的发表，而巴氏染色下的胞质绿色则无此表现。

• 缩短看片时间，巴氏染色下的细胞质着色有着高度角化细胞的特殊颜色——橘黄色、橘红色和深伊红色，大多数低级别病变的问题细胞有着这些颜色，在低倍镜观察时能较容易发现这些问题细胞，故能缩短看片时间。

2. 巴氏染色时的苏木素染色问题

在染苏木素（H）时，不能过度或不足染色。过度染色时，成片的细胞其胞核互相重叠，核染色过深，很难观察核的结构。染色过淡又容易导致低估病变。核染色的质量可由观察对比中性粒细胞的染色得以控制。染色适当的粒细胞其胞质呈透明的蓝绿色,胞核呈深蓝色，边缘清楚，分叶清楚。过度染色时粒细胞核染色过深，结构不清楚。染色不足时粒细胞核淡染（变性的粒细胞除外），结构亦不清楚。在染色过程中如有胞质嗜碱性的细胞时就要适当考虑苏木精的染色时间适当缩减 1/3。标准的苏木精染色时间应该在 2min 左右。

3. 染液配制或染色过程中应注意的问题

并不是有了方法就可以配制好染液和染出一张好片子，还需要以认真细心的工作和积累多量的经验，来体会制片的关键所在，以灵活对待在染色时出现的问题。同是巴氏染色，但染出的涂片效果并不一致，需要在如下几个方面应加以注意。

① 在配制巴氏染液和进行巴氏染色时，必须注意所购置的染色剂等是否符合原配方所要求的试剂，特别是 EA^{36} 所必需的染色剂，如亮绿（Light green）、醇溶性伊红等，经常有购置其他试剂或替代品，这样做的结果可想而知。特别是以采用水溶性伊红替代醇溶性伊红，更是不可取的做法。

② 染色步骤所列的仅是一般情况下染色的时间，工作中要因情况不同而有减少或增加。如刚刚配制的染色液和已染了多张片子的染液所需时间显然是不应等同的。这需要在工作中摸索和积累经验，不同的标本其染色时间也不同。如子宫颈涂片中鳞状细胞的表层细胞在染苏木精时可以是正常染色时间，在染具有幼稚细胞或腺细胞时则要缩短染色时间。

③ 同时要特别注意乙醇的洗涤或脱水作用，一是可以洗去浮色或过多的 EA^{36} 染液，使细胞显得透明清晰，也可使细胞核的结构更加明细可见；二是可以脱水，以便保证进入二甲苯前确保无水分存在。许多涂片的染色很好，但透明度和清晰度不好就是因为此步骤出了问题。

④ 进入二甲苯透明是不可缺少的步骤，因其具有低毒性而省略此操作是一个不好的做法。二甲苯是很好的透明剂，可以使细胞显得更透明而利于镜检。

⑤ 树胶封固是必需的步骤，任何不加封固就镜检的做法均是不规范的做法。封固也要采取"湿式"封固，即在二甲苯尚未挥发处于潮湿状态时，滴加稀释浓度合适的光学树脂胶，不能仅靠因二甲苯稀释了树胶而省略二甲苯步骤的做法。浸入二甲苯时还有一个是否浸透的问题，如果时间长短合适，表层鳞状细胞舒展平铺，相反则在细胞核周围出现"玉米皮皱纹效应"，呈现褐色皱纹遮盖细胞核，影响核的观察和判读。

上述染色所用的染色液可以自行配制也可以购买配制好的染色液。目前已有商业开发的染色液配套或单项染液上市，可以选择质量可靠、服务好和讲信义的厂商供货。

（二）染色液及其媒剂的更换

染色液时间长了或短时间染的涂片多都应当及时更换染色液。有关染片数量多少才能换染液的问题,不同的实验室有不同的做法，一般认为1000 ～ 1500 张 /500ml 染液较为合适。如果片量过少，配制的染液时间过长，也应予以更换。1000 片 / 月的实验室，应 1 个月更换 1 次。

三、固定决定染色与诊断质量

（一）细胞固定的方法

所谓固定，就是用各种固定剂使细胞内的物质尽量接近其活体状态时的形态结构和位置的过程。固定的目的是为了防止组织细胞自溶与腐败，防止细胞内的酶对蛋白质的分解作用，使细胞内的各种成分如蛋白质、脂肪、糖类、酶类转变为不溶性物质，以保持原有的结构和活体时相仿。

在细胞涂片制片过程中，及时固定是非常关键的一步，关系到能否对这些细胞做出正确的判断。这包含了两方面的意思：一是尽可能保证送检标本的新鲜；二是制片完成后要迅速固定。相对后者，保证送检标本的新鲜也显得十分重要，就个人经验而言，一般经过固定处理的标本（除针吸细胞需立即制片外）在室温下 2 ~ 4h 内进行染色处理是合适的，细胞的退变并不十分明显；真正引起细胞退变的是在制片时细胞核染色质结构的变化和细胞在干燥过程中迅速的物理力学变化，也就是说，快速的湿片固定是制片的关键，并不是湿式固定的细胞不发生力学变化，其发生的是收缩变化，不影响染色质的形态改变，只是细胞体积略微变小一点而已。一张合格的细胞涂片，必须能够清楚地看到细胞核的结构，即核膜、核仁、染色质的质点和完整的细胞形态与结构。

（1）湿式固定法　标本在经涂片后固定的方法至关紧要，我国已故细胞病理学家、病理学家马正中教授生前曾多次在全国性的学术会议上发表演讲，讲述他亲自做的关于标本进入固定液的时间与细胞着色、外形退变及影响诊断的相关研究。马正中教授指出，采用湿式固定的效果最佳。将细胞标本制作完成后，在细胞新鲜而湿润时，立即放入乙醇性溶液为主的固定液（95% 乙醇、无水乙醇、甲醇、乙醚乙醇等）内，称湿式固定法。固定的时间一般常规制片应在 2 ~ 3h 为宜，快速涂片在轻薄和均匀的情况下 5 ~ 10min 即可，但要注意多做几张涂片备用并至少留 1 张做常规染色。

这种方法是目前最好的固定方法，可以完好地保存细胞内的各种结构，对正确认识各种细胞的性质、减少细胞学的误诊有很大的帮助。在痰涂片、妇科涂片、穿刺物涂片、各种刷片、食管拉网涂片、肿块组织印片等水分较少的标本上使用非常方便，但在胸腔积液、腹水、尿、心包积液、脑脊液等含水量较高的标本制作时，需要一定的技术，才能避免细胞的脱落。

细胞经过湿式固定后，应该直接从固定液内拿出放入蒸馏水中稍作加水，置染色液中染色。无需水洗或干燥，水洗容易使细胞脱落，也不能干燥，因为涂片干燥会导致细胞显示人为退变或使细胞卷曲，同时造成细胞着色不佳和核周围皱折。也就是说无论在固定前还是固定后细胞干燥都会导致细胞着色不良，显示退变样结果。

湿式固定后使用的固定液，在一定时间内要过滤或更换，防止脱落的细胞相互污染。在固定和染色时，最好能将痰与其他液体标本分开处理，在痰标本较多的实验室应另设专门的染色液，妇科标本也应参照这种做法。尽可能不要各种标本混合使用一套固定液或染色液染色。如标本量较少的实验室可采取使用前过滤，以避免相互间造成污染。痰标本内黏液多，很容易吸附固定容器内漂浮的其他标本在固定时脱落的细胞或微粒细胞碎片等，造成人为的污染，有时会在不该出现的标本内容物出现在不相关的标本中从而导致误诊。

一般情况下，大的实验室常规染色应设 2 ～ 3 套并尽可能将痰标本、体液标本、子宫颈标本及穿刺标本分开固定和染色。总之，在潮湿状态下固定的涂片染色效果最佳。95% 乙醇固定液就应该及时更换，一般每周更换 1 次或每固定 100 张涂片后应更换固定液 1 次，以保持乙醇的浓度在最佳状态。

（2）干式固定法　必须注意的是所谓干式固定并非久置致使干燥不固定，而是制片处理后立即进入固定液，经短时间内固定（一般在涂片潮干后固定 30s）后干燥 1min，因为干燥片会影响染色的效果。标本若为黏稠物应立即固定；若为液体标本，在竖起载玻片不流动的情况下即标本潮干下投入固定液，为防止收缩流动采用喷雾法固定或滴加法固定。特殊要求的不经固定的干燥片：将细胞标本制作完成后，干燥（自然或短时间文火加热）后染色或再放入固定液内固定后。这个方法只适用于有特殊要求（如姬姆萨和瑞氏染色等血液染色法），或者在湿片制作过程中由于细胞量过少，载玻片上水分过多，而又没有可以重新制作的标本量时，作为一种补救的方法。自然干燥的涂片细胞高度肿胀，核结构不清，似磨玻璃样；而加温干燥的细胞涂片如水分较少，与自然干燥的涂片相同，但如果水分较多，细胞会严重收缩，核浆深染，看不清结构。

（3）喷雾固定法　此方法为湿式固定法，采用高压喷雾进行暂时性固定处理，在涂片制成后，将涂片平放，把固定液（含有乙醇和油性物质或甲基化合物的混合物）喷洒在涂片上，静置至干燥，并在细胞表面形成一层薄膜，送至实验室再投入常规固定液中继续固定。染色前需放入水中浸泡 10min。一般用于快速涂片诊断所需要的快速固定和进行血液染色方法（如瑞氏染色法）染色时的快速要求。不能将喷雾固定的效果等同于常规固定的效果，经喷雾固定后的干燥片染色时细胞的着色也会受到影响。

（4）液基细胞学的固定方法　与湿式固定法原理相同，只是先将各种细胞标本放入液基细胞的带有初步固定作用的"细胞保存液"（各厂家产品不尽相同，以乙醇与甲醇为主要成分，其浓度在 30% ～ 50%）内预固定后，再经过机器或手工将细胞转移至玻璃片上，并将制好的涂片立即放入 95% 乙醇内再固定后进行染色，其效果与湿固定相同。

（二）常用固定液及其使用方法

固定的目的是要保存细胞的形态结构，以利于染色之后清晰地显示细胞的形态。因此固定液和固定方法便成为重要的因素，选择固定液和固定方法是制作高质量涂片的前提。

（1）95% 乙醇及其作用类似的固定液　最常用的固定液为 95% 乙醇。乙醇作为一种脱水剂能够防止细胞内的酶将蛋白质分解和自溶，凝固细胞内的物质（蛋白质、糖类和脂肪等），使细胞保持清晰的结构，也易于细胞结构的着色。在 Pap 和 HE 染色方法制片时，特别注重这种固定液及其方法。这种固定液也能保存抗原，因而利于免疫细胞化学染色。有些实验室在 95% 乙醇中滴加冰醋酸以溶解红细胞。95% 乙醇是可以满足细胞学标本的基本要求。

对细胞具有相似作用的固定剂还有：无水甲醇（Methanol）、95% 乙醇（Ethanol）、80% 丙醇（Propanol）及异丙醇（Ispropanol）。所有的细胞学样本片子均可用上述的固定剂来进行固定。用这种固定的细胞称之为湿式固定（Wet fixation），也就是说将获得的新鲜的细胞立即浸入固定液中固定。涂片在固定液中至少浸泡 1h 以上取出染色。

（2）聚乙二醇。一种可自制的保护膜固定剂（Carbowax），聚乙二醇。这是一种水溶性有机溶剂（聚乙二醇溶液，Polyethylene glycol solution），可溶解于 95% 乙醇中。

喷物固定的方法：使用喷物式固定剂时，喷口应距片子距离 15 ～ 20cm，呈 45°，若过于靠近片子喷，则有可能过大压力吹走细胞，形成局部的"洞"（细胞空白区或细胞稀疏区），喷完后应让片子静置至干再移动。使用过保护层固定剂的片子在染色前应将片子浸于95%乙醇中至少10～20min，目的是将所有的保护膜固定剂脱去。因为保护层有可能影响染液穿透进入细胞。

（3）Carnoy固定剂——血性涂片的固定液　涂片上的血性物可能遮盖细胞，影响片子的解读，对血性血片进行溶血处理是提高制片质量的条件之一。通常推荐用Carnoy固定剂，其组成：

95%乙醇60ml、三氯甲烷30ml、冰醋酸10ml，即体积比为6：3：1。其中的乙酸可溶解红细胞，经Carnoy液处理后的片子染色后可清楚地展示细胞形态结构，Carnoy固定剂是一种很好的细胞核固定剂，且还可保留糖原，但若片子停留固定液中时间过长，如超过20min，则核染色质特别是DNA有可能会减少。因此，待溶血的片子最好在Carnoy固定液中不要超过3～5min，便将片子移入95%乙醇中。此固定剂应现用现配，放置时间长失去作用。所有的固定剂均应过滤使用或及时更换。Carnoy固定剂一般不主张重复使用。

（4）其他固定剂

• 10%福尔马林（Formaldehyde）固定剂。

福尔马林溶液（37%～40%）100ml+蒸馏水900ml，混合制成。可用于细胞块的固定。

• 苦味酸（picric acid）固定液。苦味酸13g+70%乙醇1000ml。

第四节　诊断质量的控制

一、问题的提出

1987年，《华尔街日报》发表了一份关于错误细胞学涂片报告，从那以后，人们就越来越多地关注与巴氏涂片有关的质量和责任问题。1997年美国病理学会曾以此为主题召开一次学术座谈会专题讨论误诊和假阴性问题。如果1名子宫颈癌患者的细胞学涂片上确实没有见到异常细胞，那这算不算假阴性结果？同样感到困惑的问题是，诊断时是否应该包括那些已认定了的ASCUS细胞，或是表现为HPV感染的细胞，甚至低级别鳞状上皮内病变（CIN Ⅰ）本身的细胞。

多数论著都认同一个观点：组织切片所见基本上是正确的，所以是"金标准"，但很多研究结果都令人信服地显示组织学活检和细胞学涂片两者的所见是相互补充的。不管是谁身上发现的异常，在未求证于对方之前，都不应被视为人工假象而放弃。报告的统计数字说明，对高危CIN患者，须同时做细胞学涂片和组织学切片检查。同时认为：

• 把非典型增生视为一个肿瘤性病变过程。

• 接受非典型增生和原位癌为同一病变过程的概念。

• 扁平湿疣为亚临床乳头状瘤病毒感染（Flat condyloma-subclinical papilloma infection）。

这三个定义的确立和认定是具有突破意义的结论，它结束了长达几十年的争论，与临床处理规范完美衔接，达到了一致性的认识。

美国众议院1988年通过一项法案（CLIA'88），此法案认为美国妇女受到子宫颈涂片检测不当的威胁，而且病理学家的自律机制不完善，需要联邦机构的监督。这项法案的用意在于让法律界人士监督和调查病理学者的工作及子宫颈涂片检测结果的正确性。任何一名病理学家均有可能成为一起医疗纠纷案件的被告，如果他（她）不幸误检了 1 例或多例子宫颈涂片，而被检者后来又因子宫颈癌未得到及时治疗而死亡的。医学中的任何一个学科均没有百分之百，有的只是探索和努力。专家的水平和专业侧重点不同，某些微小的细胞异常未报道可能被冠以严重失误的罪名，另外一些较明显的癌前病变未能发现可能被称为"不显著的细胞异常"而失去最佳治疗机会。

使误检的发生率减少到最小是最有可能避免这些医疗纠纷的切实可行的方法，尽管不是完全的。很多研究（包括美国病理学会进行的调查）均表明误检的发生相当普遍。即使在条件很好的实验室中，用子宫颈涂片对子宫肿瘤患者进行首次筛查的假阴性率在 5% 左右。这种漏检可以通过质量控制措施加以纠正。最好的补救措施就是对被检查者都进行重复检测，而且第二次检测最好由另一位经验更丰富的病理学家进行。重复检测不是第一次检测的简单重复，而是从检测人员、检测手段到检测资格都应有一整套严格的规定。如对所有被检者都进行重复检测，检查费用将有大幅度提高。卫生行政部门或医疗保险基金管理部门势必应对此加大资金投入。

二、细胞学诊断及其技术进行质量控制的必要性与迫切性

无论是细胞学还是活检组织学，从各自的取材过程和效果看，都具有抽样检查的特点，即抽样标本的质量决定各自的敏感度，细胞学的敏感度问题是被质疑者经常强调的问题，被以理想化的标准来衡量是否值得使用。其实这个问题同样也存在于活检组织学诊断中，对于合格的组织学取材，其准确性是不容置疑的，但取材不准确也在影响着组织学的敏感度。尤其对于癌前病变来讲，宜粗不宜细是合乎逻辑的理性做法。原位癌诊断的结论应是很审慎的结论，但实际情况并非如此。严格和狭义的做法是将所送检的标本做连续切片（但几乎不可能将连续切片用于日常工作）并将所有观察结果联系在一起，综合得出结论，才是严密的诊断结果，仅凭一个或几个切面的观察得出结论，显然仍是片面结论。

细胞学很理智地将高级别病变所含有的内容包含在一个连续的病变实体中，从而避免了足以引起混乱的解释或可能造成误解的情况出现。这样的做法与临床处理的要求也相适应。细胞学诊断为非典型增生或上皮内瘤变也不妥，重要的是要与实际情况相符合。因此，细胞学将子宫颈的癌前病变分为低级别与高级别是正确的和符合实际的。从应用报告的结论看，这种分类具有扩展用途的前景，已有学者将其应用至活检组织学诊断中，这样的做法使细胞学用语与组织学用语之间接轨有了共同语言。

三、建立规范化管理和质量控制体系

参见第一章第五节有关内容。

四、建立细胞病理学或病理学医师的细胞学培训和继续教育机制

参见第一章第五节二、有关内容。

（马博文　金成玲）

附录 *A* 中西对照专业词汇及缩语

第一章

显示细胞核结构　Definition of nuclear detail
胞质透明　Cytoplasmic transparency
显示细胞的分化　Cell differentiation
挖空细胞非典型性　Koilocytotic atypia
低级别鳞状上皮内病变　Low grade squamous intraepithelial lesion，LSIL
高级别鳞状上皮内病变　High grade Squamous intraepithelial lesion，HSIL
干细胞　Stem cell
肿瘤细胞谱系　Tumor cell lineqge
细胞角化不良　Dyskaryosis
巴氏染色　Papanicolaou stain，Pap
质量保证　Quality assurance，QA
质量控制　Quality control，QC

第二章

贝塞斯达系统　The Bethesda System，TBS（TBS-1994/2004/2014）

第三章

人乳头状瘤病毒　Human papillomavirus，HPV
上皮内瘤变　Cervical intraepithelial neoplasia，CIN
鳞状上皮内病变　Squamous intraepithelial lesion
原位癌　Carcinoma in situ
上皮内病变　Cervical intraepithelial lesion
诉讼细胞　Litigation cell
腺上皮内病变　CIGN
鳞状细胞癌　Squamous cell carcinoma，SCC
腺癌　Adenocarcinoma，AC

第四章

阴道滴虫　*Trichomonas vaginalis*
纤毛菌　Leptothrix
形态符合放线菌属的细菌群　Bacteria morphologically consistent with *astinomyces* spp
细菌性阴道病　Shift in floa suggestive of bacterial vaginosis
形态符合念珠菌类的真菌体　Fungal organism morphologically consistent with candida
萎缩反应性改变　Resctive cellular change associated with atrophy

放射反应性改变　Reactive cellular changes associated with ratliation
子宫内避孕器所致反应性改变　Reactie cellular changes associated with IUD
子宫切除后发现腺细胞　Glandular cells status post hysterectomy

第五章

未明确意义的非典型鳞状细胞　Atypical squamous cell of undetermined significance, ASC-US
不能除外高级别鳞状上皮内病变的非典型鳞状细胞　Atypical squamous cells cannot exclude HSIL, ASC-H
疑侵袭性癌的高级别鳞状上皮内病变 With features suspicious for invasion, if invasion is suspected
角化型鳞状细胞癌　Keratinizing squmous cell carcinoma
非角化型鳞状细胞癌　Nonkeratinizing squamous cell carcinoma

第六章

非典型腺细胞　Atypical glandular cell, AGC
非典型子宫颈管细胞，倾向于肿瘤　AGC-N
子宫颈管原位腺癌　Adenocarinoma in situ, AIS
子宫颈内膜腺癌　Endocervical adenocarcinoma
子宫内膜癌　Endometrial carinoma
子宫外腺癌　Extreauterine asenocarcinoma
恶性混合性中胚叶肿瘤　Malignant mixed mesodermal tumor, MMMT
新生性化生　Neometaplasia
肠上皮化生　Intestinal metaplasia

第七章

恶性黑色素瘤　Malignant melanoma, MM
恶性淋巴瘤　Malignant lymphoma, ML
神经内分泌癌　Neuroendocrine carcinoma
子宫颈神经分泌肿瘤　Neuroendocrine tumours of the cervix
典型类癌　Typical carcinoid
非典型类癌　Atypical carcinoid
大细胞神经内分泌癌　ImSe cell neuroendocrine carcinoma
小细胞癌　Small carcinoma
突触素　Synapthysin A, Syn
嗜铬粒蛋白　Chromogranin, CgA

第八章

清楚显示细胞核　Definition of nuclear detail
无水甲醇　Methanol
乙醇　Ethanol
丙醇　Propanol
异丙醇　Ispropanol
湿固定　Wet fixation
保护膜固定剂　Coating fixative
蜡样物质　Wax-like substance
甲醛溶液（福尔马林）　Formaldehyde
苦味酸　Picric acid
扁平湿疣 - 亚临床乳头状瘤病毒感染　Flat condyloma-subclinical papilloma infection

1. 球状 spherical 或 globular

例：The shape of soluble proteins is more or less spherical (globular) .

2. 乳头状 papillary

例：papillary carcinoma 乳头状癌

3. 腺样和腺泡状

腺样 adenoid；腺泡状 acinar

例：adenoid cystic carcinoma 腺样囊状癌

acinar adenocarcinoma 腺泡状腺癌

4. 菊形 Flexner-Wintersteiner rosette

假菊形 Homer-Wright rosette

注：室管膜瘤的瘤细胞排列有二种特征，一是环绕空腔排列成腺管状，形态上与室管膜腔相似，称为菊形团形成，
也叫 Flexner-Wintersteiner 型菊形团（真神经菊形团）。另一是环绕血管形成假菊形团结构，瘤细胞有细
长的胞质突起与血管壁相连，称为 Homer-Wright 型菊形团（假菊形团）

5. 束状结构 fascicular structure

例：Based on their fascicular structure, nerves may generally be divided into four basic patterns of
intraneural architecture.

6. 编织状 braid

例：The spindle cells were arranged in *braid*.

7. 黏液 mucus

例：Be there any blood or mucus in your stool?

黏液湖 "mucoid lake"

例：The low density of tumor cells and a large amount of mucus around the tumor cells which
reflected a "mucoid lake" were observed.

8. "影细胞" ghost cell

例：A ghost cell is an enlarged eosinophilic epithelial cell with eosinophilic cytoplasm but without
a nucleus.

9. 细胞间连接 cell-cell junction

例：Recent evidence indicates that Rap1 also plays a key role in formation of cadherin-based cell-
cell junctions

10. 无连接散在分布 diffuse in distribution

例：tumor cells were diffuse in distribution in most cases.

11. 管状 tubiform, tubular

例：tubular carcinoma

12. 泡状 vesicular

例：the nuclear envelope of a vesicular nucleus, although delicate in appearance, is visible by light
microscopy.

13．梁状　trabecular

例：trabecular adenoma　小梁状腺瘤

14．筛状　cribriform

例：乳腺浸润性筛状癌　invasive cribriform carcinoma

15．微囊腔样　microcystic space

例：The microcystic space were empty or rarely contained eosinophilic material.

16．结核结节样　tuberculoid

例：Tuberculoid leprosy is a skin condition characterized by solitary skin lesions that are asymmetrically distributed.

17．叉枝样　bifurcation

例：A bifurcation or separation into two or more branches or parts.

18．包涵体样　inclusion-body-like

例：An "inclusion-body-like" configuration of some cell nuclei in moose.

19．砂粒体　psammoma bodies

例：A *psammoma body* is a round collection of calcium, seen microscopically.

20．角化珠　keratin pearl

例：In this squamous cell carcinoma at the upper left is a squamous eddy with a keratin pearl.

21．旋涡状　whirlpool

例：spindle, clear boundary, tumor cells were arranged in bundles or whirlpool.

22．组织碎片　tissue fragment

23．指状突起　finger-like projection

例：Intestinal villi are tiny, finger-like projections that are approximately 0.5-1mm in length

24．栅栏样　palisade arrangement

例：The columnar epithelium here also has a palisade *arrangement*.

25．胶质球　collagen ball

胶质 colloid；球状 spherical 或 globular

26．黏多糖基质　mucopolysaccharide matrix

27．血管　blood vessel

The blood vessels are the part of the circulatory system that transport blood throughout the body.

28．带状　bundle

例：spindle, clear boundary, tumor cells were arranged in bundles or whirlpool.

29．羽毛状　feathery

例：In histopathology, feathery degeneration, formally feathery degeneration of hepatocytes.

30．腺样结构　gland-likestructure

31．腺样　glandular

32．球型　spheroid

33．空球型　hollow spheres

34．三维立体结构　3-dimensional structures

35．类园　approximately round

36．管状 - 乳头状　tubulo-papillary

37．构成细胞连接　form cell junction

38．胶原沉积物　deposits of collagen

39．细胞聚集体　cell aggregates

40．细胞碎片　Cell fragment

41．多形核白（粒）细胞口袋　bag of polys

42．分泌残余　secretare residue

参 考 文 献

[1] Rober JK, Diane S.The Bethesda System for Reporting Cervical/Vaginal Cytologic Diagnoses.New York：Springer-Verlag, 1993：1-81.

[2] 马博文.子宫颈细胞病理学诊断图谱.北京：人民军医出版社，2008.

[3] 马博文，郭云泉，马丽骊.液基薄层细胞技术对宫颈上皮细胞异常筛查作用的研究.中华病理学杂志，2004，33（3）：287-290.

[4] 马博文.液基薄层细胞制片技术与宫颈细胞学诊断.诊断病理学杂志，2006，1：1-6.

[5] Koss L, Lin E, Schreiber K, et al.Evaluation of the Papnet cytology screening system for quality control of cervical smears.Am J Clin Pathol, 1994, 101：220-229.

[6] Sherman ME, Solomon D, Schiffman M, et al.Qualification of ASCUS：a comparison of equivocal LSIL and equivocal HSIL cervical cytology in the ASCUS LSIL Triage Study.Am J Clin Pathol,2001,116：386-394.

[7] Diane Solomon, Ritu Nayar.The Bethesda System for Reporting Cervical Cytology.2th Ed. Swit：Springer, 2004.

[8] Rosemary Tambouret, Debra A.Bell, Robert H.Young.Microcystic endocervical adenocarcinomas a report of eight cases.The American Journal of Surgical Pathology, 2000, 24（3）：369-374.

[9] Andrew A.Renshaw, Michael A.Schulte, et al.Cytologic features of high-grade squamous intraepithelial lesion in thinPrep papanicolaou test slides：comparison of cases that performed poorly with those that performed well in the college of American Pathologists Interlaboratory Comparison Program in Cervicovaginal Cytology.Archives of Pathology and Laboratory Medicine, 2004,128(7)：746-748.

[10] Bishop JW, Cheuvront DA, Sims KL.Evaluation of the AutoCyte SCREEN system in a clinical cytopathology laboratory.Acta Cytol,2000 Mar-Apr,44（2）：128-136.

[11] 霍临明，马正中.美国专家谈宫颈细胞学诊断的Bethesda系统.中华病理学杂志，1995，24（4）：199.

[12] Naryshkin S.The false-negative fraction for Papanicolaou smears：how often are "abnormal" smears not detected by a "standard screening cytologist".Arch Pathol Lab Med, 1997, 121：270-272.

[13] Hatem F Wibur D.High-grade squamous intrarpthelial lesions and invasive carcinoma following the report of three negative Papanicolaou smears：screening failures of rapid progression.Mod Pathol, 1992, 5：337-342.

[14] Drijkningen M, Meertens B, Lauweryns J.High-grade squamous intraepithelial lesion (CIN3) with extension into the endocervical clefts：difficulty of cytologic differentiation from adenocarcinoma in situ.Acta Cytol, 1996, 40：889-894.

[15] Diane S, Diane D, Robert K, et al.The 2001 Bethesda system terminnology for reporting results of cervical cytology.JAMA, 2002,287：2114-2119.

[16] Mark E Sherman, Sana O, et al. "ASCUS, Rule Out HSIL"：Cytologic features, histologic correlates, and human papillomavirus detection.Internationnal Journal of Medicine, 2000, 4（3）：7-13.

[17] Kinney WK, Manos MM, Hurley JE.Where's the high-grade cervical neoplasia？ The importance of minimally abnormal Papanicolaou diagnoses.Obstet Gynecol,1998,91：973-976.

[18] Kline MJ, Davey D.Atypical squamous cells of undetermined significance qualified：a follow-up study.Diagn Cytopathol, 1996, 14：380-384.

[19] Taylor RT, Guerrieri JP, Nash JD, et al.Atypical cervical cytology：colposcopic follow-up using the Bethesda system.J Reprod Med, 1993, 38：443-447.

[20] 潘秦镜，李凌，乔友林，等.液基细胞学筛查宫颈癌的研究.中华肿瘤杂志，2001，23：309-312.

[21] 孙耘田.细胞病理学技术进展评述.中华病理学杂志，2003，32（3）：283-285.

[22] Laverty CR, Farnsworth A, Thurloe JK, et al.Evalustion of the cytorich slide preparation

processs.Anal Quant Cytol Histol, 1997, 19:239-245.

[23] Wilbur DC, Facik MS, Rutkowski MA, et al.Clinical trials of the CytoRich specimen-prepara tion device for cervical cytology.Preliminary results.Acta Cytol, 1997, 41:24-29.

[24] Lee KR, Ashfaq R, Birdsong GG, et al.Comparison of conventional Papanicolaou smears and a fluid-based, thin-layer system for cervical cancer screening.Obstet Gynecol, 1997, 90:278-284.

[25] Abulafia O, Pezzullo JC, Sherer DM.Performance of thinprep liquid-based cervical cytology in comparison with conventionally prepared Papanicolaou smers：a quantitative survey.Gynecl Oncol, 2003, 90:137-144.

[26] Koss L,Lin E,Schreiber K,et al.Evaluation of the Papnet cytology screening system for quality control of cervical smears.Am J Clin Pathol, 1994, 101:220-229.

[27] Hutchinson ML.A new look at cervical cytology：ThinPrep multicenter trial results.Acta Cytol, 1992, 36:499-504.

[28] Laverty CR, Roberts JM, Gurley AM, et al.Liquid based cytology-Comparison of ThinPrep 2000 with conventional Pap smears.Presented at 3rd International Congress on Lower Genital Tract Infections and Neoplasia (Eurogin) .Paris.1997-4.

[29] Huang TW, Lin TS-M, Lee JS-J.Sensitivity studies of AutoPap system location-guided screening of cervical vaginal cytologic smears.Acta Cytol, 1999, 43:363-369.

[30] Lee JSJ, Kuan L, Oh S, et al.A feasibility study of the AutoPap system location-guided screening. Acta Cytol, 1998, 42:221-228.

[31] Papanicolaou GN, Traut HF.The diagnostic value of vaginal smears in carcinoma of the uterus.Am J Obst Gynec, 1941, 42:193-197.

[32] Quddus MR, Sung CJ, Steinhoff MM, et al.Atypical squamous metaplastic cells：reproducibility, outcome, and diagnostic features on ThinPrep Pap test.Cancer,2001,93:16-22.

[33] Davey D, Woodhouse S, Styer P, et al.Atypical epithelial cells and specimen adequacy：current laboratory practices of participants in the College of American Pathologists interlaboratory comparison program in cervicovaginal cytology.Arch Pathol Lab Med, 2000, 124:203-211.

[34] National Cancer Institute Workshop.The 1988 Bethesda System for reporting cervical/vaginal cytologic diagnoses.JAMA, 1989, 262:931-934.

[35] Sherman ME, Solomon D, Schiffman M, et al.Qualification of ASCUS：a comparison of equivocal LSIL and equivocal HSIL cervical cytology in the ASCUS LSIL Triage Study.Am J Clin Pathol, 2001, 116:386-394.

[36] Sherman ME, Tabbara SO, Scott DR, et al. "ASCUS, rule out HSIL"：cytologic features, histologic correlates and human papillomavirus detection.Mod Pathol, 1999, 12:335-343.

[37] Soofer S, Sidawy M.Atypical glandular cells of undetermined significance：clinically significant lesions and means of patient follow-up.Cancer, 2000, 90:207-214.

[38] Eddy GL, Stumpf KB, Wojtowycz MA, et al.Biopsy findings in five hundred thirty one patients with atypical glandular cells of uncertain significance as defined by the Bethesda System.Am J Obstet Gynecol, 1997, 177:1188-1195.

[39] Biscotti CV, Gero MA, Toddy SM, et al.Endocervical adenocarcinoma in situ：an analysis of cellular features.Diagn Cytopathol, 1997, 17:326-341.Sahebali S, Depuydt CE, Segers K, Vereecken AJ, Van Marck E, Bogers JJ.Ki-67 immunocytochemistry in liquid based cervical cytology：useful as an adjunctive tool？ J Clin Pathol, 2003, 56:681-686.

[40] Norman I, Brismar S, Zhu J, et al.p16 (INK4a) immunocytochemistry in liquid-based cervical cytology：is it feasible for clinical use.Int J Oncol, 2007, 31 (6) :1339-1343.

[41] Matthews-Greer J, Caldito G, de Benedetti A, et al.eIF4E as a Marker for Cervical Neoplasia. Applied Immunohistochemistry & Molecular Morphology,2005,13(4):267-370.

[42] Zubel A, Flechtenmacher C, Edler L, et al.Expression of ADAM9 in CIN3 lesions and squamous cell carcinomas of the cervix.Gynecol Oncol, 2009 Aug；114 (2) :332-336.

[43] Sherman ME, Shiffman MH, Lorincz AT, et al. (1997) Cervical specimens collected in liquid buffer are suitable for both cytologic screening and ancillary human papillomavirus testing.Cancer, 1997, 81:89-97.

[44] Autillo-Touati A, Joannes M, d' Ercole C.et al.HPV typing by in situ hybridization on cervical cytologic smears with ASCUS.Acta Cytol,1998, 42:631-638.

[45] Samama B, Plas-Roser S, Schaeffer C, et al.HPV DNA detection by in situ hybridization with catalyzed signal amplification on thin-layer cervical smears.J Histochem Cytochem, 2002 Oct, 50 (10): 1417-1420.

[46] Heselmeyer-Haddad K, Janz V, Castle PE, et al.Detection of genomic amplification of the human telomerase gene (TERC) in cytologic specimens as a genetic test for the diagnosis of cervical dysplasia.The American journal of pathology,2003 Oct, 163 (4) :1405-1416.

[47] Jian Ling, Urs Wiederkehr, Spring Cabiness, et al.Application of Flow Cytometry for Biomarker-Based Cervical Cancer Cells Detection, Diagnostic cytopathology, 2008, 36 (2) .

[48] 纪小龙.临床病理学热点解读 // 马博文.宫颈细胞学检查的昨天、今天和明天.北京:人民军医出版社, 2011.

[49] Fujihara A, Norimatsu Y, Kobayashi TK.et al.Direct intrauterine sampling with Uterobrush : cell preparation by the-Flicked-method.Diagn Cytopathol,2006, 34 : 486-490.

[50] Norimatsu Y, Kouda H, Kobayashi TK,et al.Utility of thin-layer preparations in the endometrial cytology : evaluation of benign endometrial lesions.Ann Diagn Pathol,2008, 12:103-111.

[51] Buccoliero AM, Gheri CF, Castigline F.et al.Liquid-based endometrial cytology : cytohistological correlation in a population of 917 women.Cytopathology,2007, 18 : 241-249.

[52] Mizue O, Ishii Y, Ohmura M.et al.Cytological findings of endometrial cancer : with emphasis on structural abnormalities.J Jpn Soc Clin Cytol, 2000, 39:374-380.

[53] Shimizu K, Ogura S, Kobayashi H,et al.Analysis of suspicious endometrial cytology-based on architectural atypia.J Jpn Soc Clin Cytol,2002, 41:89-94.

[54] Yoshida S, Kusunoki N, Ishiyama K,et al.A study of diagnostic criteria for endometrial cytology. J Jpn Soc Clin Cytol,2008, 47:227-235.

[55] Suh-Burgmann E, Hung YY, Armstrong MA.The value of additional pathology comments indicating suspicion of adenocarcinoma among women diagnosed preoperatively with complex atypical endometrial hyperplasia.Int J Gynecol Pathol, 2012, 31 (3) :222-226.

[56] Joiner AK, Quick CM, Jeffus SK.Pax2 expression in simultaneously diagnosed WHO and EIN classification systems.Int J Gynecol Pathol, 2015, 34 (1) :40-46.

[57] Kurman RF, Carcangiu ML, Herrington CS, et al.WHO classicification of tumours of female reproductive organs.Lyon:IARC Press, 2014.

[58] Allison KH, Reed SD, Voigt LF, et al.Diagnosing endometrial hyperplasia : why is it so difficult to agree[J] .Am J Surg Pathol, 2008, 32 (5) :691-698.

[59] Randall TC, Kurman RJ.Progestin treatment of atypical hyperplasia and well-differentiated carcinoma of the endometrium in women under age 40.Obstet Gynecol, 1997, 90 (3) :434-440.

[60] Truskinovsky AM, Lifschitz-Mercer B, Czernobilsky B.Hyperplasia and carcinoma in secretory endometrium:a diagnostic challenge.Int J Gynecol Pathol, 2014, 33 (2) :107-113.

[61] Kurman RJ, Norris HJ.Evaluation of criteria for distinguishing atypical endometrial hyperplasia from well-differentiated carcinoma.Cancer, 1982, 49 (12) :2547-2559.

[62] Longacre TA, Chung MH, JensenDN, et al.Proposed criteria for the diagnosis of well-differentiated endometrial carcinoma.A diagnostic test for myoinvasion Am J Surg Pathol, 1995, 19 (4) :371-406.

[63] Buell-Gutbrod R, Cavallo A, Lee N, et al.Heart and Neural Crest Derivatives Expressed Transcript 2 (HAND2) : a novel biomarker for the identification of atypical hyperplasia and Type I endometrial carcinoma.Int J Gynecol Pathol, 2015, 34 (1) :65-73.

[64] Burke WM, Orr J, Leitao M, et al.Endometrial cancer : a review and current management

strategies : part I. Gynecol Oncol, 2014, 134 (2) :385-392.

[65] Bonadona V, Bonaiti B, Olschwang S, et al.Cancer risks associated with germline mutations in MLH 1, MSH 2and MSH 6genes in Lynch syndrome.JAMA, 2011, 305 (22) :2304-2310.

[66] Sorosky JI.Endometrial cancer.Obstet Gynecol, 2012, 120 (2Pt 1) :383-397.

[67] Dijkhuizen FP, Mol BW, Brolmann HA, et al.The accuracy of endometrial sampling in the diagnosis of patients with endometrial carcinoma and hyperplasia:a meta-analysis.Cancer, 2000, 89 (8) : 1765-1772.

[68] Bistoletti P, Hjerpe A, Mollerstrom G.Cytological diagnosis of endometrial cancer and preinvasive endometrial lesions.A com parison of the Endo-Pap sampler with fractional curettage.Acta Obstet Gynecol Scand, 1988, 67 (4) :343-345.

[69] LaPolla JP, Nicosia S, McCurdy C, et al.Experience with the EndoPap device for the cytologic detection of uterine cancer and its precursors : a comparison of the EndoPap with fractional curettage or hysterectomy.Am J Obstet Gynecol, 1990, 163 (3) :1055-1059.

[70] Fujiwara H, Takahashi Y.Takano M,et al.Evaluation of Endometrial Cytology.Cytohistological Correlations in 1441 Cancer Patients. Oncology, 2014, 88 (2) 88-94.

[71] Kondo E, Tabata T, Koduka Y, et al.What is the best method of detecting endometrial cancer in outpatients? endometrial sampling suction curettage endometrial cytology.Cytopathology,2008,19(1): 28-33.

[72] Buccoliero AM, Gheri CF, Castiglione F, et al.Liquid-based en-dometrial cytology:cyto-histological correlation in a populationof 917women. Cytopathology, 2007, 18 (4), 241-249.

[73] Buccoliero AM, Castiglione F, Gheri CF, et al.Liquid-based endometrial cytology : its possible value in postmenopausal asymptomatic women.Int J Gynecol Cancer, 2007, 17 (1) :182-187.

[74] Hattori M, Kobayashi TK, Nishimura Y, et al.Comparative image analysis of conventional and thin-layer preparations in endometrial cytology.Diagn Cytopathol, 2013, 41 (6) :527-532.

[75] Norimatsu Y, Ohsaki H, Yanoh K, et al.Expression of immunoreactivity of nuclear findings by p53 and cyclin a in endometrial cytology:Comparison with endometrial glandular and stromal breakdown and endometrioid adenocarcinoma grade 1 .Diagn Cytopathol, 2013, 41 (4) :302-307.

[76] Nakagawa-Okamura C, Sato S, Tsuji I, et al.Effectiveness of mass screening for endometrial cancer.Acta Cytol, 2002, 46 (2) :277-283.

[77] Fambrini M, Buccoliero A M, Pieralli A, et al.A pilot study evaluating liquid-based endometrial cytology and transvaginal ultrasonography in women with postmenopausal bleeding.Cytopathology, 2013, 24 (6) :402-403.

[78] Okadome M, Saito T, Nishiyama N, et al.Prediction of histological types of endometrial cancer by endometrial cytology.JObstet Gynaecol Res, 2014, 40 (7) :1931-1939.

[79] Suzuki M, Suzuki T, Matsuura M, et al.Prediction of histologic type and lymph node metastasis for advanced ovarian cancer on uterine cervical and endometrial cytology.Acta Cytol, 2010, 54 (4) : 575-591.

[80] Hagiwara T, Kaku T, Kobayashi H, et al.Well-differentiated villoglandular adenocarcinoma of the uterine cervix : assessment of cytological features by histological subtypes.Acta Cytol, 2013, 57:61-68.

[81] Wilbur DC, Colgan TJ, Ferenczy AS, et al.Chapter 7 Landular tumours and precursors, part of tumours of the uterine cervix.In : Kurman RJ, Carcangiu ML, Herrington CS et al.WHO classifi cation of tumours of femalereproductive organs.4th ed.Lyon : IARC, 2014:183-194.

[82] Namugenyi SB, Balsan JM, Glick SN, et al.Prevalence and genotype distribution of human papilloma virus in cytology specimens containing atypical glandular cells : a case control study.J Clin Virol,2013, 58:432-436.

[83] Kitchener H, Gittins M, Desai M, et al.A study of cellular counting to determine minimum thresholds for adequacy for liquid-based cervical cytology using a survey and counting protocol.

Health Technol Assess,2015, 19（22）.

[84] McMenamin M, McKenna M.Effect of glacial acetic acid treatment of cervical ThinPrep specimens on HPV DNA detection with the cobas 4800 HPV test.Cytopathology, 2013, 24:321-326.

[85] Owens CL, Peterson D, Kamineni A, et al.Effects of transitioning from conventional methods to liquid-based methods on unsatisfactory Papanicolaou tests:results from a multicenter US study. Cancer (Cancer Cytopathol), 2013, 121:568-575.

[86] Kenyon S, Sweeney BJ, Happel J, et al.Comparison of BD Surepath and ThinPrep Pap systems in the processing of mucus-rich specimens.Cancer (Cancer Cytopathol), 2010, 118:244-249.

[87] Lin SN, Taylor J, Alperstein S, et al.Does speculum lubricant affect liquid-based Papanicolaou test adequacy Cancer (Cancer Cytopathol).2014,122:221-226.

[88] Roberson J, Connolly K, St John K, et al.Accuracy of reporting endocervical component adequacy-a continuous quality improvement project.Diagn Cytopathol, 2002, 27:181-184.

[89] Ritu Nayar, David C Wilbur.The Bethesda system for reporting cervical cytology,3rd Edition. Swit:Springer, 2015.

[90] Burke WM, Orr J, Leitao M, et al.Endometrial cancer:a review and current management strategies:part I [J] .Gynecol Oncol, 2014, 124 (2):385-392.

[91] Fujiwara H, Takahashi Y, Takano M, et al.Evaluation of endometrial cytology:cytohistological correlations in 1441 cancer patients[J] .Oncology, 2014, 88 (2):86-94.